심부조직 마사지

Deep Tissue Massage

심부조직 마사지
Deep Tisue Massage

1판 1쇄 펴냄: 2020년 8월 5일

지은이: 제인 존슨
옮긴이: 김명건, 김보성, 김영웅, 김지훈, 문성용, 박주형, 박지윤, 백형진, 안도혁,
양지혜, 이근호, 이준화, 임승섭, 임찬미, 임효빈, 전병연, 조현정, 최민준
펴낸이: 권오현
펴낸곳: 대성의학사

출판등록 2009년 6월 22일(제301-2013-095호)
서울특별시 중구 을지로 126-1 (을지로3가, 3층)
전화 02)2279-3444 / 팩스 02)2285-0108
Homepage www.medibook.co.kr

값 30,000원

ISBN 979-11-90868-03-7(13690)

심부조직 마사지
Deep Tissue Massage

제인 존슨, MCSP, MSC 지음
대표 역자 백형진

대성의학사

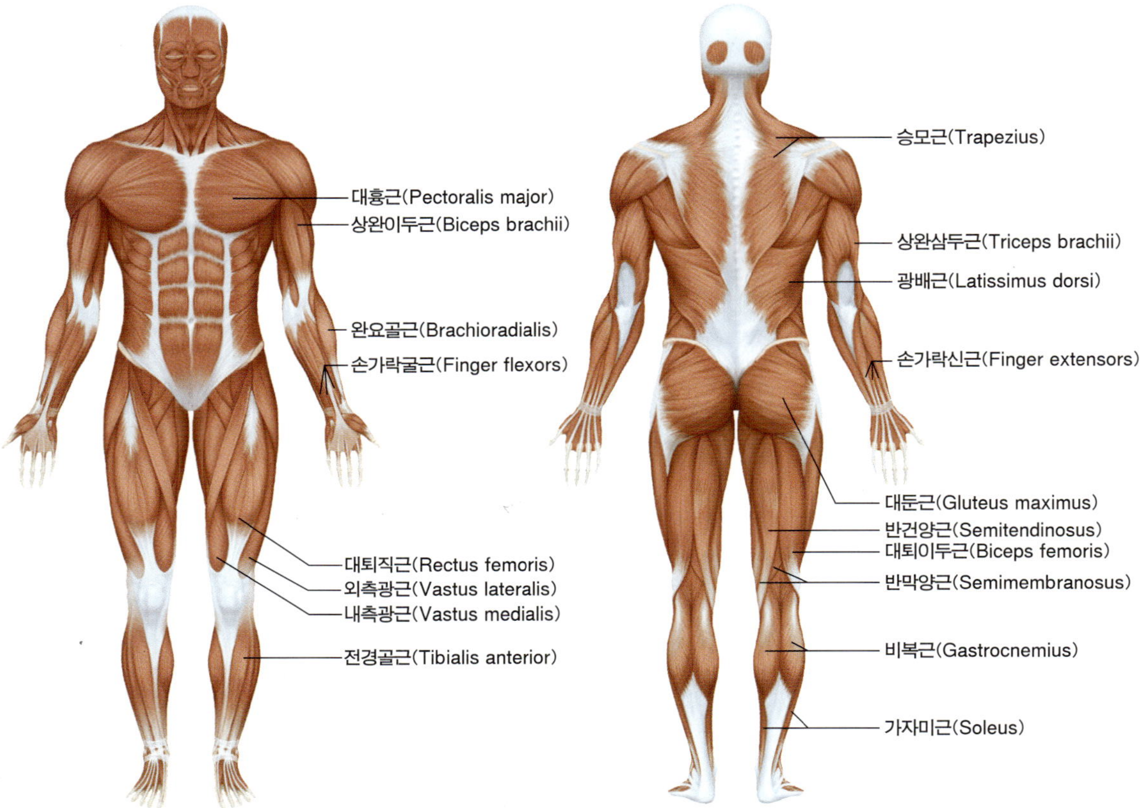

Reprinted from NSCA, 2008, ***Essentials of strength training and conditioning,*** 3rd ed. (Champaign, IL: Human Kinetics), 68.

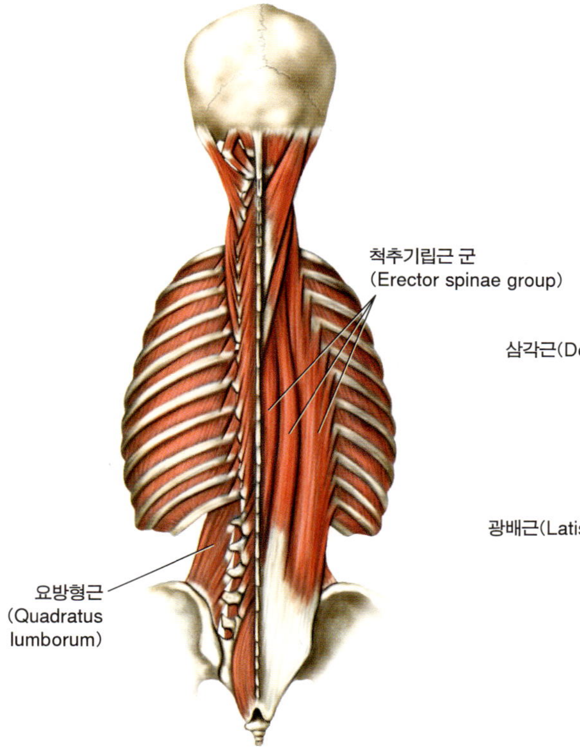

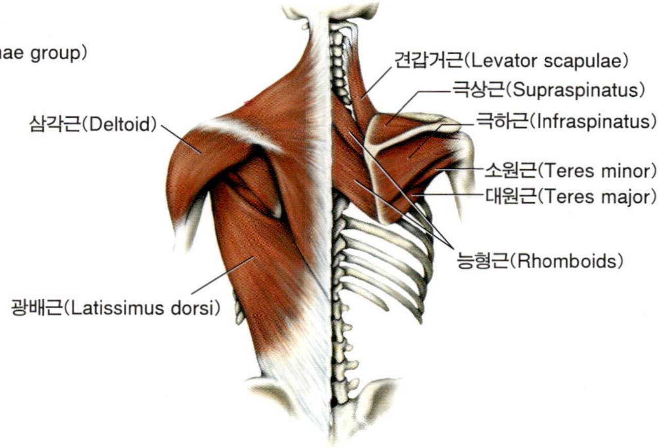

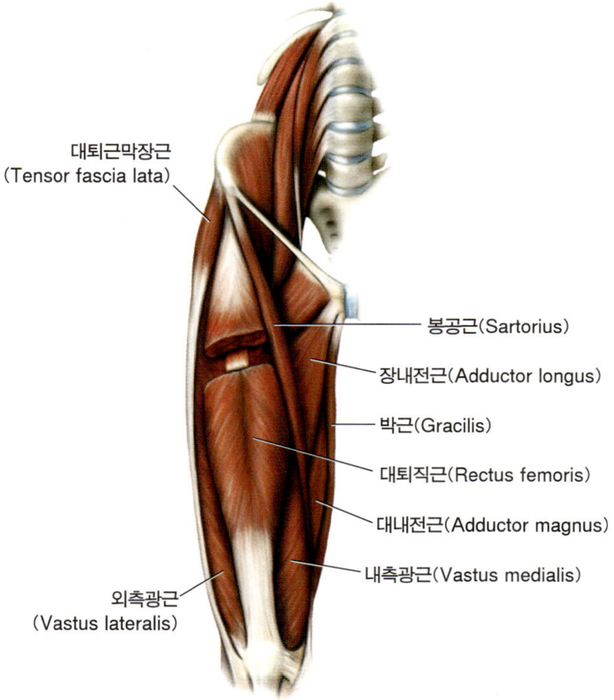

Reprinted from R. Behnke, 2005, ***Kinetic anatomy***, 2nd ed. (Champaign, IL: Human Kinetics), 135 and 178.

차례

역자 서문

스포츠의학을 시작으로 미용학을 공부하고 통합의학을 전공하며 학부 시절부터 스포츠 테라피스트, 피부관리사 자격증 등을 취득하며 다양한 분야에 대한 지식과 테크닉에 관심이 많았습니다.

석사과정을 거치면서 스웨디시 마사지, 타이 마사지, 클리니컬 마사지, 아로마 테라피, 바디워크, 아유르베딕 마사지 등을 배웠고, 그 이론적 토대에 대한 심도 있는 연구를 병행하였습니다.

선수트레이너로서 국가대표 선수 및 프로선수와 실업팀, 아마추어 선수들에게 컨디셔닝 마사지를 수년 간 적용하여 운동 수행능력을 향상시켰고, 'BM필라테스&PT'를 운영함과 동시에 온유 크라이오&스트레칭 브랜드를 런칭하기도 하였습니다.

이 후 크라이오 테라피와 스트레칭을 교육하여 프리미엄 에스테틱브랜드 '에르모'를 만들어 에스테틱에도 적용하는 방법을 교육하며 대한뷰티미래산업협회, 대한예방운동협회, 국제재활코어필라테스협회를 운영 중에 있습니다. 현재 국민대학교, 한양대학교, KBS스포츠예술과학원에서 강사 및 교수로서 학생 및 수많은 현장 지도자들을 교육하면서 IASTM, 마사지볼, 마사지건, 폼롤러 등을 활용한 근막이완법에 대한 책을 저술하고 연부조직이완법과 힐링 마사지에 관한 책을 번역하였습니다.

최근에는 『심부조직 마사지』의 대표 역자로 참여하며 관련 학문들의 이론적인 지식과 실전 테크닉을 습득해 어려운 학문을 쉽게 배울 수 있는 환경을 만들고자 노력 중입니다.

지금까지 심부조직 마사지는 그와 관련한 적합한 서적이 없어 공부에 어려움이 있었습니다. 이 책은 심부조직 마사지의 원리와 실제 적용법이 165개 이상의 사진과 함께 제시되어 있습니다. 또한 각각의 기법을 수행할 때 주의해야 할 안전수칙도 충실하게 다루고 있습니다.

이 책을 통해 현장에서 활동하는 수많은 전문가 분들이 자신과 고객에게 부상 없고 안전한 마사지를 수행할 수 있기를 바랍니다. 또한 건강한 삶을 영위하는 데 이 책이 보탬이 되기를 기원합니다.

대표 역자 백형진

서문

마사지는 가장 오래된 그리고 현재까지도 널리 쓰이는 치료기술 중 하나이다. 현재는 예전보다 더 많은 테라피스트들이 마사지의 범위를 확장시키고 있다. 이런 테크닉 중 대부분은 학교 또는 학위 과정에서 교육된다.

우리가 원하는 것은 치료적이며 교육적인 자료들을 제공하는 것이다. 이를 통해 마사지 테라피스트들이 고객들에게 적용할 수 있는 필수 테크닉들을 배울 수 있다. 휴먼 키네틱스는 핸즈온 가이드를 발달시켰다. 테라피스트들을 위한 핸즈온 가이드는 구체적인 도구들과 치료법들을 제공해 주었다.

이 시리즈의 각각의 책은 고객에게 테크닉을 제공하기 위한 단계별 안내서이다. 모든 테크닉을 묘사하는 사진을 풀 컬러로 제공하는 특징이 있다. 팁에서는 유용한 조언을 제공하여 여러분이 테크닉을 조절할 수 있도록 돕는다. 치료의 사례에는 특정 문제가 있는 고객에게 어떤 테크닉을 사용하는지에 관한 예시들이 포함되어 있다. 각 책에는 배운 지식을 테스트해 볼 수 있는 질문들이 준비되어 있는데, 자격시험을 준비하는 사람들에게는 특히 유용할 것이다. 심지어 정답까지 제공한다.

테라피스트 핸즈온 가이드를 사용해 과거에 배웠던 기술들을 연마하고 해당 과정에 필요한 기술을 다시 공부할 수 있다. 학생들에게 마사지를 재미있게 가르치는 방법을 찾는 교사라면 이 시리즈가 좋은 길잡이가 될 것이다. 이 시리즈는 이론에서 실습으로의 전환이 수월할 수 있도록 쉽게 따라 할 수 있는 단계들을 제공한다. 진지하게 마사지 치료에 관심이 있는 누구나에게 '테라피스트를 위한 핸즈온 가이드'는 필수적인 자료이다.

시리즈 서문

많은 고객들이 심부조직 마사지의 느낌을 좋아한다. 그리고 선호하는 마사지를 물어보면 '강하고, 깊은' 압박을 요구한다. 그러나 몇몇 테라피스트들은 강하고 깊은 압력을 가하는 치료를 두려워하기도 한다. 그들이 전달할 수 있는 힘보다 더 큰 힘을 필요로 한다고 믿기 때문이다. 또한, 테라피스트들은 어느 정도의 압력이 안전한지에 대해 불안해하기도 한다. 이 책은 고객들에게 마사지의 압력을 높일 수 있는 안전하고 효과적인 방법을 찾는 사람들을 위해 썼다.

여기에서는 압박 및 스트레칭 기술을 사용하는 방법에 대한 간단한 설명을 제공하고 조직에 추가적인 지렛대의 힘을 제공하는 방법을 설명한다. 테라피스트는 제공되는 정보들을 활용하여 가하는 압력을 높이고, 고객은 치료가 편안하다고 느끼게 될 것이다. 경험이 풍부하지만 손을 너무 많이 쓰는 방법을 피하고 싶은 테라피스트에게도 이 책은 유용할 것이다. 전완, 주먹, 팔꿈치를 사용하는 방법을 제시한다. 이미 심부조직 마사지에 능숙한 사람이거나 기존의 치료에 다양성을 더하고 싶은 사람들에게도 유용하다. 만약 테라피스트라면, 수업 중에 토론할 수 있는 다양한 생각들과 대안들을 찾을 수 있을 것이다. 당신의 목적이 무엇이든, 이 책의 다양한 사진과 요령들을 통해 영감을 얻을 수 있을 것이다.

1부는 마사지의 종류와 효과 및 이점을 소개한다. 또한 마사지의 중요한 안전문제들을 다루며, 신체와 마사지 도구를 올바르게 사용하기 위한 명확한 지침을 제공한다.

2부는 두 가지의 주요 기술들을 설명하는데, 심부조직 마사지의 압박 기술(3장)과 스트레칭테크닉(4장)이다.

3부에서는 신체의 각 부분으로 구성된다. 5장은 몸통 근육에 대한 마사지 기법, 6장은 하지, 마지막 7장은 상지에 대해 다룬다. 각 장에서는 똑바로 누운 자세, 엎드린 자세, 옆으로 누운 자세에서의 심부조직 마사지 방법들을 적용하는 방법을 찾을 수 있다.

4부는 심부조직 마사지 루틴에 관한 내용이다. 이 책을 통해 마사지를 할 때 한 자세에서 다음 자세로 넘어갈 때 자연스럽게 테크닉을 사용할 수 있도록 안내한다.

초보 마사지 테라피스트부터 숙련된 마사지 테라피스트까지 이 책에 기술된 마사지 방법들을 사용해 보기를 추천한다. 적합한 자세와 테크닉을 발견하고 덜 중요한 것들은 지워 나가기를 바란다. 테크닉 중 많은 부분은 쉽게 적용이 가능하고 실제 여러분의 루틴에 빠르게 포함시킬 수 있다는 것을 연습을 통해 알게 될 것이다. 언제나 그렇듯, 나의 의도는 마사지 연습에 관한 정보를 여러분에게 전파하는 것이다. 다른 테라피스트들과 기술들을 공유하고 제시된 자료에 관해 의견이나 제안이 있다면 언제든 연락 바란다.

감사의 말

LMT의 마사지 테라피스트 더글러스 넬슨에게 감사의 마음을 전한다. 모델링을 도와준 아브라함 존스와 레베카 레이에게도 감사드린다.

편집자 아만다 윙이 존 웬트워스의 편집 덕분에 복잡하지 않은 '테라피스트를 위한 핸즈온 가이드'가 탄생할 수 있었다.

수년 동안 심부조직 마사지의 워크숍에 참석해준 모든 테라피스트로부터 얻은 귀중한 의견들에 감사의 마음을 전한다. 이 책이 여러분의 질문에 대답하는 데 도움이 되는 좋은 책이 되기를 바란다.

마지막으로 휴먼 키네틱스의 편집자 존 디킨슨에게 감사의 말씀을 전한다.

PART I

심부조직 마사지를 시작하며

심부조직 마사지에 대해 좀더 깊이 배우기를 원하시는 여러분, 축하한다! 1장에서는 심부조직 마사지의 주요 테크닉인 압박법을 소개하고, 스트레칭 테크닉을 함께 신체에 적용함으로써 얻을 수 있는 효과에 대해 소개한다. 테라피스트와 고객 모두가 치료의 효과를 얻을 수 있다. 그리고 어떻게 심부조직 마사지가 기존 스포츠 마사지와 다른지를 알게 될 것이다. 또한 언제 어느 곳에 심부조직 마사지가 적용되어야 하는지에 대한 조언을 포함하며, 마사지의 깊이를 조절하기 위한 일반적인 팁들을 포함한다.

2장에서는 심부조직 마사지의 준비 과정으로 심부조직 마사지를 하기 위해 필요한 모든 것을 다룰 것이다. 또한 치료의 목적과 의도에 적합한 치료를 할 수 있도록 도와줄 것이다. 안전한 치료를 위한 가이드라인은 안전하고 효율적으로 심부조직 마사지를 할 수 있도록 한다. 이 장의 문제해결 팁과 자주 묻는 질문에 대한 답변은 일반적인 궁금증과 우려들을 소개한다. 1부의 두 장과 책 전체에는 각 장마다 간단한 질문들을 찾을 수 있다. 이런 질문들을 통해 스스로를 테스트하고 배웠던 것들을 확실하게 이해할 수 있다. 질문에 대한 해답은 책의 마지막 부분에서 찾을 수 있다.

1

심부조직 마사지 소개

1장에서는 심부조직 마사지의 적용과 관련된 콘셉트를 살펴봄으로써 심부조직 마사지에 대한 배경지식을 쌓을 수 있다. 마사지 적용의 큰 두 가지 방법은 조직을 누르는 것과 늘려 주는 것이다. 이러한 테크닉들(각각 또는 함께)의 효과를 이해하면 당신은 고객에게 심부조직 마사지의 이점을 확실하게 선사할 수 있을 것이다. 또한 3장과 4장에서 이 테크닉들에 대해 자세히 다룰 것이다.

자주 하는 질문들에 대한 답들이 제시되어 있다. 마사지의 깊이를 어떻게 조절하는가? 심부조직 마사지는 스포츠 마사지와 어떻게 다른가? 심부조직 마사지의 이점은 무엇인가? 언제, 어느 곳에서 심부조직 마사지가 수행되어야 하는가?

적용 방법은 무엇인가?

매뉴얼 마사지는 다섯 가지의 잘 알려진 테크닉으로 구성되어 있다. 경찰법, 유날법, 고타법, 마찰법, 진동법이다. 이 방법들은 다양하게 사용될 수 있다. 스웨디시의 마사지 형태를 기본으로 구성된다. 그 효과는 여러 요소에 따라 달라진다. 예를 들면 마사지하는 사람과 받는 사람의 신체적 또는 감정적 상태에 따라, 전달되는 강도와 속도에 따라 효과가 달라질 수 있다. 이 책에서는 어떻게 압박을 가하고 스트레칭을 해야 하는지에 대해 배우게 될 것이다. 이 테크닉으로 피부와 근육, 그리고 이를 지지하는 근막에까지 더욱 깊게 적용할 수 있게 될 것이다. 심부조직 마사지를 적용함에 있어서, 기본 유형들을 어떻게 함께 적용하는지와 다양한 변형 방법들을 소개한다.

압박 테크닉

여러분은 이미 압박 테크닉을 사용하고 있다. 경찰법을 이용해 넓게 그리고 가볍게, 그리고 유날법을 이용해, 확실하게 비트는 움직임을 통해서, 그리고 근육을 잡을 때마다 잠시 멈추는 테크닉을 사용해서 기본적 구조에서 근육을 들어 올리거나 근육을 잠시 잡을 때마다 활용할 수 있다. 아마 손가락이나 엄지손가락으로 근육 특정 부위의 통증유발점에 압력을 가하는 방법을 사용하고 있을 것이다. 여기서는 어떻게 손과 손가락, 엄지손가락을 보호하면서 강한 압력을 적용할지를 배우게 될 것이다. 이를 통해 전완과 주먹 팔꿈치를 사용하는 최적의 방법을 학습하게 될 것이다. 쥐어짜는 방법 또한 논의될 것이며 근육의 특정 부위를 압박하는 데 유용한 마사지 도구의 사용에 대해서도 논의될 것이다. 어떻게 각각 압박 테크닉을 정지된 상태에서 적용할지, 그리고 이런 테크닉을 어떻게 결합하여 스트레칭과 함께 심부조직 마사지를 가능하게 할 수 있는지에 대해 배우게 된다.

고타법은 압박법의 하나이지만 추후에 다시 논의될 것이다. 이런 짧게 두드리는 방법의 테크닉들은 사실상 조직들을 갑자기 그리고 빠르게 자극하게 된다. 조직과 피부의 반사작용을 유발하여 혈관 확장과 진동을 유도한다. 이 책에서 압박 테크닉은 근육의 긴장도를 높이는 것이 아니라, 깊고 느리며, 일정한 상태를 유지하도록 만들어 근육의 긴장을 줄여 주는 것을 목적으로 설명한다. 여러분이 압박 테크닉에 대해 알아야 할 모든 것은 3장에서 찾을 수 있다.

그림 1.1 a~e를 보라. 이 그림들은 압박법의 다양한 효과들을 설명하고 있다. 겹쳐서 보이는 박스들은 우리 피부, 근육, 그리고 뼈의 절단면을 보여 준다. 근막은 여기서 보이지는 않지만 피부의 바로 아래에서 찾을 수 있으며 여러분이 아는 것처럼 근육을 둘러싸고 있다.

이런 속담을 들어본 적이 있을 것이다. 큰 코끼리의 발자국과 스텔레토 하이힐을 신은 여자의 발자국 중 누가 더 깊은 발자국을 카펫에 남길 수 있을까? 많은 사람들은 당연히 코끼리라고 대답할 것이다. 왜냐하면 코끼리가 더 무겁기 때문이다. 하지만 표면의 상태가 같은 곳 같은 무게에 적용된다면? 작은 면적에 적용되는 곳이 더 깊게 패일 것이다. 그렇기 때문에 아마도 여자의 하이힐이 더 깊은 발자국을 남길 것이다. 비록 여자가 코끼리보다 훨씬 가볍다고 할지라도 말이다. 여자의 하이힐은 그 무게를 작고 국소한 부위에 직접적으로 가하기 때문이다. 반면에 넓고 편편한 코끼리의 발은 넓은 범위에 걸쳐 그 무게가 분산될 것이다. 따라서 코끼리의 경우가 덜 깊은 발자국을 남기게 될 것이다. 이 속담을 이해하는 것은 심부조직 마사지의 압박 테크닉을 이해할 때 도움이 된다.

도구를 사용해서 깊은 압박을 하는 것은 팔꿈치를 이용할 때의 압박의 깊이와 같다. 비록 도구를 사용하는 것이 더 작은 면적을 다룰지라도 말이다. 왜냐하면 마사지 도구를 사용하게 될 때는 약간의 역학적인 단점이 있기 때문에 압박의 무게를 크게 전달할 수 없다. 주먹을 이용할 경우에도, 주먹은 작은 면적이기 때문에 전완을 이용하는 것보다 더 깊게 누르는 것이 가능할 것이라고 예상할 것이다. 하지만, 주먹이나 마사지 도구를 이용할 때, 팔꿈치나 손목을 통해서 팔 힘을 수직으로 전달해야 하는데 이를 위해서는 중립 자세를 유지해야 한다. 하지만 이 자세를 유지하기 위해서는 전완을 사용하는 것보다 더 많은 노력이 필요하다(이 경우 고객 쪽으로 몸을 기댐으로써 체중을 이용해 전달할 수 있다).

팔꿈치 또는 마사지 도구를 이용할 때 어떻게 심부조직들을 누를 수 있을지를 생각해 보

라. 조직들의 바로 위를 누를 수도 있고, 뼈의 바로 아래를 누를 수도 있지만 이것은 안전하지도 않고 필요하지도 않다.

그림 1.1은 압박 유형에 따른 효과를 구분할 수 있도록 돕기 위한 그림이다. 어느 정도의 압력을 가해야 하는지는 여러분의 힘과 지렛대를 이용하는 힘뿐 아니라 어떤 종류의 조직을 압박하는가, 또 압박하는 조직의 상태는 어떤지에 따라 달라진다. 근육은 힘줄보다 누르기가 쉽다. 긴장도가 높은 근육은 긴장도가 낮은 근육보다 압력을 가하기가 어렵다. 긴장된 근육의 상태를 가진 고객들은 같은 강도라 할지라도 이완된 근육을 가진 고객보다 여러분의 마사지를

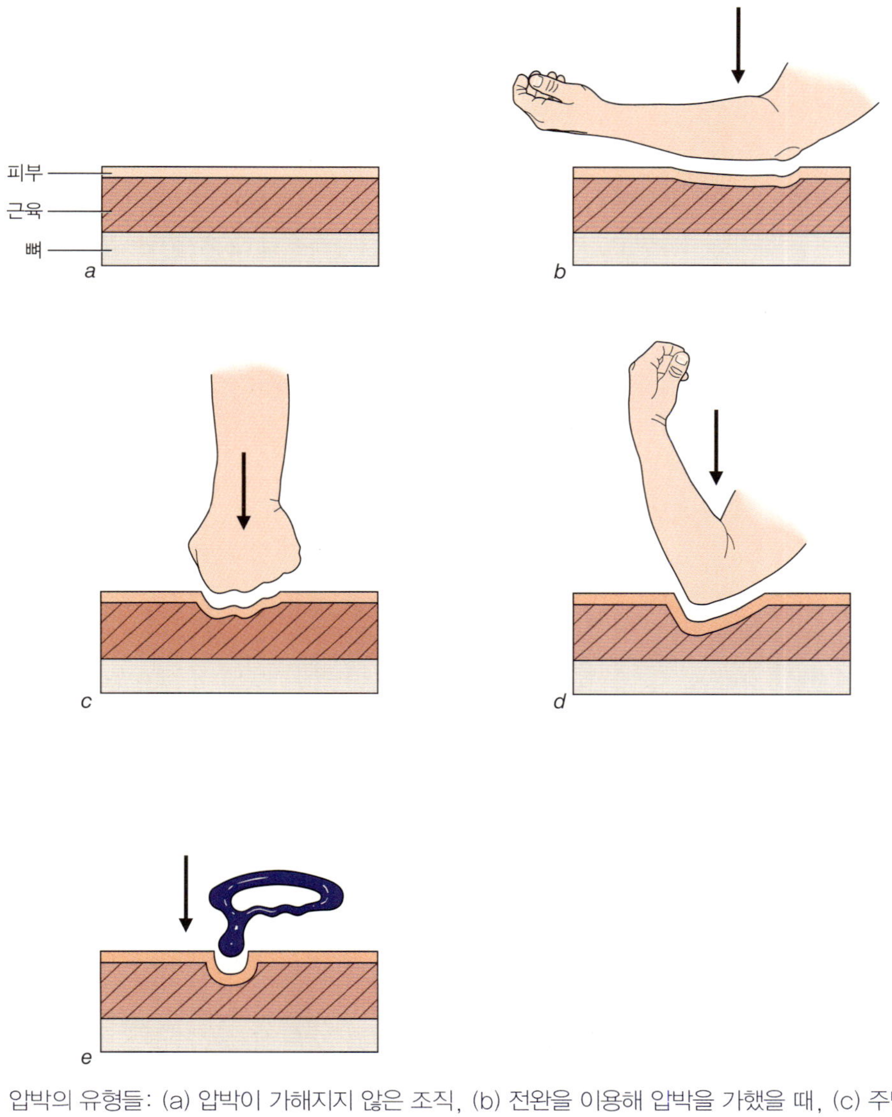

그림 1.1 압박의 유형들: (a) 압박이 가해지지 않은 조직, (b) 전완을 이용해 압박을 가했을 때, (c) 주먹을 이용해 압박을 가했을 때, (d) 팔꿈치를 이용해 압박을 가했을 때, (e) 마사지 도구를 이용해 압박을 가했을 때

더욱 깊게 느낄 수가 있다. 심부조직의 마사지를 배우더라도, 고객은 심부조직 마사지를 항상 원하지는 않을 수도 있다.

스트레칭 테크닉

마사지를 할 때마다 조직이 늘어난다. 많은 양의 오일과 가벼운 터치를 이용하지 않는다 해도 손가락 끝에 약간 힘을 넣어 문지르는 방법만으로도 피부는 살짝 늘어난다. 이 책에서는 피부, 근막 및 근육의 스트레칭이 마사지 치료에 구체적으로 어떻게 통합될 수 있는지를 배운다. 여러분이 운동 후에 실시하는 스트레칭의 형태나 수동적인 스트레칭과 달리, 여기 제시된 스트레칭은 고객 치료의 마지막 부분에 통합적으로 사용할 수 있다. 다양한 스트레칭 테크닉과 오일의 사용 유무, 그리고 하지의 견인 방법 등을 배울 것이다. 활성 중인 근육과 연관된 관절을 움직이는 것도 조직을 스트레칭할 수 있으며 이 방법 또한 제시되어 있다. 이 스트레칭 기술은 마사지 치료의 일부로 사용하기 위함이며 4장에서 많은 요령들과 안전하고 효율적인 적용방법을 다루게 된다. 신체의 어느 부분에서 가장 잘 적용되는지도 배우게 될 것이다.

그림 1.2는 피부와 근육에서 스트레칭의 효과를 시각적으로 보여 주는 그림이다(그림 1.2 a와 b). 그림 1.2a에서 볼 수 있듯이, 오일이 많고 압력이 적으면 피부가 미끄러지듯 움직여서 스트레칭이 거의 없다. 여기서 나타나는 효과는 심부조직 마사지로 간주되지 않는다. 하지만 오일이 적거나 없는 경우(그림 1.2b)에서는 피부를 잡고 늘여주면, 이런 전단력은 근막 아래와 근육을 너무 약하게 늘리게 된다.

압박과 스트레칭 테크닉의 통합

압박하는 힘과 스트레칭을 결합할 때 어떤 일이 일어나는지 확인해 보자. 압박과 스트레칭이 함께 사용될 때, 테라피스트는 대개 압력을 가하는 방향으로 기울이기 때문에 수직방향이 아니라 약간 비스듬히 작용하게 된다. 결과적으로 조직은 덜 깊게 압력을 받지만 고객은 깊은 압력을 느끼게 된다. 이것은 고객의 근육과 힘줄의 신장 수용체가 활성화되어 뇌에 스트레칭 감각에 대한 정보를 전달하기 때문이다.

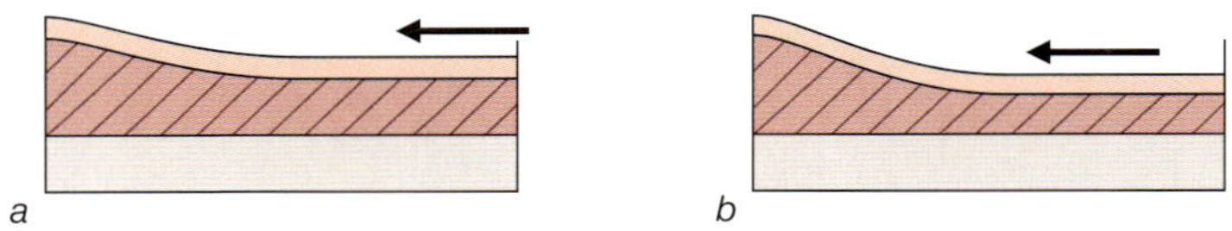

그림 1.2 (a) 다량의 오일을 사용하여 스트레칭했을 때, (b) 오일이 적거나 거의 없을 때 스트레칭의 효과이다.

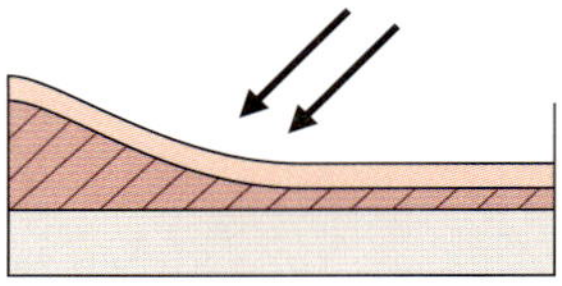

그림 1.3 압박과 스트레칭의 효과

압박하는 힘과 스트레칭의 힘을 수정하고 결합하는 것은 테라피스트에게 다양한 선택권을 제공한다. 넓은 범위에 오일을 사용하여(예: 전완) 적은 압력과 적은 스트레칭을 제공하는 것, 적은 오일과 좁은 면적을 이용하여(예: 팔꿈치) 깊은 압력과 큰 스트레칭을 제공하는 것이 예가 될 수 있다.

어떻게 마사지의 깊이를 늘릴 수 있을까?

초보 테라피스트이든 수년 간 테라피스트로 일해 온 사람이든 상관없이, 심부조직 마사지의 느낌을 좋아하는 고객을 만나게 될 수 있다. 역학적으로 마사지의 깊이를 높이는 방법에는 다섯 가지가 있다. 그 다섯 가지를 간략하게 살펴보자.

1. 압력을 더 가하라. 고객의 몸이 크거나, 근육량이 많을 때 테라피스트들이 더 많은 압력을 가할 수 없다고 본인의 능력을 낮게 치부하는 경우가 많다. 자신감이 결여된 상태에서 테라피스트들은 때로는 심부조직 마사지를 원하는 고객의 치료를 피하거나 기존보다 더 큰 압력을 가할 수 있을지에 대해 스스로의 능력을 의심하게 된다. 2장에서 배우겠지만, 테라피스트의 체중에 관계없이 신체 또는 기구를 이용하여 압력의 강도를 극적으로 높이는 방법들이 있다.

치료의 사례

수년 전 나는 일본의 아로마 테라피스트들을 대상으로 심부조직 마사지 워크숍을 제안받았다. 그룹은 대부분은 가녀린 여성들로 구성되어 있었다. 처음에 테라피스트들은 심부조직 테크닉을 소화할 수 있을지에 대해 의심스러워했지만 테크닉에 대한 교육과 서로 간의 실습을 통해 적합한 지레를 이용하는 법, 효율적으로 올바른 테크닉을 적용하는 법을 알게 되었다.

2. 압력은 동일하게 유지하되 적용하는 면적을 줄여라. 3장에서는 주먹, 팔꿈치, 또는 마사지 도구 등을 활용하여 압력을 주는 표면적을 줄이는 경우에 대해 살펴본다.
3. 더 많은 압력을 가하고 압력을 가하는 표면적을 줄여라.
4. 치료 중인 근육과 반대에 있는 근육(길항근)을 수축시킨다. 길항근 수축은 주동근의 긴장도를 낮춰 주기 때문에 더 깊은 압력을 가할 수 있다. 이 책에서 설명하는 기술 중 일부는 이런 근육의 특성을 이용한다.
5. 물리적으로는 조직에 더 깊게 들어가지 않으면서 깊은 압력을 줘라. 여기에 심부조직 마사지의 비법이 있다. 깊은 압력의 감각은 마사지에 스트레칭을 더했을 때 나타난다. 여러분이 알아야 할 모든 것은 4장에서 다뤄지며 4장에서는 오일의 유무에 따른 스트레칭, 그리고 효과를 극대화하기 위한 압력과 스트레칭의 결합방법을 다룬다.

심부조직 마사지와 스포츠 마사지의 차이점은 무엇인가?

스포츠 마사지는 다섯 가지의 기본적인 마사지와 고급 기술들을 포함한다. 근육 경련, 과도하게 경직된 근육, 관절의 강성이나 과도한 상처조직 등의 문제들을 야기하기도 한다. 스포츠 마사지는 운동선수가 스포츠 이벤트를 준비하고 운동 후 회복을 돕기 위해 사용될 수도 있다. 스포츠 마사지는 연부조직 이완법, 근에너지기법(MET)이나 고유감각신경근육촉진(PNF) 기법을 단독으로 사용하거나 전체 치료와 결합하여 사용된다. 심부조직 마사지는 스포츠 마사지 테라피스트에게 매우 유용한 또 하나의 기술이다.

스포츠 마사지의 일부로 심부조직 마사지가 사용될 때 적용법은 다양하다. 다양한 매개(오일, 왁스, 밤, 크림), 압박과 스트레칭을 조합하여 원하는 치료 결과를 얻기 위해 사용한다. 심부조직 마사지는 모든 테라피스트에 의해 독립적인 치료법으로 사용될 수 있다. 하지만 고객은 모든 치료의 과정이 심부조직 마사지로 구성되기를 원하지 않을 것이다. 더욱 일반적으로, 심부조직 마사지 테크닉은 테라피스트가 근육에 더 깊게 접근하려 할 때(근육의 길이를 늘이거나 관절 범위를 증가시키기 위해), 또는 고객이 특정 부위의 깊은 마사지의 느낌을 좋아할 때 사용된다. 스포츠 마사지 테라피스트가 아닌 많은 테라피스트들은 심부조직 마사지의 기술을 배우는 것에 가치를 둔다. 이 기술들은 다양한 고객의 치료를 가능하게 하기 때문이다.

심부조직 마사지의 효과는 무엇인가?

조직을 압박하거나 늘릴 때 생리학적 관점에서 발생할 수 있는 것들을 살펴본다. 관절의 범위를 늘일 수 있는 효과들은 이미 충분히 잘 알고 있다. 근 섬유를 기능적으로 재정렬하는 등의 효과들은 미묘하거나 관찰이 쉽지 않을 수 있다.

압박의 효과

조직 압박을 위해 어떤 방법을 선택하든(전완, 주먹, 팔꿈치, 마사지 도구, 근육을 잡고 쥐어짜는 등) 압박을 통해 좁은 혈관으로 혈액을 흘려보내기 때문에 혈액의 흐름을 일시적으로 방해하게 된다. 하지만 압박이 감소하게 될 때, 혈관이 더 이상 압박되지 않기 때문에 혈액의 흐름이 원활해진다.

물 호스로 정원 잔디밭에 물을 준다고 상상해 봐라. 잔디밭은 신체의 근육을 대표하고 호스는 근육에 필요한 산소와 영양분을 공급하고 유지 보수하는 동맥과 모세혈관을 나타낸다. 호스에 벽돌을 올려놓는 등의 방법으로 호스를 압박하면 일반적인 물의 흐름이 차단되거나 감소되어, 호스의 압력이 증가하게 되고 잔디밭의 물의 양은 감소하게 된다. 벽돌의 무게가 무거울수록, 벽돌이 더 클수록, 잔디의 물은 더 적게 전달된다. 비슷한 원리로, 조직에 더 강한 압력이 가해지면 근육으로 전달되는 혈액이 적어지게 된다. 해당 부위의 세포에 필수 산소와 영양분이 부족하여 제 기능을 하지 않을 수 있음을 의미한다. 심부조직 마사지에 사용되는 압박 기술은 일시적으로는 혈액 공급을 차단하는 것 같지만 전체적으로는 조직으로의 혈액을 증가시키는 효과가 있다.

체중 전체로 벽돌을 밟아서 호스의 물의 흐름을 차단한다고 상상해 보라. 완벽히 차단된 상태에서는 호스에 압력이 쌓인다. 벽돌에서 발을 떼고 벽돌을 제거하게 되면 어떤 일이 벌어질 지 상상해 봐라. 일반 상태보다 높은 압박으로 호스를 통하는 흐름이 갑자기 밀려든다. 심부조직 마사지 중에 근육을 압박할 때 일어날 수 있는 일이다. 마사지 중에 압박이 풀리게 되면 해당 영역이 분홍색 또는 선홍색으로 빠르게 변하는 것을 본 적이 있을 것이다. 전완, 주먹, 팔꿈치 또는 마사지 도구를 사용해서 조직을 압박하면 일시적으로는 혈류를 방해하게 된다.

압박이 풀리게 되면 혈류가 갑자기 증가하고 압박하기 전에는 창백했던 부위가 분홍색 또는 선홍색으로 바뀌게 된다. 경찰법은 모세혈관을 통한 혈액의 분산을 장려하기 때문에 압박 테크닉 직후에 사용하게 된다. 경찰법의 전단력이 유용한 이유는 수직으로 적용되는 압박기술과 다르게 적용되기 때문이다. 반복적인 압박-경찰-압박의 주기는 허혈성 부위에서 신선한 혈액을 가져오는 데 유용하도록 일종의 펌핑 작용을 한다. 신선한 혈액의 공급은 조직의 성장, 유지, 회복에 필수적이다.

실용적인 관점에서 볼 때, 압박의 긍정적인 효과 중 하나는 근육 긴장이 있는 고객의 통증을 완화하는 것이다. 예를 들어 하루 종일 같은 자세로 앉아 있는 사람들은 어깨, 목, 등의 근육의 긴장으로 인해 통증을 호소하며, 이런 긴장은 고객들이 마사지 테라피스트를 찾는 주요 이유 중 하나이다. 이런 근육통은 신체의 전체 또는 일부 근육으로의 혈액 공급이 감소될 때 발생한다. 정적 자세를 유지하기 위해 근육은 짧아지거나 늘어난 상태를 유지해야 하기 때문이다.

이 책에 설명된 압박 기술의 종류는 피부와 근육 내의 신경 센서에도 영향을 미치며, 일반적으로 근육의 긴장을 현저히 감소시킨다. 따라서 근육 경련과 같은 전체 장력 증가를 치료하거나 통증유발점을 치료할 수 있는데, 신체에서 잘 알려진 텐션이 증가된 부위가 그 예가 될 수 있다. 통증유발점을 누르게 되면 부드러워진다. 통증유발점은 다른 근육 혹은 같은 근육에서의 통증을 나타낸다. 통증과 긴장은 지속적인 압박으로 어느 정도는 사라지게 된다. 통증유발점에 대한 더 자세한 정보와 치료를 위해서 어떻게 압박을 해야 하는지는 2장의 34쪽에 의도를 확실하게 정하기에서 찾을 수 있다.

스트레칭의 효과

이 책에 설명된 수동적 스트레칭은 조직을 늘이는 데 도움이 된다. 또한 근육과 근막의 제한된 부위의 콜라겐 섬유를 재정렬하는 데 도움이 될 수 있다. 섬유증은 결합조직의 비정상적인 형성이다. 부상 후, 신체는 콜라겐을 내려놓고 어떤 경우에서는 섬유들을 부착시켜서 근육의 기능을 감소시킨다. 제시된 스트레칭 기술들을 부상 중 재활 과정의 일부로 근육을 기능을 정상화시키는 데 도움이 될 수 있다. 콜라겐을 재정렬하고 섬유증을 감소시키는 것을 돕기 때문이다(스웨디시 마사지와 마찬가지로, 어떤 마사지 기법도 급성 부상 또는 부상 후의 단계에서는 치료의 목적으로 사용되지 않는다).

심부조직 스트레칭 기술은 연부조직으로 인해 범위가 제한되었을 때, 관절의 범위를 증가시키는 데 도움이 될 수 있다. 예를 들어 손목 골절 후 움직임에 제한이 생기면, 손목의 굴근 및 신근이 짧아지게 되고 관련된 근막 또한 짧아지게 된다. 결과적으로 고객은 손목과 손가락, 팔꿈치의 적절하게 사용하는 능력이 저하될 수 있다(또한 전완의 굴곡 신전에 영향을 받는 근육). 심부조직 스트레칭은 손목, 팔꿈치, 손가락의 유연성을 증가시키는 데 도움이 될 수 있다.

관절의 범위 개선 효과는 고객에게 엄청난 일일 수 있다. 예를 들어 배측 굴곡근이 경직된 고객의 배측 굴곡을 개선시킴으로 보행에 차이를 나타낼 수 있기 때문이다. GH조인트 관절와상완관절의 내전근을 스트레칭하는 것은 고객의 어깨의 내전을 도와 이전에는 불가능했던 머리카락을 빗을 수 있도록 어깨를 움직이게 한다. 발목의 굴근은 주로 발목의 움직임 제한에 따라 짧아지게 된다(발목 염좌나 아킬레스건의 손상과 함께). 상완골 또는 전완의 골절이나 가슴 수술을 한 경우, 심지어 노인들에게서 공통적으로 나타나는 척추측만 자세 등으로 인해 팔의 움직임이 제한되면 관절와상완관절의 내전근들이 짧아지게 된다. 연부조직의 경직을 일으킬 수 있는 관절의 움직임 제한의 몇몇 경우들에는 심부조직 스트레칭 기술이 유용하게 쓰일 수 있다. 무릎, 목, 엉덩이의 경우와 같이 다른 부분들도 생각해 낼 수 있으리라 생각한다.

마지막으로 심부조직 마사지 루틴을 만들 때, 압박의 물리적 효과와 신장의 효과를 분리한다는 것은 어렵다. 심리적으로 심부조직 마사지는 심신 이완 상태를 유도하여 웰빙을 느끼게 하여 전반적인 개선을 촉진한다. 강력하게 진정된 심부조직 마사지는 고객에게 유익한 효과를 나타낸다.

치료의 사례

긴 치과 치료 과정에 있던 고객이 각 치료의 세션을 진행하기 전에 진정을 위한 마사지를 요청했다. 불안과 걱정에 시달린 고객의 경우 치료 전날에 잠을 이루기 어렵다고 보고했고, 진행되었던 일반적인 마사지는 치료에 덜 효과적이었다는 것을 발견했다. 그의 목과 상부 등에 집중하여 치과 치료 전에 심부조직 마사지를 제공했다. 고객은 깊은 숙면을 취하고 휴식을 유도하는 데 도움이 되었다고 보고했다.

심부조직 마사지의 이점들

마사지의 물리적인 효과에 관해 많은 주장들이 있다. 표면 혈관을 확장시키고, 림프의 흐름을 좋아지도록 하며, 근육의 경련 및 근육통을 감소시키고, 신체의 회복을 빠르게 도와준다고 한다. 이와 같이 물리적인 이점들을 뒷받침하는 이론적인 과정들을 설명할 수 있지만, 과학적인 증거가 충분하지 않다는 것을 인정한다. 명확한 마사지 프로토콜과 다양한 방법론의 부족은 치료 요법 연구를 진행하는 데 내재적인 어려움들의 일부일 뿐이다. 마사지(심부조직 마사지를 포함한)에 관한 과학적 연구의 도전적 과제 중 하나는 다양한 응용분야이다. 경찰법과 유날법은 주로 연구에서 주로 사용되는 마사지 스트로크이지만 프로토콜은 규정되어 있지 않다. 그러나 연구 과제에 실패하는 사람들을 공감할 수 있다. 친구를 위해 간단한 레시피를 작성하려고 시도해 본 사람이라면 양과 질 또는 과정의 작은 변화에 따라 결과가 크게 달라질 수 있다는 것을 알고 있다. 우유를 휘젓고 밀가루를 넣는가? 아니면 밀가루를 넣고 우유를 휘젓는가? 밀가루를 넣으면서 휘젓는가? 이것들이 중요한가? 밀가루가 풀릴 때까지 몇 분 동안 휘젓는가? 몇 분후에도 밀가루가 풀리지 않으면, 밀가루를 너무 많이 넣거나 너무 적게 휘핑하면 어떻게 될까? 마사지에 대해 연구 결과가 다양하다는 것은 놀라운 일이 아니다. 어찌됐든, 심부조직 마사지로 깊은 마사지는 얼만큼이 깊은 것인가(자세한 내용은 2장 34쪽 의도를 확실하게 정하기 참고)?

그럼에도 불구하고, 우리는 마사지의 생리학적 효과에 대한 명확한 이해를 점차 강화하고 있다. 연구는 생리학적 매개 변수에 중점을 두어 온 경향이 있는데 아마도 우리는 완전한 테라피스트의 손에 맡겨지지 않은 이상, 마사지를 받는 동안 기분이 좋아져서 웰빙의 감각을 향상시킬 수 있다는 것을 알기 때문이다. 증거에 기반한 실제 세계에서는, 모든 형태의 마사지 사용에 대해 정량적 데이터 탐구가 계속될 것으로 기대하는 것이 합리적이다. 최근의 테라피스트와 마사지를 받은 고객의 신념과 경험을 포함한 많은 증거들이 심부조직 마사지의 이점 중 일부를 지지한다.

이 테크닉을 사용한 테라피스트들에게서 관찰된 심부조직 마사지의 이점들을 나열했다. 이 책에 설명된 기술을 사용하는 테라피스트들이 얻을 수 있는 이점들 또한 나열되어 있다.

고객의 이점들

- 조직의 일시적인 압박은 이전에 허혈성이었던 부위로의 혈류 증가를 촉진할 수 있다.
- 심부조직 마사지는 특히 스트레칭 테크닉을 사용할 때 관절의 가동범위를 향상시키는 데 효과적이다.
- 심부조직 마사지는 통증유발점 치료에 효과가 있다.
- 압박을 정적으로 진행하는 기술은 순응을 촉진시킬 수 있으며 치료를 시작할 때 유용하다.
- 심부조직 마사지는 치료 전에 해당 부위의 혈류를 증가시킬 수 있다.
- 심부조직 마사지는 근육의 긴장을 줄여 줄 수 있다.

- 심부조직 마사지는 근육과 근막을 늘려 준다.
- 83쪽에 제시된 견인법과 같은 기술은 이전에 손상된 근육 섬유가 콜라겐에 잘못 부착된 경우 근육의 기능 개선에 도움을 준다.
- 심부조직 마사지는 근육 경련 치료를 돕는다.
- 심부조직 마사지는 목적으로 하는 근육의 불균형을 개선하는 데 도움을 준다.
- 심부조직 마사지는 깊은 압력을 좋아하는 고객에게 즐거운 느낌을 줄 수 있다.
- 스트레칭 기술 중 일부는 치료에 적극적으로 참여하려는 고객(예: 운동선수)에게 특히 유용하게 사용될 수 있다.

테라피스트의 이점들

- 심부조직 마사지는 테라피스트들에게 추가적인 치료의 도구를 제공한다. 스웨디시 또는 전체적인 마사지 기술, 그리고 심부조직 마사지를 시행할 수 있는 자격이 된다면 테라피스트의 고객층을 넓힐 수 있다.
- 심부조직 마사지는 움직임이나 힘 자체보다는 체중과 지레에 의존하여 실시하기 때문에 마사지를 적용하는 데 덜 힘든 방법이 될 수 있다.
- 옷이나 수건을 통해 전체 또는 일부에 압박과 스트레칭을 적용한다는 것은 테라피스트가 오일 마사지를 받을 수 없는 일부 고객까지 치료할 수 있음을 의미한다.
- 테라피스트는 사무실에서 고객을 치료할 수 있다. 일부 기법들을 의자 마사지 루틴에 통합하고 적용할 수 있다.
- 긴장된 부위에 집중하고 뼈 구조물을 피하면 촉진 기법을 개발하는 데 도움이 된다.
- 전완, 주먹, 그리고 팔꿈치를 이용한다는 것은 테라피스트의 손가락, 엄지, 그리고 손목 관절의 과사용으로 인한 부상의 부담을 줄일 수 있다는 의미이다.
- 심부조직 마사지는 상지 관절에 움직임이 과한 치료에게 더욱 안전하다.

언제, 어느 곳에 심부조직 마사지가 적용되어야 할까?

심부조직 마사지는 전형적으로 오일을 사용하기 때문에 일반적으로 클리닉, 스파, 체육관 또는 고객의 집과 같은 프라이빗한 공간에서 이뤄진다. 이런 종류의 마사지를 적용하려면 집중력이 필요하기 때문에 마사지를 하는 환경이 편안해야 한다. 고객들은 마사지 과정에서 휴식을 취하기에 충분한 시간과 기회가 필요하다. 또한 마사지는 깊은 이완 상태를 유발할 수 있기 때문에 고객이 다음 치료를 조정할 시간과 공간이 필요하다. 일부 테라피스트들은 심부조직 마사지 고객에게 운전, 기계를 조작하는 일, 상당한 조정을 필요로 하는 움직임에 참여하지 않을 것을 제안한다. 따라서 압박의 건식 기술을 적용하여 의자 루틴으로 작업장에서 사용될 수도 있지만 이런 종류의 마사지는 모든 작업장에 적합한 것은 아니다. 의자 마사지를 통해 기술이 통합될 때, 루틴이 스웨디시 마사지보다 지속시간이 짧은 경향을 보이며, 테라피스트는 깊은 이완을 유도하려고 시도하지 않는다. 의자 마사지를 제공하는 많은 테라피스트들은 고객이 직장으로 돌아가기 전에 자극을 주기 위해 몇 분 동안 경타법을 사용한 치료로 마무리한다. 이 경우에는 의자 루틴에서 심부조직 마사지 테크닉을 사용하는 것이 좋다.

앞서 언급했듯이, 심부조직 마사지는 종종 스포츠 마사지 테라피스트에 의해 사용된다. 스포츠 테라피스트에 의해 사용될 때, 이 기술은 흔히 부상 후 관절 가동성의 감소 또는 스포츠 경기 사이에 선수를 보호하고 유지하는 일부의 기술로 사용된다. 근육 스트레칭은 근육의 힘을 감소시키는 것으로 나타나면서 운동 전에는 사용되지 않는 경향이 있다. 경기가 바뀌면, 심부조직 마사지보다는 일반적인 마사지가 사용된다. 테라피스트들이 스포츠 경기 중에 외상이 발생했는지 평가하기 위해서이다. 심부조직 마사지를 사용해 경련을 치료하는 경우는 예외이다.

마치며

이제 심부조직 마사지가 무엇을 포함하는지, 그 효과 및 이점과 사용 위치와 시기를 이해했기 때문에 기술들을 사용할 준비가 되었다. 다음 장에서는 체중과 장비를 효과적으로 이용할 수 있는 유용한 방법들을 알아볼 것이다. 강력한 형태의 마사지를 올바르게 사용할 수 있는 안전 수칙 또한 제공될 것이다.

간단한 질문들

1. 이 책을 통해서 배울 수 있는 심부조직 마사지의 주요 기술 두 가지는 무엇인가?
2. 심부조직 마사지를 원하는 고객에게 압력을 높여 줄 수 있는 기술 다섯 가지는?
3. 스포츠 마사지와 심부조직 마사지는 같은 것일까? 다르다면 어떻게 다를까?
4. 고객과 테라피스트에게 주어질 수 있는 혜택 중 고객에게 적용하는 가장 적합한 것은 무엇일까?
5. 심부조직 마사지 테크닉을 의자 마사지 루틴에 적합하게 사용할 수 있는 세 가지 조건은 무엇인가?

2

심부조직 마사지를 위한 준비

이 장에는 많은 질문들이 있다. 여기서 한 가지 질문을 해 본다. 당신은 어떤 스타일의 마사지 테라피스트인가? 심부조직 마사지의 다양한 접근 방법을 인지하고 통증이 없이는 얻을 수 있는 게 없다는 접근 방법에 대한 의문을 제기한다. 이 장에서는 치료 방법을 확실하게 하고(예를 들어 경련을 완화한다거나 온전한 휴식을 제공하거나 또는 단순히 전완을 사용하여 마사지 기법을 연습하고 싶을 수도 있다) 가장 유리한 치료 결과를 결정하고 적용하려는 의도를 설정한다(자신감 있게, 양심적으로, 효과적으로 등 의도를 명확하게). 또한 신체와 장비를 안전하고 효과적으로 사용하는 방법에 대한 조언을 받았다. 안전수칙에 관한 부분은 심부조직 마사지를 피해야 할 중요한 해부학적 구조에 대한 정보를 제공할 뿐만 아니라 고객을 다치게 하지 않기 위해 압박 및 스트레칭 기술을 적용하는 안전한 방법을 제공한다. 단원이 끝나면 자주 묻는 질문을 다루고 가능한 문제를 해결하는 방법을 제공한다.

당신은 어떤 스타일의 마사지 테라피스트인가?

만약 이 분야에 적합한 마사지 테라피스트라면, 심부조직 마사지를 배우는 것이 트레이닝 과정에서 유용한 과정이라는 것을 깨달았을 것이다. 만약 스포츠 마사지 분야에서 훈련된 테라피스트라면, 이미 몇몇의 테크닉을 사용하고 있을지도 모르며 아마 궁금해할 것이다. 마사지 테크닉을 더욱 향상시킬 수 있는 팁이나 요령들이 있는지 궁금해할 것이다. 아마도 마사지와 연조직 개선을 통해 치료의 효과를 높일 수 있을지에 대해 궁금해하며 흥미로운 마음으로 이 책을 읽고 있을 것이다.

3장(압박 테크닉)과 4장(스트레칭 테크닉)을 읽으며 심부조직 마사지를 구성하는 요소들을 배우게 된다. 이 방법들은 간단하며 많은 방법들에서 수정되거나 결합된 것이라는 것을 알게 될 것이다. 요리에 있어, 세 명의 요리사가 같은 재료를 가지고 전혀 다른 세 그릇의 요리를 만들어 내는 것처럼 테라피스트들은 심부조직 마사지의 여러 기술들을 조합하여 마사지 치료들을 만들어 낸다. 테라피스트들이 가지고 있는 각각 다른 관점들, 예를 들면 어떻게 심부조직 마사지가 사용되어야 하는지, 이를 위해 어떤 준비를 하는지에 대해 다양한 관점을 인정하는 것이 중요하다. 몇몇 테라피스트들은 심부조직 마사지는 아프다고 생각한다. 이 문제는 심부조직 마사지에 대한 의사들의 입장을 양분한다. 자, 그럼 이제 시작해 보자!

몇몇 마사지 테라피스트들은 마사지는 고통 없이는 얻을 수 없다는 강력한 믿음을 가지고 있다. 특히 스포츠 마사지들 사이에서 이 믿음은 강력하다. 이들은 심부조직 마사지는 고통스럽고, 그래야만 효과적이라고 믿는다. 그들의 주장은 장경인대 또는 종아리와 같은 부위의 고통스러운 마사지 이후 개선이 된 사례들을 관찰한 개인적인 경험을 기반으로 한다. 결국, 고객들조차 심부조직 마사지는 고통스러워야만 효과가 있다고 믿는다.

다행히도, 통증을 주고받는 것을 피하고자 하는 사람들에게는 고통스러워야만 효과가 있다는 생각은 미신에 불과하다. 이 책을 통해 조직에 가하는 다양한 방법들을 있다는 것을 알게 되기를 바란다. 너무 긴장된 조직에는 심부조직 마사지보다는 근막 이완 또는 침술 등이 적합한 방법이 될 수 있다. 대부분의 테라피스트들은 본질적으로 고객들을 돕고자 하는 마음을 가지고 있다. 그렇지 않을지라도 최소한은 고객의 기대에 부응하고자 노력한다. 그럼에도 불구하고, 고통이 없이는 얻는 것이 없다는 미신을 없애는 것은 마사지 업계에서 일하는 사람들에게 중요하다. 왜냐하면 그와 같은 믿음은 세 가지 부정적인 결과를 초래하기 때문이다.

첫째, 심부조직 마사지가 고통스럽다는 것을 믿는 것은 이런 형태의 마사지를 배우는 데 관심이 있지만 고객에게 해가 되고 싶지는 않은 수천 명의 마사지 테라피스트가 이 방법을 배우는 것을 주저하게 만든다. 이런 테라피스트들은 통증을 유발하지 않으면서 효과적이고 안전하게 심부조직 마사지를 사용할 수 있을지도 모른다. 그렇다면 다양한 조건에서 더 넓은 범위의 고객을 치료할 수 있는 유용한 기술을 개발했을 것이다. 둘째, 심부조직 마사지에 고통이 수반되어야 한다는 미신 때문에 깊은 강도의 마사지를 받고 싶은 고객들의 입장에서는 얼마나 고통스러워야 하는지에 대해 의구심을 갖게 한다. 셋째, 이런 믿음은 고객들에게 심부조직 마사지를 비롯한 모든 통합적인 치료들이 통증을 수반할 것이라고 생각하게 만들기 때문에 고객

치료의 사례

나는 스포츠 마사지 코스를 가르치면서 한 학생의 허벅지 옆쪽에 심한 멍이 들었다는 것을 알게 되었다. 다른 학생이 질문을 했을 때, 그녀는 예민한 주자로서 고통스럽긴 했지만 규칙적으로 장경인대에 마사지를 받고 있다고 설명했다. 다소 지쳐 보이긴 했지만, 그 주자는 훈련에 최상의 상태로 임하기 위해서는 멍이 드는 정도의 마사지가 필요하다고 인지하는 듯 보였다. 이로 인해 수업 시간에 논쟁이 벌어졌고, 흥미롭게도 많은 학생들이 이런 생각을 혐오하긴 했지만 일부 학생들은 타박상이 심부조직 마사지의 자연스러운 결과이며 동의하지 않았다면 치료가 선택적이지 않았다고 생각했다.

의 입장에서는 혼란스러울 수 있다. 아마도 이런 고객들은 과거에 고통을 수반한 마사지를 받았기 때문에 또다시 고통스러운 마사지를 받는 것에 대해 유용한 마사지임에도 불구하고 대개는 꺼려 하는 경향을 보인다.

이 책의 전제는 심부조직 마사지는 절대 고통스럽지 않으며, 이런 접근법을 뒷받침할 좋은 이유들이 있다. 만약 여러분이 심부조직 마사지가 고통스러워야 하는지, 아닌지에 대해 고민하고 있다면 다음의 세 가지 질문을 스스로에게 던져 보라.

1. **윤리적인가?** 만약 고통스러워야 치료가 된다고 생각하고 고의로 통증을 유발한다면 이것은 꽤 다른 이야기가 될 것이다. 전 세계에서 몸을 다루는 테라피스트는 행동 강령과 윤리 강령 안에서 일하도록 요구된다. 당신의 행동 강령에서는 고통을 가하는 것에 대해 무엇을 이야기하는가? 아마도 이 문제에 대해서는 언급이 되지 않았을 것이다. 언급되어야 할까? 기억해 보면, 제일 처음 마사지를 배울 때 우리는 아마도 너무 깊게(빠르게 진정시키는) 마사지함으로써 발생하는 통증의 종류에 대해 이야기하지 않거나 통증유발점 치료의 '큰 고통'에 대해서도 언급하지 않는다. 일부 테라피스트들이 치료 결과를 얻기 위해 필요하다고 생각하는 통증은 종종 지속되며 날카롭고 빠른 움직임 또는 기계적으로 길이를 길게 하기 위해 과도한 압력을 가할 때 발생한다. 이런 종류의 통증은 고객이 이를 앙물거나 순간적으로 호흡을 멈추게 하며. 종종 멍이 들기도 한다.
2. **합법적인가?** 모든 마사지는 고객의 동의를 필요로 한다. 하지만 고통이라는 것은 매우 주관적이며 통증의 정도를 정량화하기 어려울 때 고통스러운 치료를 적용하는 것에 대해 동의를 받는 것은 위험한 일인 듯 보인다. 숙련된 테라피스트는 고객이 받을 통증에 대해 잘 알고 있으며 효과적인 치료를 위해 얼마만큼의 고통이 필요한지 알고 있다. 그러나 테라피스트와 고객 사이에 오해가 있는 경우(동의서에 서명한 경우일지라도) 법적 합의가 있을 수 있을까?
3. **통증이 없이 진행된 치료법보다 고통스런 치료법이 실제로 효과가 있을까?** 생리학적으로 통증이라는 것은 신체에 엔도르핀이 돌아 몸 전체의 근육 긴장이 증가하는 결과로 나타난다(일시적임에도 불구하고). 확실하게, 근육의 긴장도 증가는 마사지에서 일반적으로 얻고자 하는 근육 긴장 완화와는 정반대로 비생산적이다.

마지막으로, 일부 고객과 신체 일부가 고통스러워야 치료에 효과가 있다고 여전히 믿는다면, 스스로에게 다음과 같은 추가 질문을 해 보라.

- 통증 없이는 치료에서 동일한 결과를 얻을 수 없다고 생각하는가? 통증을 유발하지 않고 동일한 결과 또는 더 나은 결과를 달성할 수 있는 밝혀지지 않은 심부조직 마사지가 있을 수 있을까?

- 동일한 (또는 더 나은) 치료 결과를 얻을 수 있는 다른 형태의 치료 방법이 있을까?

의도를 확실하게 정하기

이 장에서 묘사하는 준비과정에 대한 부분은 심부조직 마사지로 편안한 감정을 느끼게 하는 것과 어떤 고객에게 이런 마사지를 사용해야 하는지에 대해 결정하는 것과 관련이 있다. 마사지를 하기 전에, 치료 목표와 이상적인 치료 결과를 파악하고 의도를 확립하는 것이 필요하다.

치료 목표 설정하기

심부조직 마사지 적용에 확신이 생겼다면, 이런 마사지를 사용하고 싶은 이유는 무엇인가?

- 경련을 완화하기 위해
- 통증유발점 치료를 용이하게 하기 위해
- 관절의 범위를 개선하기 위해
- 깊은 완화를 돕기 위해
- 특정 근육 군에 긴장감을 해소하기 위해
- 근골격 불균형을 극복하기 위해
- 자세를 개선하기 위해

여기에는 심부조직 마사지를 사용해 문제를 해결할 수 있는 모든 방법들이 있다. 단순히 통합 치료 과정에서 심부조직 마사지의 느낌을 좋아하는 고객에게 정기적인 마사지 루틴을 통합하고 싶을 수도 있다. 특정 치료 결과를 염두에 두고 있다면(예: 관절의 가동범위 증가) 치료 중에 발견할 수 있는 긴장도가 발생한 부분에 유연하게 직관적으로 반응할 수도 있다.

심부조직 마사지 기법을 처음 사용할 때는 친구나 가족에게 연습하는 것이 도움이 된다. 이런 기회가 있다면 기술의 적용 방법에 따라 치료 목표를 설정할 수도 있다.

연습할 때 유용한 목표의 예들은 다음과 같다.

- 전완을 사용하여 허벅지 뒤쪽을 마스터하게 되면, 누워 있는 고객에게 이 기술을 적용하는 데 자신감이 생긴다. (이 기술은 156쪽, 160쪽 전완을 이용한 종아리 이완, 162쪽 전완을 이용한 대퇴이두근 이완 참조)
- 어깨의 뭉친 내전근에 대해 설명된 기술을 사용해 동료의 어깨 결림과 차이를 살펴보라. (이 기술은 172쪽 손을 이용한 광배근 이완, 173쪽 전완과 팔꿈치를 이용한 후면 어깨 이완,

182쪽 엄지손가락을 이용한 대 · 소원근 이완, 183쪽 팔꿈치를 이용한 후면 삼각근 이완, 184쪽 상완관절에 견인과 압박 참조)

- 스웨디시 스타일의 전신 마사지를 제공할 때와 마사지 베드를 2인치(5cm) 낮게 설정했을 때 어떤 일이 일어나는지 확인하라.
- 옆으로 누운 자세에서 시행할 수 있는 기술들을 모두 연습하라(198~202쪽).

이런 목표는 SMART 목표(구체적, 측정 가능, 달성 가능, 합리적, 적절성 측면에서 공식화된 목표)만큼 엄격하지는 않지만, 그럼에도 불구하고 심부조직 마사지를 유용하게 사용하는 목표를 제공한다.

이상적인 치료 결과를 확인하기

이상적인 치료 결과란 무엇인가? 예를 들어 근육의 경련을 치료하기 위해 심부조직 마사지를 사용하는 경우에는 상태를 효과적으로 완화하는 것이 이상적인 치료 결과일 것이다. 깊은 이완을 느끼는 것을 목표로 한다면, 이상적인 결과는 고객이 일반적으로 받았던 스웨디시 마사지보다 더 편안하다고 느끼는 것이다.

의도를 명확히 하기

이상적인 치료 결과를 가져오기 위해서는 명확한 치료 의도를 확립해야 한다. 이것이 치료를 효과적으로 만드는 데 도움을 주는 것이다. 예를 들어 침착하면서도 자신감 있게 마사지를 할 마음이었다면? 긴장을 완화시키고 통증을 달래는 것이 의도였다면? 공감과 돌보는 감정을 전달하기를 원했다면? 고객과 의도를 상의할 필요는 없다. 의도를 전달하려고 시도할 필요도 없다. 고객은 당신이 말하지 않더라도 의도에 반응할 것이다. 테라피스트의 의도가 마음속에 확실히 있다면 말이다.

치료의 사례

회사 내의 마사지 테라피스트로 일할 때, 1피트 3인치(약 1.9m)의 키도 크고 꽤나 근육질의 고객을 만났다. 그는 일주일에 한 번씩 심부조직 마사지를 받는 것을 좋아하는 고객이었다. 어느 날 마지막 고객의 치료를 앞두고 매우 피곤한 상태였다. 나의 의도는 힘을 덜 들이면서 효과적으로 마사지 하는 것이었다. 마사지 베드를 낮게 설치하고 근육을 깊이 있게 압박하고자 했고, 전완에 의지하니 한결 더욱 수월했다. 세션이 끝났을 때, 고객은 자신이 지난 2년간 받은 마사지 중 최고의 마사지라는 찬사를 해 주었다. 이 세션을 통해서 마사지를 어떤 의도를 가지고 할지 설정하는 일이 매우 중요함을 깨닫게 되었다.

감정 상태 선택하기

마사지 치료 시작에 앞서 감정 상태를 선택하게 하는 용어는 아래와 같다.

고요함, 침착함: Calm
배려하는, 보호하는: Caring
연민어린: Compassionate
활기에 가득 찬: Energized
긍정적인: Positive
세심한, 감성적인: Sensitive
자신감에 찬: Confident
현실에 기반을 둔: Grounded
낙관적인: Optimistic
양심적인: Conscientious
창의적인: Creative
효과적인: Effective

지금까지 치료 목표와 이상적인 결과 및 치료 의도를 설정하는 등 마사지 전에 마음을 준비하는 방법들을 함께 살펴봤다. 이제 몸과 장비를 가장 잘 사용할 수 있는 방법들을 알아보자.

몸을 이용하기

건강 상태가 양호하고 휴식과 활력이 있는 상태라고 가정한다면, 심부조직 마사지를 적용하기 위해 따로 준비해야 할 것은 없다. 그러나 스웨디시 스타일과 달리 몸을 사용하기 때문에 전완, 주먹, 팔꿈치 등의 사용에 있어 관련된 지침을 확인하는 것이 필요하다.

전완

전완을 이용해 마사지하는 것은 고객에게 더 가까이 다가가는 것을 의미하며 이를 위해 허리를 굽히려고 하게 된다. 베드의 높이를 낮추게 되는데, 왜냐하면 지레를 이용하기에 더 용이하기 때문이다. 늘어나고 잘 받쳐지지 않은 채로 몸통을 굴곡하는 것은 등의 인대를 긴장시켜 통증을 유발하며 후에는 문제를 유발할 소지가 있다. 전완을 사용할 때, 넓은 지지로 스스로의 몸을 지탱할 수 있는지, 다른 팔은 마사지 베드에 올려놓는지 등을 확인해 보라. 다른 방법으로는 승모근에 전완을 사용하는 방법으로 117쪽의 예시와 같이 마사지 베드에 앉는 방법이 있다. 이렇게 앉아서 실시하는 마사지의 단점은 허리를 약간 비틀어야 하고 위치가 불편할 수 있다는 점이다.

전완을 사용할 때 고려해야 하는 또 다른 사항으로는 압박 시 테라피스트의 어깨의 관절와 상완관절에 집중될 수 있다는 것이다. 압박을 정적으로 이용할 때(예: 138쪽 전완을 이용한 둔근 이완), 일반적으로는 문제가 되지 않는다. 마사지 베드를 따라 움직이지 않는 정적인 자세에서 전완으로 경찰법을 실시할 경우 문제가 발생한다. 가벼운 마사지를 적용할 때는 괜찮지만, 더 깊은 압박을 가하려면 테라피스트의 어깨를 축으로 관절을 압박한 상태로 미끄러지면서 움직이기 때문에 문제가 생길 수 있다. 이에 관한 간단한 해결책은 항상 마사지 베드 근처에서 움직이는 것이다. 그리고 어깨 관절이 압박을 부담스러워할 때는 움직임을 최소화시키는 것이다.

주먹

주먹을 쥐기 위해서는 손가락 관절(손이 손가락과 만나는 곳)과 손가락의 중수골 관절을 구부려야 한다(그림 2.1). 심부조직 마사지에서 주먹을 사용해서 스트로크를 적용하는 경우는 관절들이 지지되지 않은 상태에서 압박을 가하는 것을 피하는 것이 좋다. 관절을 통해 직접적으로 압박을 가하게 되면 관절의 안정성을 떨어뜨리게 되기 때문이다. 각 관절이 서로 비스듬하게 위치하는 것보다 각 관절의 끝단을 통해 압력을 가하는 것이 가장 좋다. 그러나 손과 손가락의 뼈를 이용하는 것은 주먹 모양이 아니라 손가락을 똑바로 펴는 것을 의미하게 된다. 주먹을 가장 안전하게 사용하는 방법은 손가락을 느슨하게 유지한 상태에서 양손을 함께 잡고(132쪽 주먹을 이용한 내측 비복근 이완 참조) 상대적으로 평평한 표면을 중수골로 누르는 것이다. 또는 주먹을 꽉 쥔 상태에서 몸에서 가까운 쪽의 손가락뼈 사이 관절(수지절간관절)을 이용하는 것이다. 이 위치에서는 단단히 지지한 상태에서 시행되어야 하며 움직이지 않도록 한다(예: 142쪽 주먹을 이용한 대퇴이두근 이완).

다른 관절을 사용할 때와 마찬가지로, 주먹을 사용하여 심부조직 마사지를 적용할 때는 손목 관절의 중립을 유지하는 것이 안전하다. 테라피스트가 부상을 당하는 이유 중 하나는 지

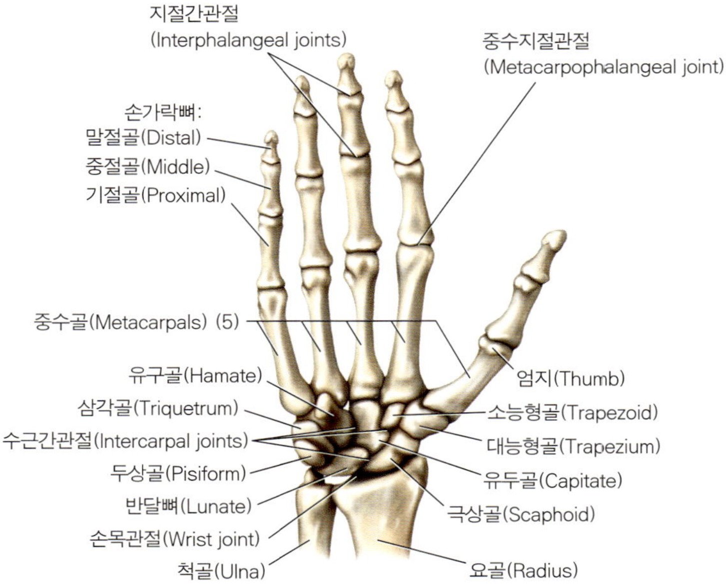

그림 2.1 오른손의 뼈와 관절을 손바닥 쪽에서 본 그림

출처: Reprinted from T. Behnke, 2005, *Kinetic anatomy*, 2nd ed. (Champaign, IL: Human Kinetics), 77.

테라피스트의 몸을 안전하게 사용하기 위한 팁

- **긴장하지 마라.** 연습을 했지만 여전히 테크닉을 적용하기 어렵거나 더 편한 방법으로 수정하기가 어려운 경우에는 해당 기술의 사용을 중단하라. 이후의 장들에는 마사지 유형들의 다양성을 파악하는 데 도움이 되는 팁과 요령들이 포함되어 있지만 손과 발의 정확한 위치에 관해서는 언급하지 않았다. 예를 들면 압력을 주기 위해 팔꿈치를 사용할 필요도, 건식 스트레칭을 이용할 필요도 없다. 요리사가 원하는 재료를 사용하여 음식을 만들 듯, 당신이 가진 기술들로 자신만의 고유한 치료법을 발달시키면 된다. 심부조직 마사지는 고객이 즐거워야 하며 테라피스트에게도 좋아야 한다.
- **숨을 참지 말아라.** 심부조직 마사지를 처음 배울 때 테라피스트들은 종종 기술을 적용하면서 무의식적으로 숨을 참기도 한다. 이런 현상이 나타나는 이유는(자연스러운 염려와 민감한 고객) 테라피스트가 혹시나 너무 깊게 압력을 가하지는 않을까 하는 염려에서 기인한다. 숨을 참게 되면 근육의 긴장도가 높아지고 그 감각이 고객에게 전달된다. 심부조직 마사지 테크닉을 적용할 때는 긴장을 풀고 정상적으로 호흡하기 위해 의식적인 노력을 기울여야 한다.
- **지레를 이용하라.** 가능하다면 최상의 역학적 이점을 활용하고 있는지 확인해 보라. 마사지 베드를 살짝 내리거나 고객과 더 가까이 위치해 압력을 이용하거나, 수행하는 각도를 약간 조정하면 큰 효과를 볼 수 있다.
- **몸에 반응하라.** 새로운 스포츠를 배울 때 혹은 격렬한 신체 활동을 하고 나면 흔히 지연성근통증(돔스)로 알려진 근육통을 경험하게 된다. 심부조직 마사지를 사용할 때도 지연성근통증이 발생한다는 것을 알 수 있다. 그렇다고 해서 기술을 잘못 사용하고 있다는 의미는 아니다. 하지만 심부조직 마사지 테크닉을 사용하면서 지속적으로 근육이나 관절에 고통을 느낀다면 특정 기술을 중단하거나 기술을 다르게 사용해 보길 원한다.

속적인 압박을 가하면서 손목의 관절이 늘어나기 때문이다. 손목 관절이 늘어나는 것은 경찰법의 스트로크의 내재적인 문제이다. 요골과 척골의 편위 또한 우리가 손목을 이용해 마사지할 때 나타난다. 테라피스트들이 주먹을 사용해서 반복적이고 회전하는 유형의 움직임을 압박하며 마사지할 때 부상의 위험이 있다. 예를 들면 주먹으로 상부 승모근을 마사지하는 것처럼 가벼운 마사지의 경우, 손목의 부상이 큰 문제가 되지는 않는다. 하지만 지속적으로 진행될 경우 통증이 발생할 위험이 높아진다. 관절이 보호되지 않는다면, 늘어남을 더욱 발전시킬지도 모른다.

팔꿈치

전완을 사용할 때와 마찬가지로, 팔꿈치 또한 고객에게 기댄 상태로 적용하기 때문에 부상 방지를 위해 테라피스트는 스스로 자세를 주의해야 한다. 팔꿈치를 사용할 때 팔의 통증과 무감각 또는 따끔거림이 발생하면 신경이 압박된 경우일 수 있다. 왜냐하면 척골 신경이 팔꿈치 주변에서 지나가기 때문이다. 이럴 때는 팔꿈치의 다른 부분을 이용하거나 이 테크닉 사용을 중단해야 한다.

전완, 팔꿈치, 주먹, 쥐어짜는 방법 등을 어느 곳에 사용할지 선택하기

전완은 넓은 범위의 근육과 조직에 압박을 하거나 압박과 함께 스트레칭을 제공하도록 도와준다. 따라서 신체의 대부분에 심부조직 마사지를 적용하는 데 비교적 안전하다. 가슴에는 (쇄골 때문에) 사용하지 않으며, 얼굴에 사용하는 것도 적합하지 않다. 목 부근에는 주의 깊게 조심해서 사용해야 하는 데, 이는 넓게 압력을 가할지라도 구조적으로 부상의 위험이 있기 때문이다. 왜냐하면 전완은 건식 스트레칭의 일부로 오일을 사용하지 않는데 마사지를 받는 데 편안하지 않기 때문이다.

주먹은 단순하게 조직에 압력을 가할 때 사용될 수 있지만 해당 부위에 압력과 함께 스트레칭을 하고자 할 때는 오일을 바르고 사용하곤 한다. 주먹을 이용하여 압력을 가하는 것이 전완을 이용하는 것보다 좀더 국소적인 부위에 적용하기 좋기 때문에 하지(예를 들어 햄스트링, 대퇴사두, 종아리)의 큰 근육군을 치료할 때 효과적이다. 상지(이두, 삼두, 손목 굴곡근과 신전근 또는 손과 발)에는 더 적은 압력으로 안전하게 수행할 수 있다. 주먹을 사용하는 것은 허벅지 외측부의 장경인대를 치료하는 데 특히 효과적이다. 테라피스트는 종종 자신의 팔꿈치를 허리에 고정시킴으로써 고객과 접촉하는 지점을 견고하게 할 수 있다. 일반적으로 주먹을 사용하는 방법은 손가락 마디를 이용해 상부 승모근이나 목 근육의 외측을 치료할 때 사용한다. 왜냐하면 이때 사용되는 압력은 상대적으로 가볍고 고객에게 안전한 방법이기 때문이다.

팔꿈치는 조직을 정적으로 압박할 때 유용하다. 팔꿈치는 일반적으로 오일과 함께 사용되어 때로는 경찰법이라고 하는 압박 및 스트레칭의 기능을 제공한다. 오일이 없이 스트레칭의 한 부분으로 이용될 경우 받는 사람은 고통스러울 수 있다. 팔꿈치는 작고 특정한 부위를 치료하는 데 효과적이며 몸의 어느 곳에서나 활용할 수 있고 접촉 지점을 안정화시킬 수 있다(157쪽 팔꿈치를 이용한 종아리 이완). 정적 압박은 통증유발점을 치료하는 데 유용한 것으로 밝혀졌으며 팔꿈치를 사용하는 것은 손가락과 엄지손가락을 사용하는 것의 좋은 대안이 될 수 있다. 해부학적으로 어떤 방법이든, 직접적으로 압력을 가하는 것을 피해야만 하는 신체의 특정 부위들이 있다. 더 자세한 정보는 44~46쪽을 살펴보라. 이상근에 건식 스트레칭을 적용할 때 압력을 통해 하지의 통증, 무감각, 따끔거림의 증상이 나타난다면 좌골 신경을 압박하고 있음을 나타내므로 마사지를 중단해야 한다. 항상 '고통이 없으면 얻는 게 없다'는 접근 방법을 피해야 한다.

쥐어짜는 방법은 정적인 압박의 형태로 이용될 수 있다. 압박을 사용해 근육을 뼈에서 당겨내듯 쥐어짤 때(69쪽 종아리 쥐어짜기), 오일을 바르는 것은 피부에서 손바닥이 미끄러지는 것을 도와줄 수 있다. 오일 없이 사용하게 될 경우 불편한 경향이 있다. 쥐어짜는 마사지는 손이나 발에 있는 근육에 가장 효과적이지만 전경골근과 같이 평평한 근육의 경우에는 사용할 수가 없다. 전완에 사용할 수 있지만, 끈 모양을 한 근육들은 대개 두꺼운 근막으로 싸여 있기 때문에 쥐어짜는 마사지를 통해 근육이 뼈에서 떨어지게 하기가 어렵다. 따라서 전완 자체를 잡아줘야 한다.

도구 이용하기

심부조직 마사지에 사용되는 장비는 일반 마사지와 거의 동일하다. 마사지 베드, 오일, 수건. 다른 유용한 아이템은 아주 작은 수건이나 세면용 수건, 목욕 스펀지 및 도구들이다.

- **마사지 베드.** 심부조직 마사지를 용이하게 하기 위해 해야 할 첫 번째는 마사지 베드를 2인치(5cm) 정도 낮추는 것이다. 베드를 낮추는 것으로 고객의 신체에 접촉할 수 있는 더 나은 지레를 제공하고, 테라피스트에게는 어깨를 올리거나 까치발을 드는 등의 불필요한 동작을 사용하지 않고 효과적인 마사지를 가능하게 한다.
- **오일.** 이 책에 소개된 많은 압박법과 일부의 스트레칭 테크닉에서는 오일이 필요하지 않다. 오일, 왁스, 또는 크림을 사용하게 되면 조직을 더 잘 잡을 수 있다. 압박법을 적용하고 나면 경찰법과 유날법을 통해 해당 부위를 진정시키는 것이 필수이다. 이때 많은 오일이 필요할 수 있다.
- **작은 수건이나 세면용 수건.** 작은 수건이나 세면용 수건을 이용하면 유용하다. 특히 마사지 전에 오일을 발랐다면 수건을 이용해서 조직 아래를 잡기가 편리하다. 작은 수건을 접어서 압박법을 적용하면 압력을 분산시키는 데도 유용하다. 특히 처음 심부조직 마사지를 배운다면 뼈와 근접한 부위를 치료할 때 특히 유용하다.
- **목욕용 스펀지.** 수건처럼 스펀지도 압박법의 압력을 분산시키는 데 유용한 아이템이다.
- **도구들.** 많은 마사지 도구들이 사용 가능하지만 비싼 도구가 필요한 것은 아니다. 도구가 없다면 대체할 수 있는 물체들을 사용해도 무관하다. 마사지 도구로써 특정 물건을 선택할 때 두 가지 질문을 하라. 안전하게 사용할 수 있을까? 효과적으로 사용할 수 있을까? 두 가지 질문에 "네"라고 대답할 수 있다면 그 물건을 사용해도 된다. 44~46쪽의 도구와 관련된 안전수칙들을 참고하라.

주의사항과 안전에 관한 사항들을 이해하기

'몸을 이용하기' 파트를 통해서 전완, 주먹, 팔꿈치, 그리고 쥐어짜는 방법을 사용할 때 테라피스트 스스로의 몸을 보호하는 몇 가지 방법들을 배웠다. 이 파트에서는 고객과 관련해 심부조직 마사지를 안전하게 진행하는 데 도움이 되는 정보를 제공한다. 편의상 세 가지 제목으로 그룹화하였다.

- 안전수칙: 해부학적 고려사항 - 알고 있어야 하는 신체 특정 부위에 대해 사용에 주의한다.
- 안전수칙: 적용 방법 - 압박 및 스트레칭 기술의 적용과 관련된 문제를 해결한다.
- 안전수칙: 추가 금기사항 및 주의사항 - 다른 섹션에 포함되지 않는다.

이곳에 표기된 지침뿐 아니라, 마사지에 대한 정상적이고 전체적인 금기사항을 고려해야 한다. 고객이 일반 마사지를 받지 않는 경우에는 심부조직 마사지를 금하기도 한다. 건선 같은 피부 상태는 오일 사용이 부적절할 수도 있지만 수건 등을 통해 압박법 마사지를 받을 수 있는 경우는 예외로 한다.

안전수칙: 해부학적 고려 사항

특정 해부학적 구조에 대해서는 심부조직 마사지는 금기이거나 주의가 필요하다.

머리와 목 익히 알고 있듯, 머리, 목, 그리고 얼굴의 근육은 마사지를 통해 이점을 얻을 수 있는 부위이다. 이 책의 심부조직 마사지는 주로 목의 뒷부분에 초점을 맞춘 일부 기술들을 제외하고는 포함되어 있지 않다(예: 119쪽 손가락을 이용한 후두하근 이완, 111쪽 손끝을 이용한 경추 신전근 이완, 120쪽 손가락 끝을 이용한 후두하근 이완, 98쪽 전완을 이용한 승모근 이완, 114쪽 손가락 당기기를 이용한 승모근 이완, 104쪽 주먹을 이용한 승모근 이완, 105쪽 도구를 이용한 승모근 이완, 121쪽 전완을 이용한 앉은 자세에서의 승모근 이완, 122쪽 팔꿈치를 이용한 앉은 자세에서의 승모근 이완). 머리의 뒷부분과 목에 적용하는 기술들은 손가락 끝을 사용하기 때문에 상대적으로 부드럽다 그렇지만, 경추의 돌기들을 인식하고 거친 압박은 타박상을 유발할 수 있기 때문에 주의가 필요하다.

승모근의 상부 섬유에 적용하는 기술은 중요한 혈관 신경이나 림프의 경추 구조를 압박하지 않기 때문에 안전하다. 승모근의 상부 섬유와 견갑거근를 마사지하는 동안, 통증유발점을 자극하게 되면, 얼굴과 머리에서 통증이나 비정상적인 감각이 때때로 나타나게 된다. 이런 증상들은 나타날 수 있는 정상적인 증상들이고, 즉각적으로 가라앉게 되지만 심부조직 마사지에 익숙하지 않은 고객이라면 미리 안내할 필요가 있다. 누운 상태에서 승모근의 상부섬유와 견갑거근을 마사지하는 것(98쪽 전완을 이용한 승모근 이완, 99쪽 팔꿈치를 이용한 견갑거근 이완)이 효과적인 이유 중 하나는 테라피스트가 이 자세로 수행할 때 역학적 이점을 충분이 이용하기 때문이다. 이 위치에서는 척추의 횡돌기를 압박하기 쉽기 때문에 주의를 요한다.

사각근이나 목 앞쪽의 흉쇄 유돌근을 마사지하는 것은 긴장을 완화시키는 데 유용하다. 깊은 압력을 가하지 않을지라도 일반적인 마사지 루틴이나 해당 근육에 대한 치료를 포함할 때는 경동맥에 대한 압력을 가하는 것을 피해서 수행하는 것이 중요하다. 또한 림프절이 많은 하악골의 아래 부분은 압박을 피하는 것이 현명한 방법이다.

어깨 어깨의 근육을 치료할 때 알아야 할 중요한 곳은 겨드랑이이다. 상완 신경총과 많은 림프절에서 파생된 신경이 지나기 때문에 각별한 주의가 필요하다. 견갑골 측면 경계를 따라 시작되는 대원근과 소원근을 치료하는 것이 훨씬 유용하다(182쪽 엄지손가락을 이용한 대 · 소원근 이완, 183쪽 팔꿈치를 이용한 후면 삼각근 이완). 위와 같은 근육을 압박하는 것이 확실한 효과가 있음에도 불구하고 근육들이 민감하다는 것을 인지해야 한다. 특히, 이 부분의 치료를 받는 것이 익숙하지 않은 고객이라면 각별한 주의가 필요하다. 누운 자세에서 견갑하근 치료를 할 때도 주의하라(176쪽 손가락 마디를 이용한 견갑골 이완).

때때로 고객들은 누운 자세에서 삼두근 마사지를 받을 때 어깨 앞쪽의 통증을 경험하는데(174쪽 전완을 이용한 삼두근 이완), 어깨의 전면 섬유들이 눌리거나 상완골두와 견봉의 찝힘 현상이 있을 수 있다. 간단한 해결 방법은 어깨가 올라간 상태에서 마사지하는 것을 멈추는 것이다.

팔, 손목, 그리고 손 상지에 대해 심부조직 마사지를 적용할 때 통증, 따끔거림, 또는 마비 증상이 있을 경우에는 신경 압박을 나타낼 수 있기 때문에 압력을 줄이거나 멈춘다. 이 책에서 제공되는 기술들은 조직을 압박할 수 있는 지레를 이용한 방법들이기 때문에 가벼운 스타일의 스웨디시 스타일의 마사지를 적용할 때보다 신경 압박의 가능성이 있다. 174쪽에 묘사된 기술(전완을 이용한 삼두근 이완)은 압력이 적용되었을 때 어느 곳의 신경을 압박할 수 있는지를 보여 주는 좋은 예시이다. 척골 신경은 팔꿈치 후부의 파인 홈을 통해 압박이 일어날 수 있음을 인지하라.

관절에 직접적인 압박을 가하는 것은 피해야 한다. 팔꿈치 앞쪽의 주관절와는 많은 림프절(신경 및 혈관 구조)을 포함하고 있으며 손목 관절에는 정중신경이 지나기 때문에 압박하지 않도록 주의해야 한다. 이 주변을 마사지할 때는 스웨디시 스타일의 마사지처럼 적은 압력으로 실시하도록 한다.

금기사항은 아니지만 손바닥의 엄지손가락 근육 또는 쥐어진 손으로 압박을 가할 경우 일부 고객은 매우 고통스러워 할 수 있다. 손을 모아 쥐어짜는 방법(179쪽 주먹을 이용한 손바닥 이완)과 손바닥 꽉 쥐기(180쪽) 방법은 넓은 범위로 강한 압력을 전달하기 때문에 안전하게 적용할 수 있어야 한다.

몸통 근육은 누운 자세, 엎드린 자세, 회복 자세로 치료할 수 있지만 각각 자세에 관해 안전수칙을 고려해야 한다. 누운 자세에서, 복부에 깊은 압박을 가할 필요는 없다. 횡격막을 치료할 때(112쪽 손을 이용한 호흡근 이완) 흉곽의 하부 부분으로 가볍고 균등하게 압박을 유지하라. 간이나 장에는 깊은 압박을 피하라. 마찬가지로, 하행 대동맥, 검상돌기 등에는 깊은 압박을 피하라.

또한 누운 자세에서는 오훼돌기에 대한 압력은 위험하지는 않지만 상당히 고통스러울 수 있다. 108쪽의 기술을 적용할 때, 109쪽(주먹을 이용한 대흉근 이완)과 107쪽(손바닥을 이용한 대흉근 스트레칭)의 통증을 느낄 수 있는데, 뼈를 눌렀을 경우 나타날 수 있는 증상이다.

115쪽에 제시된 기술을 사용해 엎드린 자세로 고객을 치료할 때, 뼈에 깊은 압력은 척추의 돌기들과 견갑골의 극이나 갈비뼈 자체를 직접적으로 압박하는 것은 피한다. 팔꿈치를 사용할 경우에는, 118쪽(팔꿈치를 이용한 승모근 이완) 근육의 큰 부분에 집중하고 뼈와 닿아 있는 부위는 가벼운 압력만을 사용하도록 하라. 떠 있는 뼈와 신장에는 강한 압박을 가하지 않도록 주의하라.

누워 있는 자세의 고객을 치료할 때 명심해야 할 것은 고객에게 체중을 기댈 경우에는 흉부를 압박할 수 있다는 것이다. 조직을 압박하지만 호흡을 방해하려는 것은 아니기 때문에 지속적은 압박을 피하는 것이 좋다.

회복 자세에서 요방형근을 치료할 때(예: 103쪽 팔꿈치를 이용한 요방형근 이완), 근육에 강한 압박을 주기 때문에 예민한 부위의 국소 마사지는 주의가 필요하다. 근육이 시작되는 장골의 뼈에 직접 압박을 가하지 말고, 팔꿈치로 근육이 시작되는 지점에 집중하는 것이 도움이 된다. 전완을 사용해서 일반적인 마사지를 진행할 때, 갈비뼈와 신장을 주의해서 압박할 필요가 있다.

골반과 엉덩이 골반과 둔근 부위를 치료할 때 몇 가지 중요한 구조를 고려해야 한다. 첫 번째는 대퇴 삼각공간으로 허벅지 앞쪽에 대퇴 신경, 대퇴 동맥, 대퇴 정맥, 그리고 많은 림프가 지나가는 곳이다. 이 부위를 심부조직 마사지로 치료하는 것이 일반적이지는 않지만, 사용한다면 허벅지 앞쪽과 내전근에는 주의가 필요하다(129쪽 전완을 이용한 내전근 이완, 146쪽 전완을 이용한 대퇴사두근 이완). 내전근의 근위부를 마사지할 가능성은 낮지만 이 부위의 림프절을 고려해야 한다.

두 번째로 알아야 할 중요한 구조는 좌골 신경인데, 누운 자세에서는 좌골 신경을 치료할 때 이상근에 접근하게 될 가능성이 크다(예: 165쪽 팔꿈치를 이용한 이상근 이완). 그리고 옆으로 누운 자세에서도 좌골 신경을 압박하게 될 수 있다(예: 139쪽 팔꿈치를 이용한 둔근 이완). 엉덩이나 팔다리의 통증, 무감각, 또는 따끔거리는 증상이 나타난다면 압박을 멈추거나 강도를 줄여야 한다.

허벅지, 다리, 발목, 그리고 발 허벅지의 뒤쪽 돌기에서 가까운 비복근의 기시점을 치료할 때, 경골과 비골에서 가까운 끝단에서 햄스트링 쪽의 먼 곳을 치료는 매우 유익한 경우가 많다. 그러나 슬와 공간과의 근접함 때문에, 대퇴 동맥, 대퇴 정맥, 그리고 신경이 지나가는 무릎의 뒤쪽 부분은 직접적으로 누르지 않도록 주의가 필요하다. 무릎 뒤쪽까지 마사지하면 관절의 후부의 근육을 진정시키는 데 도움이 되지만(슬와근과 족척근) 가벼운 강도로 수행되어야 한다.

알아야 할 또 다른 흥미로운 구조는 관절낭이다. 많은 관절에서 발견되는 구조이지만 때로는 과도한 사용이나 지속적인 압력으로 인해 염증이 생길 수도 있다. 때때로 가정부의 무릎 또는 성직자의 무릎과 같은 이름으로 불리기도 한다. 무릎 주변의 근육이 갈라지는 부분에 관절과 근육이 아닌 부분에 심부조직 마사지를 적용하기 때문에 활액낭염이 있는 경우에는 적용하지 않는다.

신체의 다른 부분과 마찬가지로 눈에 띄는 뼈 부위에는 국소적인 압박을 피한다. 대표적인 것은 장골능이다(103쪽에서 팔꿈치를 이용한 요방형근을 이완시킬 때 볼 수 있다). 요방형근에 팔꿈치를 사용하기: 장경인대를 치료할 때 대퇴골의 대전자(149쪽 주먹을 이용한 장경인대 이완)와 대퇴근막장근(140쪽 팔꿈치를 이용한 대퇴근막장근 이완); 대퇴의 외측을 치료할 때 대퇴골의 상과(136쪽 주먹을 이용한 장경인대 이완, 137쪽 이중 주먹을 이용한 장경인대 이완); 발목의 복사뼈(133쪽 팔꿈치를 이용한 내측 비복근 이완). 발목 주위의 신경과 혈관이 있기 때문에 아킬레스건을 마사지하기도 하지만 깊은 압박은 바람직하지 않다.

안전수칙: 적용 방법들

이 장에서는 테크닉 적용의 방법에 관한 안전수칙들을 다룰 것이다. 몸의 어느 부분에 적용되어야 하는지보다는 테크닉이 적용되는 방법에 관한 이야기이다.

압박 테크닉 몇몇 고객들에게 압박 테크닉은 적합하지 않은 방법이다. 이런 고객들에 대한 정보는 안전수칙들에서 찾을 수 있다. 추가적인 고려사항 및 주의사항은 46쪽에서 찾을 수 있다.

- 전완: 전완을 사용하는 동안 주먹을 쥐고 있을 때 나타나는 일에 대해 주목하라. 주먹을 쥐게 되면, 고객에게 전달되는 압력의 감각이 증가한다는 것을 알아야 한다. 원하던 치료의 결과일 수도 있고 체중을 이동시키거나 바꾸지 않고서도 압력을 증가시키기 위해 사용하는 경우가 있다. 그러나 전완(및 팔꿈치)을 사용하는 경우 손목을 느슨하게 유지하고 주먹을 쥔 채로 마사지하도록 하는 것이 일반적인 방법이다. 이에 관한 이론적인 근거는 테라피스트가 의도적으로 자신의 주먹을 쥠으로써 겪게 되는 긴장감이 고객에게 전달되기도 하는데, 이 압력은 다른 종류의 압력이다. 이런 맥락에서 볼 때, 테라피스트의 전완의 근육 증가로 관찰되는 압력이나 노력의 증후로 봤을 때 이런 종류의 긴장감은 바람직하지 않은 것으로 보인다.

  또한 전완의 다른 부분을 사용할 때 고객이 느끼는 압박은 달라진다는 점도 알아야 한다. 손목과 손가락을 구부리는 전완의 근육 부분은 상대적으로 부드럽지만 척골의 경계에 있는 압박은 매우 날카롭게 느껴질 수 있다. 전경골근과 같이 뼈와 가깝게 위치한 근육을 다룰 때, 대퇴골의 외측상과와 만나는 장경인대를 다룰 때 기억해야 할 것들이 있다.
- 주먹: 주먹을 쥐고 치료하는 방법은 일반적으로 보통의 고객에게 안전하지만 뼈와 가까운

부위는 피하는 것이 좋다.

- 팔꿈치: 통증유발점이 압박받게 되면, 약간의 불편감을 호소하지만, 고객은 기분 좋은 통증이며, 심지어 시원하고 좋다고 묘사하기도 한다. 지속적인 압박의 감각은 대개 60초 이내에 사라진다. 그러나 통증이 감소되지 않는다면 통증유발점이 아닌, 다른 부위를 압박하는 것일 수 있기 때문에 압박을 제거하는 것이 바람직하다. 팔꿈치를 사용해서 통증유발점을 치료해야 하는지에 대한 판단 여부와 관계없이 항상 경찰법과 유날법의 마사지 이후에는 진정시키는 것이 필요하다는 것을 기억하라.

  근육이 고르지 않은 표면의 경우에는 오일과 함께 사용하게 되면, 근육을 마사지할 때 고정하기가 어렵다.

쥐어짜는 기술 근육 압박과 관련된 위험한 상황은 거의 없지만 받는 입장에서는 굉장히 깊은 압박을 느낄 수 있기 때문에 고객의 피드백을 받아 적용하는 것이 효과적이다. 또한, 압박은 특히 털이 많은 종아리에 사용될 때는 털을 잡아당길 수 있으므로 오일을 충분히 사용하는 것을 권장한다.

마사지 도구들 마사지 도구들은 대개 작기 때문에 신체의 모든 부위에 사용할 수 있다. 의류나 수건을 통해 건조한 상태에서 기술을 사용하게 되면 미끄러지는 위험을 최소화할 수 있다. 마사지 도구를 사용하면 특정한 근육에 압박을 가할 때 필요한 깊은 압력을 제공할 수 있다. 강한 압박을 가하면 안 되는 신체의 해부학적 고려사항은 41~44쪽에서 찾을 수 있다. 팔꿈치 사용과 마찬가지로 세심하게 도구를 사용하여 통증유발점을 치료하라.

스트레칭 테크닉 일부 고객에게는 스트레칭이 적합하지 않을 수 있다. 자세한 내용은 안전수칙: 추가 금기사항 및 주의사항 부분을 참조하라.

- 건조한 방식의 스트레칭: 건식 스트레칭은 척추의 극돌기 또는 견갑골의 내측연과 뼈 부위를 자극하지 않으면서 몸 전체에 사용이 가능하다. 83쪽에 설명된 대로 이상근에 건식 스트레칭을 적용할 때, 근육을 먼저 따뜻하게 하고 너무 빨리 압박을 가하지 않도록 주의한다. 하체의 통증, 무감각, 또는 따끔거림을 유발할 경우에는 좌골 신경을 압박하고 있음을 나타내기 때문에 즉각 중지하는 것이 좋다.
- 견인: 견인은 뻣뻣해진 관절의 움직임을 유도하는 데 안전한 방법이다. 견인은 팔과 다리 모든 관절에 사용할 수 있지만 과거에 탈구의 경험이 있거나 탈골이 될 가능성이 있는 곳에는 적용하지 않도록 한다(고객이 관절 불안정성이 있다고 이야기한 경우).
- 오일과 함께 스트레칭: 스트레칭은 신체 전체에 적용될 수 있는데, 오일을 사용해서 마사지 루틴에 적용이 가능하다. 너무 많은 양의 오일을 사용하게 되면 피부를 잡기가 어렵고 스트레칭의 효과도 떨어진다. 추가적으로 스트레칭을 위해 압박을 가하기도 하는데, 테라피스트에게 버거울 수 있다. 너무 적은 양의 오일을 사용할 경우에는 피부나 털이 당겨져서 통증

을 경험할 수도 있다.

이런 종류의 스트레칭은 신체의 전체에 사용될 수 있지만, 의도와 관계없이 관절의 가동성을 증가시키기도 한다. 따라서 과거에 탈구의 경험이 있는지, 관절이 불안정하지 않은지 확인한 후 적용할 필요가 있다. 압박 기술과 마찬가지로 뼈가 있는 지점을 강하게 누르지 않도록 주의한다.

4장에서는 스트레칭이 되지 않았던 근육을 적극적으로 압박함으로서 스트레칭에 도움이 된다는 것을 배우게 될 것이다(예: 135쪽 전완을 이용한 장경인대 이완). 너무 많은 횟수를 반복하면 근육에 피로를 줄 수 있다. 오일과 스트레칭 견인을 통합하여 사용하려면 안전수칙을 숙지해야 한다.

안전수칙: 추가 금기사항 및 주의사항

스웨디시 스타일의 마사지에 대한 일반적인 금기사항 외에도 심부조직 마사지 테크닉을 사용할 때 알아야 할 금기사항이 있다.

- 압박법과 스트레칭 기술은 골다공증이 있거나, 쉽게 멍이 드는 고객에게는 시행하지 않는다.
- 과유연성을 가진 고객, 특히 관절이 불안정하거나 탈구의 경험이 있는 고객에게 견인은 절대 적용하지 않는다. 과거 질환을 앓았던 사람에게 견인을 적용하는 것은 이점이 없다(수술 경험이 있거나 관절에 이상이 있는 경우).
- 운동선수를 치료할 때, 마사지와 스트레칭은 근 파워를 감소시킬 수 있기 때문에 경기 전의 환경에서는 주의해서 사용해야 한다. 또한, 심부조직 마사지는 경기 직후 운동선수에게는 적용하지 않는데, 그 이유는 압박과 스트레칭으로 조직에 외상이 생기거나 상태가 악화될 가능성도 있기 때문이다.
- 금기사항에는 해당하지 않더라도, 비정상적인 현기증을 앓거나 방향 감각을 상실하는 고객을 치료할 때는 특히 주의가 요구되며, 필요한 경우에는 의사의 진료를 받아야 한다.
- 고객 중 과도하게 이완되는 영향이 있을 때는, 의자에서 이뤄지는 모든 루틴에서 사용하는 것은 적합하지 않을 수 있다.

심부조직 마사지의 부작용

- 현기증과 방향 감각 상실
- 타박상
- 지연성 근육통과 유사한 느낌의 근육통

자주 묻는 질문과 염려

다음에는 자주 묻는 질문, 고객들의 관심 사항에 대한 답변과 솔루션이 제시되어 있다.

전완, 주먹 또는 팔꿈치를 사용할 때 고객에게 제대로 수행하고 있는지 느낄 수 없다.

손과 손가락에 비해 전완, 주먹에는 감각 수용체가 적은 것이 사실이다. 그러나 이 책에서 설명하는 많은 기술은 압박법에 관한 것이다. 손목, 팔꿈치 및 어깨 관절 압력에 관한 정보를 뇌에 전달하는 감각 메커니즘이 있기 때문에 손가락 끝을 사용하지 않더라도 압박의 느낌을 느낄 수 있다. 조직을 압박할 때 느끼는 것은 압력에 대한 저항이며, 손을 사용하지 않고도 가능하다.

내 모든 힘을 다하고 있지만 고객은 여전히 힘이 충분하지 않다고 말한다.

심부조직 마사지는 힘에 관한 것이 아니라 기술에 관한 것이다. '어떻게 마사지의 깊이를 늘릴 수 있을까?'를 읽어 보라(1장 23쪽). 다른 가능성은 마사지 베드를 낮춤으로써 적절한 지레 효과를 이용할 수 있고, 다른 기술을 사용하거나 오일을 적게 사용하는 방법도 있다. 이 모든 방법을 사용할 수 없다면 다른 테라피스트에게 의뢰하라.

일부 고객의 요구하는 압박의 크기에 대해 걱정된다. 내가 그만큼의 압박을 가할 수 있지만, 그들에게 유용할까?

치료 결과를 기록하고 부작용을 관찰하라. 고객이 마사지에 만족하며 멍이 들지 않았다면 지속해도 괜찮다. 하지만 치료를 하는 중에 불안해한다면, 분명 고객은 그 사실을 알게 될 것이다.

목 근육에 적절하게 치료하는 것이 어렵다. 심부조직 마사지를 목에 적용하는 것이 안전한가?

모든 기술은 목에 사용하기에는 안전하지 않다. 41~46쪽의 고려 사항을 참조하라.

심부조직 마사지를 처음 사용할 때, 고객을 다치게 할까 걱정이 된다.

조심히 접근하는 것은 좋은 태도이다. 3장과 4장의 기술들을 적용하기 위한 지침을 따르라. 고객에게 시행하기 전에 친구, 가족, 동료에게 미리 연습하라. 새로운 기술을 치료에 점진적으로 포함하여 통합하는 과정을 거쳐라.

멍이 들게 하거나 고객을 잃을까 걱정이 된다.

건강한 고객에게 심부조직 마사지를 시행했을 때 멍이 드는 경우는 드물다. 기술 적용에 있어 안전수칙을 따라야 한다. 심부조직 마사지와 가벼운 스트로크를 통해 혈액을 분산시키고 조직을 진정시키도록 해야 한다.

심부조직 마사지는 스웨디시 마사지보다 적용 시간이 더 오래 걸린다. 이 기술을 사용하고 싶지만 치료 시간을 늘릴 수는 없어 걱정된다.

모든 기술을 한 번의 치료로 전신에 적용할 수는 없다. 선택적이어야 한다. 스웨디시 스타일의 마사지를 적용할 때와 같은 속도로 기술을 사용하려 하지 말아야 한다. 통증과 멍이 생길지도 모른다.

높이를 낮출 수 없는 마사지 베드를 가지고 있다. 심부조직 마사지를 계속 사용해도 될까?

해결책은 베드를 바꾸거나, 베드에 앉거나 바닥이나 어딘가에 앉아 있는 상태에서 치료를 하는 것이다. 일부 기술을 적용할 수 있지만 모든 기술을 적용할 수는 없다. 더 나은 활용을 위해 새로운 방법을 발견할 수도 있다.

모든 추가적인 기술을 사용하면 마사지 치료가 일관성이 없을까 봐 걱정된다.

처음 트레이닝을 할 때는 한 가지 기술의 적용에 중점을 두었을 수 있다. 또는 몇 가지 기술을 사용했지만 등이나 다리와 같이 신체의 한 부분에 초점을 맞췄을 수도 있다. 어떤 기술이든 습득하는 데는 시간이 걸리기 마련이며, 실제로는 좋아하는 기술을 정기적인 마사지 루틴에 통합하는 방법을 배우게 되는 과정이다.

어떤 마사지를 사용해야 할지 잘 모르겠다. 스웨디시 스타일을 좋아했던 고객이 심부조직 마사지를 좋아할지 걱정된다.

우려를 줄이기 위해서는 이 책에 제시된 심부조직 마사지를 친구를 통해 실제로 받아 보는 것이다. 스스로를 판단하라! 테라피스트가 손바닥이나 전완을 사용하고 있는지 알 수 있는지, 신체의 어떤 부위에 어떤 기술이 가장 좋은지 판단하라.

고객 치료에 있어 중요한 팁들

- 압력에 대한 내성은 다양하다. 긴장된 근육을 가진 고객은 더 많은 압박을 느끼게 될 것이다.
- 고객이 점점 편해지면 치료 중 근육의 긴장도가 감소하게 된다. 마사지가 진행됨에 따라 더 깊고 적은 노력으로 조직에 접근할 수 있음을 의미한다. 이것은 치료 후반으로 갈수록 고객이 깊게 이완을 느끼고 조직을 쉽고 빠르게 압박하고 늘릴 수 있기 때문에 중요한 점이지만, 주의가 요구된다.
- 다음 치료가 지속되면 고객은 좀더 심부조직 마사지에 익숙해질 것이다. 고객을 처음 치료할 때, 분명한 의도가 있고 천천히 그리고 신중하게 적용할 때도 실제로 근육에 '들어간다는 느낌' 자체가 어렵다는 것을 알게 될 것이다. 절망하지 말라. 시간이 지나

면 진전을 보이게 될 것이다. 너무 빨리 달성하려고 애쓰지 말라. 마사지는 정확한 과학이며, 다른 신체는 각자의 시간에 따라 반응을 나타낸다. 지난 10년 동안 책상에 앉아 어깨와 목의 긴장이 심한 고객과 30년 동안 테니스를 쳐 온 고객의 어깨와 목의 긴장을 구축한 상태는 확연히 다를 것이다. 그러나 6번의 치료 후에도 진전이 없다고 생각되면 기술을 확인해 볼 때이다. 올바르게 적용했다고 확신이 든다면, 다른 테라피스트에게 추천하는 것도 좋은 방법이다.

- 심부조직 마사지는 스웨디시 스타일의 마사지보다 느리게 수행되며, 관리하는 데 시간이 더 걸린다. 전신 치료를 한꺼번에 받는 것보다 한 번 또는 두 번 동안 같은 신체의 한 부위에 집중해서 심부조직 마사지를 받는 것을 제안하라. 좀 더 집중된 방식으로 일할 수 있게 하며, 때로는 특정 상태에 대한 치료가 필요하다.
- 반대로, 심부조직 마사지를 사용하여 신체의 한 부분에서만 매우 집중된 방식으로 통합된 치료로 적용되지 않으면 고객은 이상하게 생각할 수도 있다. 신체 전체를 치료하는 것이 편하지 않다면 특정 관절이나 근육 그룹을 함께 다루어야 할 수도 있다. 단점은 고객의 신체 한 부위에만 집중해야 한다는 것이다. 항상 권장되는 사항은 아니며, 특히 부상을 당해서 회복 중인 고객에게는 주의가 필요하다.
- 마사지를 받는 동안 깊은 압력을 받는 것을 즐긴다면, 더 깊은 압력을 요구하는지, 상태가 어떤지에 대해 체크하지 않을 경우 실망할 수도 있다. 우리는 5분마다 고객에게 자신의 상태와 압력이 적절한지에 대해 묻는 것을 원치 않는다. 그러나 심부조직 마사지를 사용할 때는 고객에게 명확한 피드백을 요청해야 한다. 물어라! 더 깊이 마사지할까요?
- 고객과의 접촉을 유지하라. 몇몇 기술들은 수건을 이용해야 할 수도 있다. 그 후 수건을 제거하고 오일을 이용해 그 부위를 진정시켜라. 때때로 몸을 다르게 사용할 것이다. 고객의 몸에 기대기도 하고, 마사지 베드에 앉거나 스스로를 지탱하기도 할 것이다. 처음 배울 때, 항상 고객과 접촉한 상태를 유지하는 것이 좋다. 장비를 손이 닿기 쉬운 곳에 두어야 하고 적어도 한 손은 고객에게 계속 대고, 베드를 움직이는 등의 새로운 방법을 찾아야 한다.
- 일부 테라피스트들은 마사지 중에 깊은 이완을 용이하게 하기 위해 호흡 기술을 결합하는 것을 좋아한다. 몇몇 고객은 이런 방법을 원하지 않을 수도 있지만 방법은 꽤 간단하다. 조직을 압박하거나 늘릴 때 호흡을 내쉬도록 고객에게 요청하라. 호기 시에 근육 긴장도가 감소하고 흡기 시에 증가하게 된다. 이것을 알고 있다면 호흡 기술을 사용하여 근육에 더욱 깊이 접근할 수 있다.
- 한 부위에 지나치게 열성적으로 집중하는 것을 피하라. 대신, 다른 부위와 함께 치료 후 재평가를 하라. 다른 부위를 치료할 때 종종 근육이 이완되어 더 이상의 치료가 필요하지 않을 수도 있다.
- 근육의 긴장도 감소를 촉진하기 위해 다른 마사지 기술을 통합하고 결합할 수 있다.

심부조직 마사지를 안전하게 적용하기 위한 팁들

- 일반적인 마사지 사용에서 적용하는 금기사항과 안전수칙을 따르라.
- 심부조직 마사지의 추가적인 안전수칙을 준수하라.
- 스웨디시 스타일의 마사지와 마찬가지로 조직을 먼저 따듯하게 하라.
- 압력과 스트로크를 천천히 적용하라. 천천히 압력을 줄여 가라.
- 고객이 통증을 호소하면 당장 마사지를 중단하라.
- 적용하기 불편한 기술은 어떤 기술이라도 피하라.
- 적용하는 데 불편함이 없더라도 테라피스트 자신의 자세가 불편하다면 그 기술은 피하라.
- 치료 후 고객이 멍이 들거나 머리가 번쩍하는 느낌 등, 정상적이지 않은 반응의 증상이 있다면 기록하라.
- 항상 피드백을 받고, 이전에 심부조직 마사지를 받아 본 경험이 없는 고객이라면 특히 피드백에 집중하라.

마치며

압박법과 스트레칭에 힘을 이용하는 방법을 배우겠지만, 심부조직 마사지는 힘으로 하는 것이 아님을 기억하라. 치료 전문가들 사이에서 근막 치료 방법에 대한 관심이 커지고 있으며, 이 분야에 대한 전문적인 교육을 제공하는 근막이완 '릴리즈' 과정이 있다. 근막 이완은 심부조직 마사지보다 미묘하고 덜 압박하는 스타일이다. 물론, 압박하는 것보다 부드럽게 유지되며 근육 자체가 아닌 근 주변의 근막에 초점이 맞춰진다. 심부조직 마사지 테크닉을 배우기로 결정했다면, 압력을 더 가하거나, 덜 가하지 않고도, 더 깊은 마사지 효과를 얻을 수 있음을 알게 될 것이다. 4장에서 설명한 스트레칭 기술을 함께 적용할 때 더욱 효과적일 수 있다.

이제 심부조직 마사지를 실행하기 전에, 스스로 준비할 수 있는 아이디어들을 얻었다. 다음 두 장에 걸쳐서 압박 및 스트레칭의 주요 기술을 자세히 배우게 될 것이다.

간단한 질문들

1. '고통 없이는 얻는 게 없다'는 접근 방법이 걱정될 때 할 수 있는 세 가지 질문은 무엇인가?
2. 심부조직 마사지 사용에 가능한 2가지 치료 목적은 무엇인가?

3. 마사지를 하기 전에 가질 수 있는 3가지 긍정적인 감정 상태는 무엇인가?
4. 마사지 베드를 이용해 심부조직 마사지를 용이하게 할 수 있는 간단한 방법은 무엇인가?
5. 심부조직 마사지에서 생길 수 있는 부작용은 무엇인가?

PART II

심부조직 마사지 테크닉

심부조직 마사지를 적용하는 두 가지 주요한 방법은 압박과 스트레칭이 있다. 각 장에서는 이런 기술들이 언제 유용하게 쓰일 수 있는지에 대해 살펴보았다. 또한, 테라피스트들이 치료를 하는 동안 관절을 보호하면서 고객이 안전하고 효과적으로 치료를 받을 수 있는 지침들을 찾을 수 있다. 각 세션의 끝에 신체의 다른 부위에 기술들을 적용해 볼 수 있는 단계별 지침을 알려주는 표가 있다. 5, 6, 7장에 걸쳐 지침을 찾을 수 있다. 각 장의 마지막에 소개된 간단한 질문들은 어떻게 압박과 스트레칭을 효과적으로 수행할 수 있는지에 대해 이해하고 명료하게 할 수 있도록 도와줄 것이다.

3

압박(꾹 누르는) 방법들

압박법에 대한 설명과 이 기술을 적용하기 위해 알아야 할 움직임 및 자세에 대한 설명을 시작해 보자. 이 장에서는 조직을 안전하고 효과적으로 압박할 수 있는 팁들과 기술들의 예시들을 찾을 수 있다. 제공된 표와 사진들은 신체의 다른 부분에 적용할 때 어떤 기술들이 유용한지를 나타내는데, 자세한 내용들은 5장(몸통), 6장(하지), 7장(상지)을 통해 확인할 수 있다. 또한, 기술 적용의 구체적인 안전수칙도 제시했다.

압박법 소개

조직을 압박하는 다양한 방법들은 같은 방식으로 신체에 영향을 준다. 고객에게 기대서 테라피스트의 전완, 주먹, 팔꿈치 또는 마사지 도구를 사용하거나 근육을 잡고 쥐어짤 때, 조직을 압박하면서 혈액의 흐름을 일시적으로 막게 된다. 긴장을 풀면서 압력을 줄이게 되면 혈관은 더 이상 압박되지 않고 혈액이 그 부위로 몰리게 된다. 압박법의 효과는 약간의 허혈성이 있는 부위로 혈액을 가지고 오는 일종의 펌핑 작용을 만들어 내는 것이다. 이런 형태의 압박 기술이 적용되는 부분은 선홍색으로 붉게 보인다. 다양한 방법으로 조직을 압박하는 것은 신체에 동일한 영향력을 준다.

아마도 근육 섬유 내의 신경 센서에 영향을 주기 때문에 깊은 자극을 주는 테크닉을 사용하기 전에 근육의 긴장을 풀어주는 데 도움이 된다.

테라피스트와 고객은 종종 치료 도중 근육의 움직임이 부드러워지는 것을 느낄 수 있다고 보고했는데, 이것은 조직의 긴장도가 줄어든 것을 의미한다. 우리가 마사지를 할 때 조직은 자연스럽게 압박받게 된다. 경찰법은 조직을 넓고 가볍게 압박하며, 유날법은 견고하게 압박하는 특징이 있다. 기존의 마사지 루틴의 일부를 구성하는 근육을 잡고 있는 형태의 기술은 깊고 견고한 압박 형태이며, 엄지손가락을 사용하여 적용할 경우에는 상당히 깊게 마사지될 수 있다. 다음 장에서는 테라피스트들이 사용해 왔을 전완, 주먹, 팔꿈치 등을 사용하여 적용하는 마사지 방법에 대해 살펴볼 것이다. 압박 기술의 가치와 마사지 도구의 사용에 대해서도 알게 될 것이다. 각 적용 방법은 테라피스트의 손, 손가락 및 엄지손가락을 보호하면서도 매우 깊은 압력을 가할 수 있도록 수정하여 적용할 수 있다.

전완

전완을 이용하여 크게 두 가지 방법으로 조직을 압박할 수 있다. 먼저 전완을 사용하여 적절한 지점에 고객에게 기댄 상태로 정적인 압력을 가할 수 있다. 전완을 사용함으로써 신체의 특정 부위에 집중하여 압박하는 것이 가능하다(팔꿈치를 사용할 때보다는 아니지만). 전완을 이용하는 것의 장점은 고객의 요구에 따라 쉽게 변경하여 적용이 가능하다는 점이다. 전완의 넓고 평평한 부분을 이용하여 압박하게 되면 고객에게 기대어 전완의 좁은 부분으로 압박했을 때보다 더 넓은 영역으로 압력이 분산되어 전달된다. 접촉하는 정도뿐만 아니라, 전완의 어떤 부위를 사용하느냐에 따라서 고객의 경험에 큰 영향을 미칠 수 있다는 것을 기억하라. 예를 들어 척골의 경계로 압박하게 되면, 손목과 손가락의 신전근의 전완 부위로 눌렀을 때보다 뾰족하고 예민한 느낌을 전달할 수 있다.

전완을 사용하여 정적인 압력을 가하는 것은 옆으로 누운 자세에서 승모근과 둔근을 포함하여 신체 전반에 걸쳐 깊은 압력을 주는 데 유용하게 사용될 수 있다.

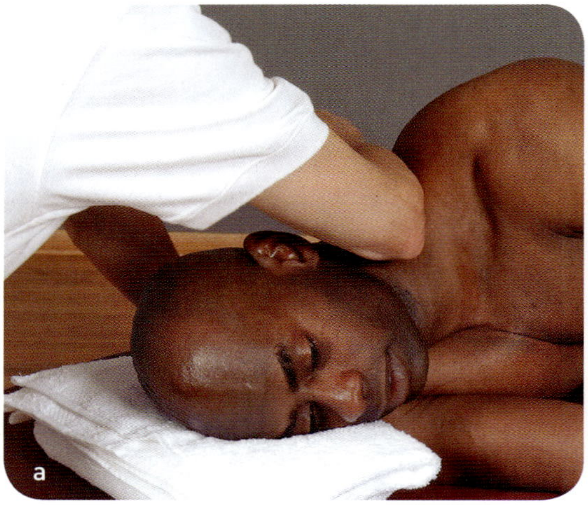

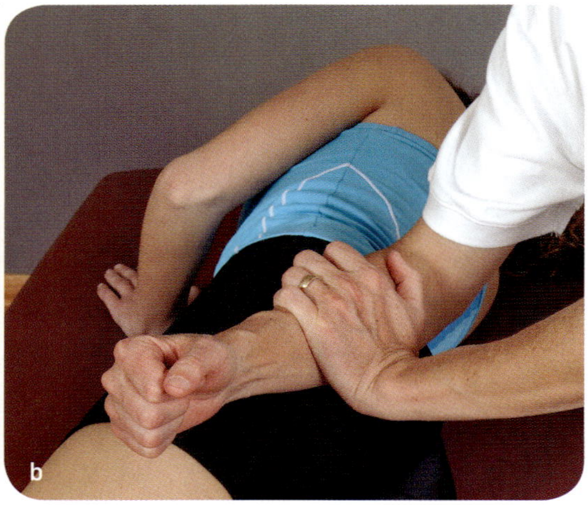

➤ 승모근(a)와 둔근(b)에 정적 압력을 가하는 것으로 이에 관한 지침은 98쪽과 138쪽을 참조하라.

전완을 사용하여 정적인 압박 가하기

전완을 이용하여 정적인 압력을 적용하려면 다음의 단계를 따르라.

1. 압박할 근육을 확인하고 근육의 볼록한 부위에 중점을 둔다. 가능하다면 자신의 압력을 직각으로 가할 수 있는 위치로 수행하는 것이 유리하다.
2. 전완을 근육에 대고 천천히 조직을 누르면서 손목을 가볍게 풀어 주고 팔꿈치를 약 90도 정도로 유지한다. 고객의 반응을 보며 천천히 압박을 강하게 가한다.

TIP 이런 식으로 근육에 접근하려면 자세를 바꾸며 적용해야 할 수도 있다. 쪼그려 앉거나 방향을 바꾸는 것으로 지레를 이용하는 데 큰 차이를 만들어 낼 수 있다.

3. 고객의 직관과 피드백을 이용해 어느 순간에 얼마나 깊게 압박해야 할지 결정하라. 누른 상태에서 10초 정도 유지한 상태에서 천천히 압박을 풀어 준다.
4. 옷이나 수건을 이용해 해당 부위를 진정시켜 준다.
5. 반복한다.

TIP 이 기술을 다른 팔을 이용해서 다시 시도해 보라. 오른손잡이든 왼손잡이든 상관없이, 다른 전완을 이용하여 기술을 다시 시도하라. 예를 들어 129쪽을 보며 내전근에 전완을 이용하는 방법을 참조하고, 왼쪽 또는 오른팔 전완을 사용하여 왼쪽 내전근을 치료할 때 손목이 떨어지는 위치를 비교하라.

이 기술의 사용을 탐색하는 또 다른 방법은 약간의 압박을 가한 상태에서 주먹을 쥐고 있을 때 어떤 영향이 있는지를 알아보는 것이다. 왼쪽 손바닥을 테이블이나 허벅지에 올려놓고 오른쪽 전완을 사용하여 오른쪽 손목을 느슨하게 유지하라. 압력을 유지하면서 오른쪽 주먹을 쥐어 보라. 왼쪽 손바닥에서 느끼는 압박감은 어떤가? 대부분의 사람들은 압력이 증가하는 것을 느낀다.

전완을 사용한 정적인 압박법은 국소 부위를 다루는 데 가장 유용한 경향이 있다. 정적 압박법은 테라피스트에게 특히 이로운 점이 있는데, 테라피스트가 손목이나 팔꿈치 관절에서 과유연성을 보이거나 경찰법을 적용할 때 관절에서 과하게 신전되는 경향이 있다면 정적 압박법이 유익하다.

이 기술은 오일과 함께 사용되거나 의류나 수건을 통해 건조하게도 이용될 수 있다. 오일을 사용할 필요가 없다면 마사지 치료 과정을 시작할 때 유용한 기술이 될 수도 있다. 시작하기 전에, 수건을 통해 근육 이완을 촉진할 수 있다. 이 기술은 운동선수를 치료할 때 국소 근육을 압박하여 근육의 긴장도를 감소시키기 때문에 갑작스런 근육 경련을 극복하는 데 도움을 줄 수도 있다. 사무실 등 현장에서 마사지를 제공하는 경우, 옷을 입고 있는 경우에도 의자 마사지 루틴에 포함되어 함께 사용할 수 있다.

TIP 종아리의 근육이 팽팽하거나 몸이 큰 고객의 경우에는 유날법을 사용하게 되면 불편감을 느끼는 경우가 있다. 그들은 손가락이나 엄지손가락을 통해 전해지는 감각에 예민한 경향이 있다. 유날법이 부드럽고 천천히 수행되더라도, 근육의 긴장도가 높은 고객은 꼬집힌다는 느낌을 받기도 한다. 치료 시작 시에 종아리의 근육을 따뜻하게 하고 전완으로 마사지하는 편이 더 나을 수 있다.

전완 압박의 또 다른 장점은 다른 기술과 연결해서 사용하기가 쉽다는 점이다. 전완의 사용은 더 깊은 마사지를 요구하는 고객에게 필수적이다.

두 번째 방법은 움직임을 포함하여 마사지를 하는 것이다. 이를 수행하는 한 가지 방법은 손바닥이 아닌, 전완을 사용하여 경찰법을 적용하는 것이다. 테라피스트들은 더 많은 압박을 요청하는 고객에게 손바닥으로 경찰법을 사용해 더 단단하게 누르기도 한다. 이 방법을 시도했을 때 손목과 팔꿈치의 관절에서 추가적인 압력을 느낄 수 있었는가? 전완을 이용하여 경찰법의 스트로크를 진행하는 경우 사진에서처럼 견고하고 일관된 압력을 제공할 수 있다. 이는 특히 내전근, 햄스트링 및 사두근과 같은 크고 부피가 큰 근육 허벅지 측면의 장경인대에 적용하는 데 유용하다.

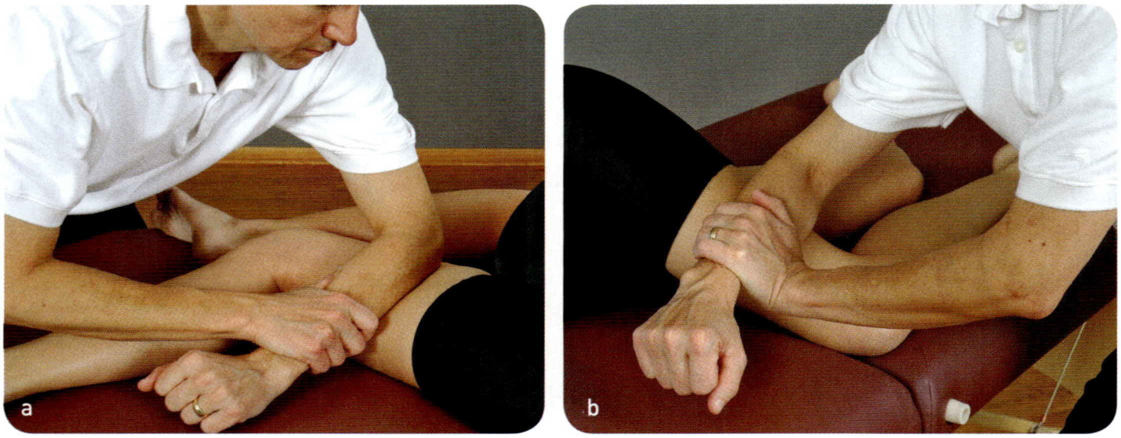

➤ (a) 내전근, (b) 장경인대. 움직임을 사용하여 전완으로 압력을 가하며 사용하는 방법이다. 이에 관한 지침은 129쪽과 135쪽을 참조하라.

치료의 사례

나는 마사지 치료 중에 허벅지에 깊은 압력을 가하고 싶었던 럭비선수를 만난 적이 있다. 럭비 선수의 매우 크고 타이트한 햄스트링을 치료할 때 먼저 전완으로 경찰법을 사용했다. 처음에는 깊은 경찰법과 유날법이 효과적이지 않다고 생각했다. 다른 방법을 찾기 위해 노력했고 전완을 이용한 경찰법을 통해 이전보다 더 적은 노력으로 마사지가 가능하다는 것을 알게 되었다.

전완으로 경찰법 적용하기

전완을 사용해서 경찰법을 적용하기 위해서는 다음의 단계를 따르라.

1. 내전근, 햄스트링, 또는 장경인대와 같이 비교적 넓은 표면적의 근육을 선택하라.
2. 근육의 원위에서 시작해서 뼈의 끝(상과 또는 대전자)에 기대지 않도록 유의한다. 마사지를 할 때보다 스탠스를 넓히거나 다른 자세로 마사지 베드에 기대어 자세를 지탱하는 것을 의미한다.
3. 오일을 사용해 고객에게 기댐으로써 조직에 접근한다. 천천히 근육 위를 먼 부위에서 가까운 부위까지 미끄러져 내려가며 고객에게 적합한 곳에서 멈춰 준다.

TIP 고통을 유발하는 것을 두려워하는 많은 테라피스트들은 실제로 고객에게 기대지 않은 채로 마사지를 시도한다. 이 기술은 적용하기가 힘들 뿐 아니라, 고객이 심부조직 마사지를 받고 있다고 느끼지도 않는다. 뼈와 맞닿아 있는 부분에 몸을 기대고 있지 않을 경우, 고객에게 몸을 기대고 천천히 몸을 굽히며 자신의 자세를 해치지 않도록 조심한다. 천천히 움직이며 고객에게 피드백을 받을 수 있다면 완벽한 기술이 된다.

4. 반복한다.

정적인 전완 압박법과 마찬가지로 전완을 여러 방법으로 변경하며 시도해 보는 것이 가장 좋다.

TIP 58쪽의 사진에서 테라피스트가 다른 손으로 전완을 사용하기로 선택한 것은 압력을 증가시킬 뿐 아니라, 자세를 안정시키는 데도 많은 도움이 된다.

표 3.1은 신체의 여러 부분에서 팔뚝을 정적으로 그리고 전완을 사용하여 경찰법을 진행하는 방법에 대한 단계별 지침을 찾을 수 있는 장을 보여 준다.

전완을 사용할 때 안전수칙

모든 기술과 마찬가지로 몇 가지 안전수칙을 고려해야 한다. 전완을 사용하여 고객에게 기대는 것이 중요하다. 단순히 전완을 사용해 해당 부위의 오일을 쓸어 내는 것이 아니라 조직을 압박하도록 마사지 스트로크를 적용해야 한다. 이렇게 하려면 고객에게 가까이 다가가야 하는 데, 테라피스트의 허리를 보호하기 위해 허리를 구부리지 않도록 주의한다. 스트로크를 적용할 때 좋은 자세를 유지하거나 다른 팔을 마사지 베드(또는 다른 전완)에 올려놓아서 자신을 잘 지탱하고 있는지를 확인한다.

표 3.1 전완을 이용한 압박 기술이 유용할 수 있는 상황들

	자세		
장	회복 자세(옆으로 누운 자세)	누운 자세	엎드린 자세
5	전완을 상부 승모근에 적용하기 전완을 요방형근에 적용하기	–	전완을 요추 부근에 적용하기 전완을 승모근에 적용하기
6	전완을 내전근에 적용하기 전완을 장경인대에 적용하기 전완을 둔부에 적용하기	전완을 햄스트링에 적용하기 전완을 종아리에 적용하기 전완을 대퇴사두에 적용하기 전완을 장경인대에 적용하기 전완을 내전근에 적용하기	전완을 종아리에 적용하기 전완을 연부조직 이완에 적용하기 전완을 햄스트링에 적용하기
7	전완을 삼각근에 적용하기	전완을 삼두근에 적용하기	전완을 손목 신전근에 적용하기

사진에서 손목과 팔꿈치를 살펴보면, 압력은 어깨의 관절와상완관절에 집중되는 것을 볼 수 있다. 관절 위를 미끄러져 내리는 것은 피하라. 정적인 자세에서 기술을 사용하는 동안 관절을 미끄러져 내려가게 될 것이다. 한 자세로 유지하지 않고 스트로크에 맞춰 몸을 움직이면서 치료하도록 하라.

전완을 이용한 압박법의 장점과 단점

전완을 사용하여 압박 기술을 연습한 후에 세 가지 목록에 동의하는 문장을 확인해야 한다.

장점

- 테라피스트가 압력을 더 많거나 적게 가하기 쉽도록 조절
- 테라피스트가 압력을 국소화하기 쉽도록 조절
- 테라피스트의 손목과 팔꿈치 관절의 긴장을 피하는 것
- 꼬집는 느낌을 받는 고객의 근육을 데우는 데 유용한 대안이 될 수 있는가?
- 팔꿈치를 사용하는 압박 기술에 쉽게 연결
- 오일 또는 오일 없이 사용 가능
- 수건이나 옷을 통해 마사지 가능

단점

- 테라피 전문가가 전완 기술에 익숙하지 않아서 고객에게 적용하는 데 시간이 소요될 수 있는 것

- 이 기술을 적용하려면 테라피스트가 고객과 더 가까이 위치해야 하고 테라피스트의 자세를 바꿔야 하며, 여기에 익숙해지는 데 시간이 필요한 것

전완을 사용해야 할 때는 언제인가?

- 국소 부위를 마사지하고 싶은데 팔꿈치 압박이나 마사지 툴을 이용하는 것이 너무 심한 자극이 될 것 같을 때
- 이전 마사지에서 손목을 과도하게 사용하였을 때
- 손목과 팔꿈치가 과도하게 사용되어 손상이 되었거나 관절의 과이동성으로 불안정할 때
- 근육에 경련이 있을 때
- 압박법에 의자 마사지 루틴을 결합하고 싶을 때
- 스포츠 경기처럼 옷을 입은 상태에서 마사지를 수행해야 할 때

주먹

손의 긴장을 피하면서 조직을 압박하는 또 다른 방법으로는 손가락을 주먹에 쥐는 것이다. 이 기술은 오일을 사용하여 넓은 근육에 적용할 때 효과적이다. 햄스트링과 같이 긴 근육에 깊은 압력을 가하거나 전경골근, 손목과 손가락의 신전근과 같은 긴 근육에 적은 압력을 가하여 쉽게 마사지하기 좋은 기술이다. 예를 들어 166쪽의 주먹을 이용한 전경골근 이완, 185쪽의 전완을 이용한 손목 신전근 이완.

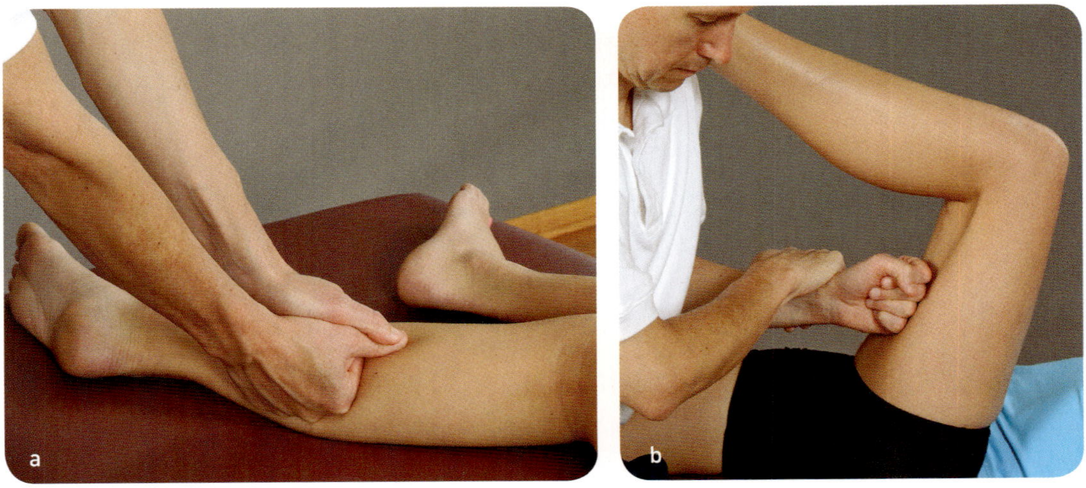

➤ 주먹을 이용해 (A) 내측 비복근 이완, (B) 대퇴이두근 이완을 적용하는 방법이다. 전체 방법은 132쪽과 142쪽 참조.

많은 테라피스트들은 누워 있는 고객에게 주먹을 이용해 승모근의 한쪽 또는 양쪽의 상부 섬유를 마사지한다(104쪽 주먹을 이용한 승모근 이완 참고). 여기서 단점은 테라피스트가 압력을 가할 때 손목을 회전하며 움직임을 사용하고 싶어한다는 것이다. 이것은 고객에게는 기분 좋은 일일 수 있지만 테라피스트의 손목 관절에는 특히 좋지 않다.

팔을 똑바로 세워 몸 앞쪽에서 주먹을 쥔 상태로 압박하는 것이다. 팔꿈치가 펴진 상태에서 손목을 중립(구부리거나 펴지지 않은 상태)으로 위치시켜 유지하는 것을 의미한다. 팔꿈치를 똑바로 유지하려고 할 때 과도하게 유연한 사람들은 과신전되지 않도록 주의한다. 전완을 통해 마사지할 경우 조직에서 긴장을 풀고 몸을 기울이는 것을 쉽게 습득할 수 있지만, 관절에 적절한 정렬을 유지하기 위해서 노력이 필요하며, 이 감각을 고객에게 전달하게 되는 위험이 있다. 그러나 주먹을 사용하는 것이 다른 신체 부위보다 심부조직 마사지에 적합하다. 주먹은 전완이 커서 고객에게 기대는 무게가 걱정되는 테라피스트에게 유용하다. 손목의 정렬을 유지할 수 없는 테라피스트들은 주먹을 지지하기 위해 다른 손을 사용하여 한 손으로 이 기술을 적용할 수도 있다(149쪽 사진 참조).

주먹을 사용하여 정적인 압박 가하기

주먹을 사용하여 정적 압박을 적용하려면 다음의 단계를 수행하라.

1. 치료할 근육을 식별하고 원위의 끝에 위치시킨다.
2. 주먹을 쥐고 뼈 부분에 압력을 가하지 않으면서 조직을 압박하는 고객에게 부드럽게 몸을 기울인다. 팔꿈치와 손목을 중립에 위치시킨다.

TIP 이 기술은 테라피스트들이 손목과 팔꿈치를 중립 위치에 둔 상태에서 시행해야 한다고 주장한다. 실제로 관절을 보호할 수 있지만, 이 자세를 유지하는 것은 매우 어렵다. 뼈 부근을 지나 미끄러져 갈 때, 고객의 근육 결을 따라가며 손목과 팔꿈치를 모두 구부려야 한다.

3. 오일을 이용해서 근육이 근위 쪽으로 천천히 미끄러지면서 고객의 피드백을 받으면서 계속 몸을 기울인다.
4. 반복한다.

손목과 팔꿈치를 중립 위치에 유지하려는 시도로, 일부 치료 전문가는 어깨를 구부리기도 하는데 이것은 상부 승모근과 견갑거근에 긴장을 유발한다. 일반적으로, 압박 기술을 수행하려면 마사지 베드를 평소보다 낮게 설정해야 한다.

표 3.2는 주먹을 사용하기 가장 적절한 신체 부위를 단계별 지침을 통해 찾아볼 수 있도록 해 준다.

표 3.2 주먹 압박 기술이 유용할 수 있는 상황들

	자세		
장	회복 자세(옆으로 누운 자세)	누운 자세	엎드린 자세
5	–	주먹을 승모근에 적용하기 주먹을 대흉근에 적용하기	–
6	주먹을 내전근에 적용하기 주먹을 내측 종아리에 적용하기 주먹을 장경인대에 적용하기	주먹을 햄스트링에 적용하기 주먹을 장경인대에 적용하기	주먹을 종아리에 적용하기 주먹을 전경골근에 적용하기 주먹을 발바닥에 적용하기
7	–	주먹을 삼두근에 적용하기 주먹을 상완이두근에 적용하기 주먹을 손목 신전근에 적용하기 주먹을 손바닥에 적용하기	–

주먹을 사용하는 기술의 변형

주먹을 이용할 때, 기술 적용의 미묘한 변화가 받는 사람에게는 큰 영향을 줄 수 있다. 예를 들어 158쪽의 사진에 표시된 것처럼 손가락을 근육 위로 움직일 때, 첫 마디 뼈를 평평하게 유지하는 반면 근육 위로 손가락을 미끄러뜨리면서 중수골로 누를 수 있다. 또는 추가적인 압박을 더하기로 정할지도 모른다. 두 번째 방법의 경우, 손의 각도를 바꿈으로써 평평한 지골 뼈가 아니라 근위지간관절을 사용할 수 있다. 가볍게 주먹을 쥐면 이 기술은 관절에 안전하다.

주먹을 사용할 때 안전수칙

심부조직 마사지에 있어서 일반적인 안전수칙을 따르는 것과 더불어 주먹을 느슨하게 쥐고 있을 때 근위 관절은 압박하지 않도록 하는 것이 좋다. 136쪽의 사진과 같이 손가락을 느슨하게 유지하고 149쪽 사진처럼 한 손으로는 다른 손목을 받치도록 하여 비교적 평평한 표면을 누르도록 한다. 또는 주먹을 단단하게 쥐고 근위의 족지절간관절을 압박할 수도 있다. 이때는 움직이지 않도록 자세를 견고하게 유지하고 마사지해야 한다.

주먹을 이용한 압박법의 장점과 단점

주먹을 사용하여 압박 기술을 연습한 후 다음 세 가지 목록에서 동의하는 문장을 확인해야 한다.

장점

- 넓은 근육에 오일을 사용하여 압박을 가하기에 유용
- 큰 전완을 가져서 너무 강한 압력을 가하는 것이 두려운 테라피스트를 위한 대체 기술
- 압력을 느끼는 감각을 바꾸기 위해 쉽게 수정될 수 있다.
- 고객에게 가까이 기대지 않고도 기술 적용 가능

단점

- 손목과 팔꿈치를 중립의 상태로 정렬시키기 어려울 수 있다.
- 누운 자세에서 상부 승모근에 손목을 사용하여 마사지할 때, 회전하며 움직이고 싶어질 수 있다.
- 일반적으로, 이 기술을 사용하기 위해서는 마사지 베드가 평소의 베드보다 훨씬 낮아야 한다.
- 이 기술을 처음 접하는 테라피스트들은 어깨를 구부리는 경향이 있어서 상부 승모근이나 견갑거근에 긴장을 줄 수 있다.

주먹을 언제 사용해야 할까?

- 긴 근육에 대해 오일과 함께 압박법을 사용하고 싶을 때
- 큰 전완으로 손바닥을 통해 체구가 작은 고객에게 치료를 해야 하는데, 유날법을 통한 깊은 압박을 가하는 것은 피하고 싶을 때

팔꿈치

팔꿈치는 일반적으로 심부조직 마사지 루틴에서 두 가지 방식으로 사용될 수 있다.

첫 번째, 깊은 압박을 필요로 하는 상대적으로 작은 근육(예: 대퇴근막 장근, 견갑거근) 또는 큰 근육에서 작고 특정한 부분(예: 햄스트링의 기시점).

두 번째, 경찰법을 이용해 좁은 조직의 라인을 따라 오일을 사용하여 천천히 지속적으로 압력을 가하는 방식으로 적용할 수 있다.

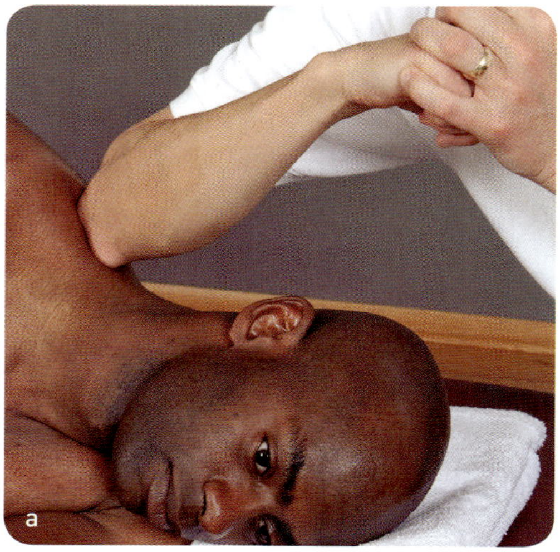

a

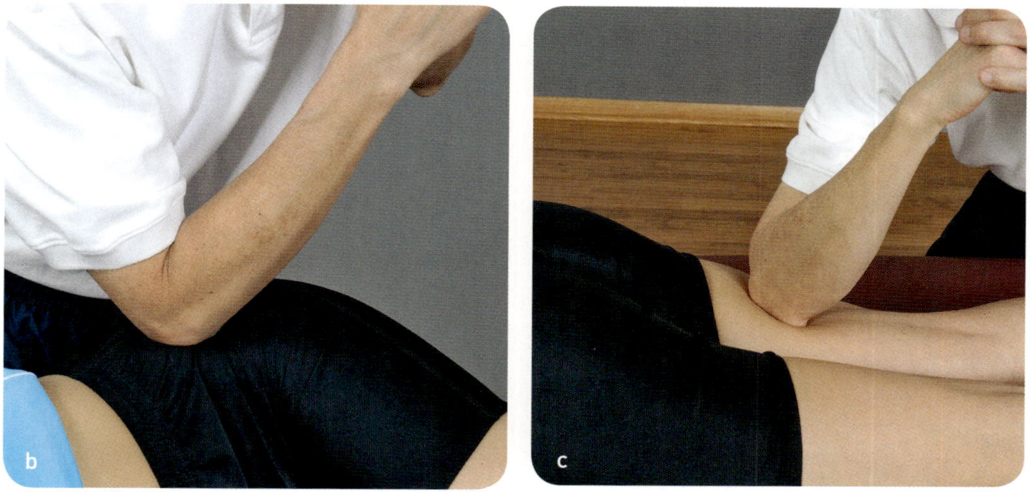

➤ (a) 견갑거근, (b) 대퇴근막장근, (c) 대퇴이두근에 팔꿈치를 이용해 마사지를 적용할 수 있다.

표면적이 작을수록 팔꿈치 사용으로 인한 압력은 전완이나 주먹을 사용할 때보다 깊을 수 있다. 심지어는 마사지 도구보다 깊게 느껴질 수도 있다. 이런 이유로 팔꿈치를 이용해 깊은 압력을 가할 때는 조직이 완전히 데워진 상태에서 적용하는 것이 필요하다. 심부조직 마사지는 더욱 강력한 효과가 있기 때문에 정기적인 마사지 기술을 사용하여 조직을 데운 후에 적용하는 것이 안전하다.

팔꿈치를 사용하여 정적인 방법으로 압박

고객에게 직접 시도하기에 앞서 스스로의 팔로 기술을 먼저 연습하라.

1. 치료하고자 하는 부위를 인식하고 팔이 구부러진 상태에서 팔꿈치로 누른다(a).
2. 해당 부위를 살짝 편다. 하지만 압박을 추가적으로 가하지는 않는다(b).
3. 팔꿈치는 그대로 고정하고 팔을 펴면서 고객에게 기댄다(c).

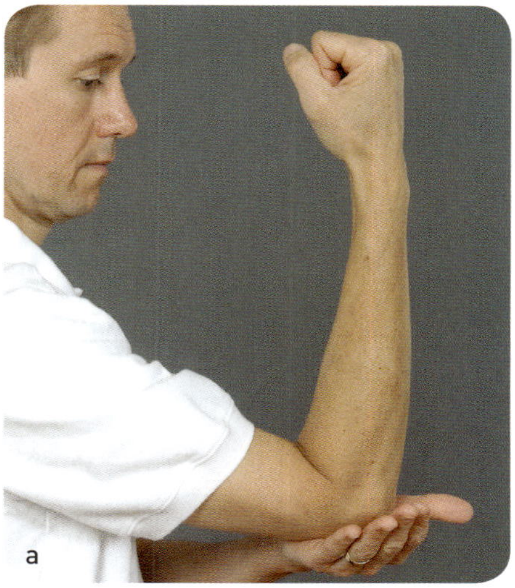
a

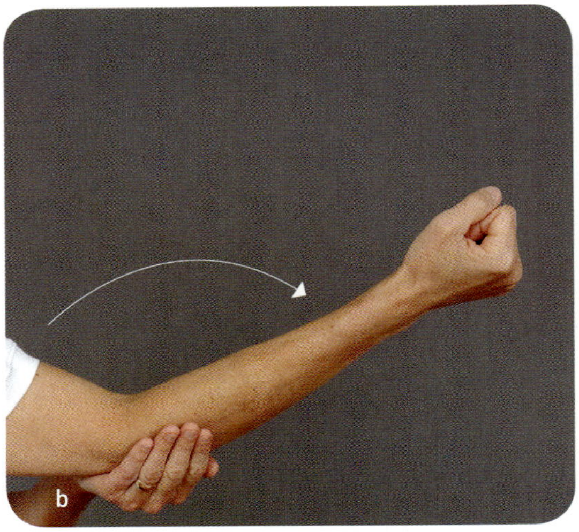

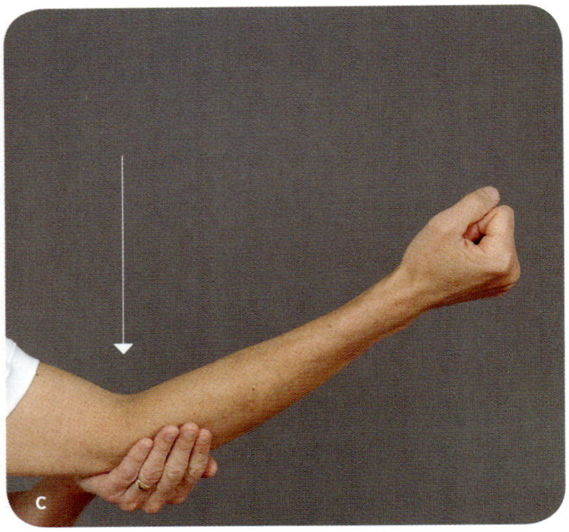

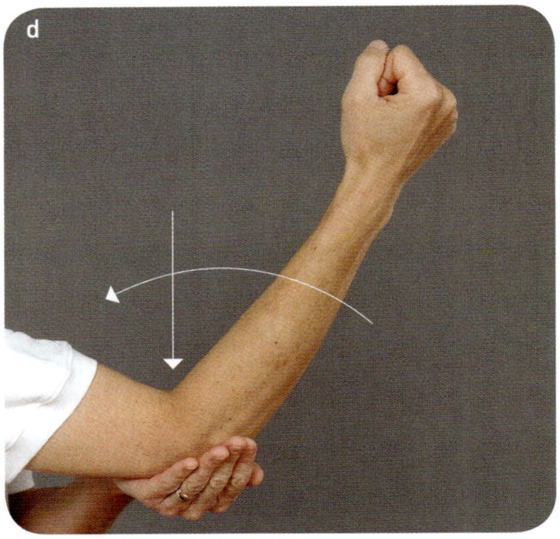

4. 압력을 유지하면서 천천히 팔꿈치를 구부린다(d).
5. 긴장을 풀고 압력을 줄이며 해당 부위를 진정시킨다.
6. 반복한다.

팔꿈치를 잡고 구부리는 각도를 변화시키면서 고객이 느끼는 압박의 느낌을 증가시킬 수 있다.

팔꿈치를 사용하여 경찰법 적용하기

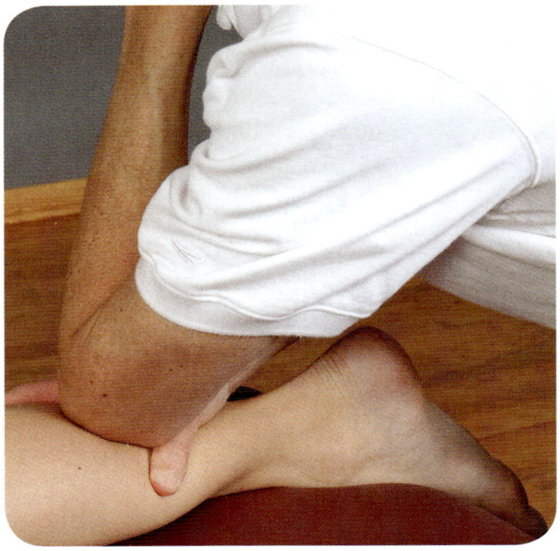

팔꿈치를 사용해서 경찰법 기술을 적용하려면 다음 단계를 따르라.

1. 워밍업된 근육의 말단에서 시작하며, 마사지하고자 하는 조직의 결을 명확히 한다(종아리의 중앙 부분).
2. 팔꿈치를 결의 끝부분에 두고 다른 손으로 그물 모양을 만들어 팔꿈치를 지지한다.

표 3.3 팔꿈치 압박 기술이 유용할 수 있는 상황들

	위치		
장	회복 자세(옆으로 누운 자세)	누운 자세	엎드린 자세
5	팔꿈치를 이용해서 견갑거근 팔꿈치를 이용해서 요방형근	–	팔꿈치를 이용해서 승모근
6	팔꿈치를 이용해서 내전근 팔꿈치를 이용해서 내측 비복근 팔꿈치를 이용해서 둔근 팔꿈치를 이용해서 TFL	팔꿈치를 이용해서 대퇴사두 팔꿈치를 이용해서 전경골근	팔꿈치를 이용해서 내측 비복근 팔꿈치를 이용해서 대퇴이두근
7	팔꿈치를 이용해서 후면 어깨		팔꿈치를 이용해서 삼각근 팔꿈치를 이용해서 극하근

3. 팔꿈치를 고객에게 기댄 상태에서 손을 사용하여 근육의 끝부분에서 다른 끝부분으로 천천히 움직인다.
4. 경찰법이나 유날법을 통해 해당 부위를 진정시킨다.
5. 반복한다.

표 3.3은 신체의 다른 부분에 팔꿈치를 사용하기 위한 단계별 지침을 보여 준다.

팔꿈치를 사용의 안전수칙

팔꿈치의 사용에 대한 추가적인 안전 사항은 압력이 국소 지역에 제한되어 있다는 사실과 관련이 있다. 팔꿈치를 사용할 때 주요 혈관 구조, 림프절 또는 신경을 압박해서는 안 된다. 이 기술을 사용할 때는 각별히 주의를 요한다. 오일을 사용할 때는 특히 주의가 필요한데, 팔꿈치가 미끄러지지 않도록 팔꿈치를 올바르게 위치시켜야 한다.

팔꿈치를 사용하여 통증유발점을 치료할 때 불편감이 60~90초 내에 사라지지 않는다면, 압박을 멈춰야 한다. 다른 지점을 눌렀을 가능성이 있다.

마지막으로 팔꿈치는 조직을 완전히 데운 후에 사용해야 한다. 실제로 많은 테라피스트들은 팔꿈치에 적절한 양의 압력을 가하는 데 전문가가 되며, 이 압력을 워밍업의 일부로 사용하기도 한다. 팔꿈치를 사용하면 확실히 깊은 압박을 가할 수 있지만 과도하게 깊을 필요는 없다.

팔꿈치를 사용하는 것의 장점과 단점

팔꿈치를 사용하여 압박법을 연습한 후 다음 세 가지 목록에 동의하는 문장을 확인해야 한다.

장점

- 매우 깊은 압력을 적용하기에 용이함
- 특정 지점에 집중하여 적용 가능
- 테라피스트의 손목에 부담을 덜어 줌
- 전완을 사용하여 압박하는 방법으로 연결하기 쉬움
- 오일 또는 오일 없이 사용 가능
- 수건이나 옷을 입은 상태에서도 사용 가능

단점

- 모든 근육에는 사용할 수 있는 것은 아님
- 팔꿈치를 사용할 때 고객에게 적용하기까지 시간이 소요

팔꿈치를 언제 사용해야 할까?

- 국소 부위에 깊은 압박을 가하고 싶지만 마사지 도구를 사용할 수 없고 손가락과 엄지 손가락을 사용하고 싶지 않은 경우
- 통증유발점을 치료할 때
- 손목과 팔꿈치가 과사용되어 손상될 위험이 있거나 관절에서 과도한 이동이 있는 경우
- 압박 기술을 의자 기술과 함께 결합하려는 경우
- 스포츠 경기와 같이 옷을 입은 상태에서 마사지를 해야 하는 경우

쥐어짜기

조직을 압박하는 간단한 방법은 전완을 사용하여 정적으로 압박을 가할 때와 같은 방식으로 혈액의 흐름을 촉진시킨다. 압박은 순간적으로 해당 부위로의 혈류를 방해하며, 그 후 압력이 풀리게 되면 혈액이 되돌아오게 된다. 유날법은 한 손으로 쥐어짜는 동작이 필요하다. 이 움직임은 엄지손가락의 과도한 사용뿐 아니라 전완의 굴근과 신근, 엄지손가락까지 과도한 사용증후군을 유발할 수 있다. 따라서 테라피스트들은 이 기술의 대안법을 찾을 필요가 있다. 쥐어짜는 기술은 어깨의 내전근과 손을 통해 압박을 전달하는 것이 가능하다. 압박은 정적으로도 사용될 수 있지만 오일과 함께 사용하는 것이 좋으며 대퇴사두에는 사용될 수 없다. 주로 종아리에 많이 사용된다.

종아리에 쥐어짜는 방법 사용하기

압박법은 종아리에 오일을 도포한 후 고객을 엎드리게 한 뒤 수행할 수 있다.

1. 무릎을 구부린 상태로 고객과 가까이 앉아 근육 말단 부분에 손을 댄다.
2. 경골에 가장 가까운 근육에 적용하고 근육의 더 깊은 부위를 천천히 잡는다.
3. 그립을 유지하면서 손이 근육에서 미끄러져 경골에서 멀어지도록 한다.
4. 더 가까운 다른 근육을 지정하고 반복한다.
5. 이런 식으로 근육의 원위에서 근위 끝까지 나아간다. 아킬레스와의 접합부 근처에서 더 얇고 덜 살집이 있는 부분과 비교할 때, 더 볼록한 부위의 느낌에 집중한다.

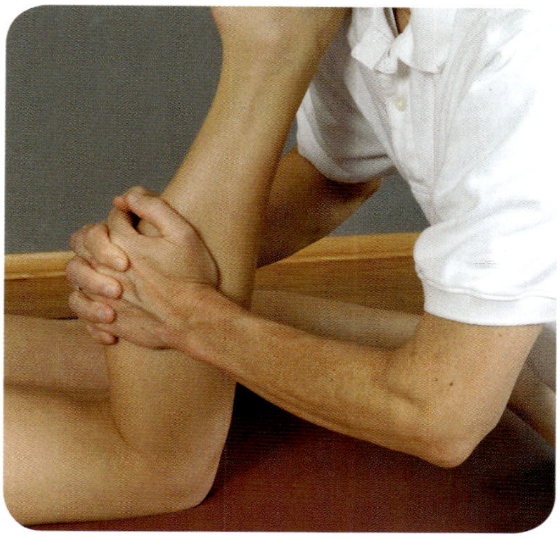

➤ 종아리에 압력을 가하는 방법에 대한 지침은 161쪽을 참조한다.

고객의 손을 치료할 때, 많은 테라피스트들은 일반적으로 압력을 가하기 위해 자신의 엄지손가락을 사용한다. 이것은 고객에게는 유쾌한 기분이 들게 하지만(대부분의 고객은 손에 심부조직 마사지가 필요하지 않기 때문에 깊은 압력을 제공하지 않지만) 치료 전문가의 손가락을 손상시킬 수 있다. 더 깊은 마사지를 요구하는 고객을 치료할 때, 종아리에 사용한 방법과 비슷한 방법으로 압박을 가하는 것을 시도해 보라.

표 3.4는 쥐어짜는 방법의 단계를 보여 준다.

표 3.4 쥐어짜는 기술의 유용할 수 있는 상황들

	자세		
장	회복 자세(옆으로 누운 자세)	누운 자세	엎드린 자세
5	–	–	–
6	–	종아리 쥐어짜기 대퇴부 쥐어짜기	종아리 쥐어짜기
7	–	손바닥 쥐어짜기	–

쥐어짜는 방법을 사용할 때 주의할 안전수칙

쥐어짜는 방법은 안전하게 압력을 주며 상대적으로 위험 요소가 적은 테크닉 중 하나이다. 중요한 고려사항은 쥐어짜는 방법은 자칫 너무 깊게 마사지될 수 있기 때문에 처음 이 테크닉을 사용할 때는 고객으로부터 충분한 피드백을 받는 것이 중요하다.

쥐어짜기의 장점과 단점

쥐어짜기 기술을 연습한 후 다음 목록에서 동의하는 문장을 확인해야 한다.

장점

- 매우 깊은 압력을 가할 수 있다(특히 종아리 부분).
- 주무르기 방법에서 대체될 수 있다.
- 테라피스트들이 어깨를 효율적으로 사용할 수 있어 손목과사용증후군의 발병률을 낮출 수 있다.
- 오일에도 적합한 테크닉이다.

단점

- 모든 근육에 사용할 수 있는 것은 아니다.
- 크고 과도하게 경직된 근육에는 사용하기 어려울 수 있으며, 특히 테라피스트의 손이 작을 경우 더 어려울 수 있다.

쥐어짜기의 좋은 예시

- 종아리 부위에 주무르기 테크닉 대신 사용 가능하다.
- 고객에게 깊은 압력을 가해야 할 때 사용한다.

도구들

이제 마사지 도구를 이용하여 조직을 안전하게 압박하는 방법을 살펴본다. 많은 치료사들은 마사지 도구를 사용하는 것의 유용성을 알고 있지만 도구들을 구입한 후 어떻게 사용해야 하는지 잘 모른다. 도구를 사용하는 올바른 방법을 몰라서 도구를 버리고 다시 손을 사용하는 방법으로 되돌아가기도 한다. 부드러운 스웨디시 마사지는 엄지손가락과 나머지 손가락들을 사용해서 적용할 수 있다. 얼굴과 같은 신체의 일부분을 치료할 때는 유용한 방법이지만 심부조직 마사지를 할 때는 사용해선 안 된다. 고객에게 심부 마사지를 적용할 때 치료사들은 손가락의 과사용으로 인한 부상을 겪는다. 하지만 도구를 안전하게 사용하는 올바른 방법을 배우면 손가락의 과사용을 방지할 수 있으며, 심부조직 마사지를 보다 효과적으로 적용할 수 있다. 이 도구들을 사용하여 모든 근육을 치료할 수는 없지만, 특정 작은 부위에 매우 깊은 압력을 가하는 데는 유용하다. 수건이나 천을 이용해 오일 없이도 적용할 수 있으며, 가벼운 문지르기나 압박하는 데 효과적이다.

마사지 도구의 종류

오늘날 많은 유형의 마사지 도구가 시장에 나와 있다. 또한 일상생활 용품을 마사지 도구로 사용할 수도 있다.

압박에 사용할 수 있는 가장 효과적이고 저렴한 도구 중 하나는 애완동물 상점에서 구할 수 있는 간단한 공이다. 턱이 강한 개를 위해 설계된 이 공은 일반 테니스공보다 훨씬 단단하다. 치료에 사용될 때 이들은 고객의 체중이 압박을 용이하게 하도록 고객의 아래에 위치된다. 공은 상부승모근, 능형근 또는 견갑거근과 같은 근육에 압력이 필요할 때 누운 자세에서 고객에게 적용한다. 고객이 가장 통증을 많이 느끼는 근육 부분에 대해 공을 배치하여 도움을 주어야 하지만, 그 부위에 압력을 가하기 위해 노력할 필요는 없다. 직경이 작은 공을 사용할 수 있지만 마사지 베드의 쿠션에 손실되는 경향이 있어 압력이 감소한다.

고객에게 발생하기 쉬운 극상근 또는 승모근의 상부 섬유와 같은 조직을 압박하려면 인덱스 노버와 같은 도구가 유용하다. 노버를 사용할 때는 좋은 지렛대 힘을 얻기 위해 앉거나 무릎을 꿇는, 매우 넓은 자세를 취해야 한다. 손목을 중립에 두어야 한다.

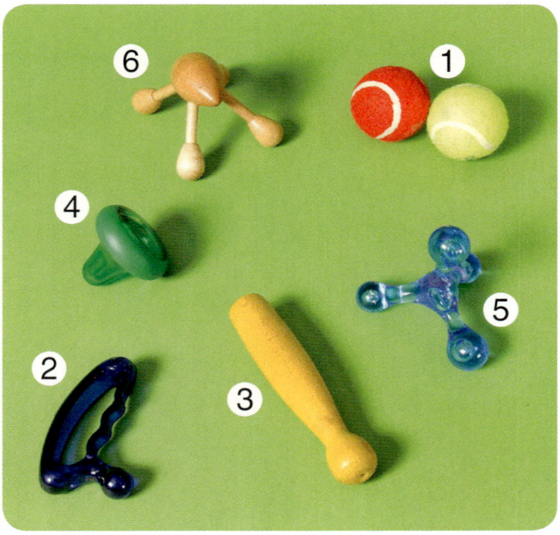

① 애완동물용 공(테니스공) ② 인덱스 노버
③ 지압봉 ④ 노블
⑤ 플라스틱 잭 노버 ⑥ 레그 마사지 노버

테니스공 같은 도구를 이용한 압박

다음은 테니스공 같은 도구를 사용할 때의 순서이다.

1. 고객이 반듯이 누운 상태에서, 고객이 통증을 가장 많이 느끼는 근육의 부분을 누르도록 공을 놓는다. 갈비뼈, 척추, 견갑골의 내측에 대한 압력을 피한다.
2. 공을 위치시키고 고객이 긴장을 풀도록 유도한다(60초를 넘기지 않을 것).
3. 공을 다른 부위로 옮긴 뒤 반복한다.

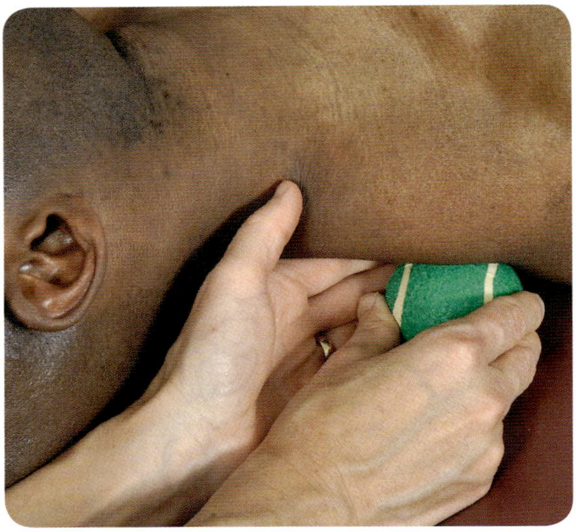

➤ 106쪽을 참조하여 상부 승모근에 대한 테니스공 사용법을 확인한다.

공을 사용할 때 1분을 넘겨 과사용하지 않도록 주의한다. 특정 부위를 진정시키는데 가장 좋은 방법은 가볍게 문지르기이다. 그러나 이 뜻은 고객을 엎드리는 자세로 바꾸라는 것이다.

TIP 때때로 고객이 올바른 위치에 도달할 때까지 마사지 베드에서 약간씩 움직이면서 공을 정확한 부위로 위치시킬 수 있다. 고객이 편안하다고 느끼면 공을 멈추어 이완시켜 주면 된다.

인덱스 노버를 이용한 압박

다음은 인덱스 노버를 사용한 압박을 위한 단계이다.

1. 압박하고자 하는 부위를 찾아 그 위에 수건이나 천을 올려놓는다. 근육조직을 제외한 혈관, 림프관 또는 신경과 같은 다른 부위를 압박하지 않도록 한다.

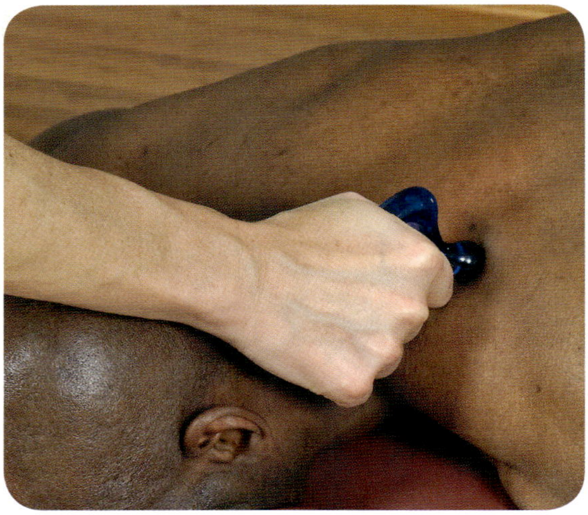

➤ 인덱스 노버를 통한 압박 사용법은 181쪽을 참조한다.

TIP 오일을 바른 다음 작은 수건이나 천을 그 부위에 덮는 것은 도구를 사용하는 동안 미끄러지지 않도록 하는 데 도움이 된다. 도구를 피부 위에 바로 사용하는 것은 좋아 보이지만 제어하기가 훨씬 어렵다.

표 3.5 압박 공구 기법이 유용한 상황

	자세		
장	회복 자세(옆으로 누운 자세)	누운 자세	엎드린 자세
5	–	승모근에 도구 사용 테니스공 사용	–
6	–	대퇴근막장근 이완을 위한 도구 사용	
7	–		극상근 접근법

2. 마사지 도구를 적용 부위에 놓는다(수건이나 천 위에).
3. 가능한 경우 근육에 수직으로 천천히 압력을 가하고 고객으로부터 지속적인 피드백을 받기 시작한다.
4. 감각을 사용하고, 고객의 피드백을 통해 깊은 압박감을 유지한다. 대략 30초 정도 천천히 압박한다.
5. 가능하면 문지르기, 주무르기를 사용해 부위를 진정시킨 후 한다.
6. 더 필요하면 반복한다.

표 3.5는 마사지 도구 사용에 대한 단계별 사용법을 보여 준다.

마사지 도구 사용을 위한 안전수칙

마사지 도구는 팔꿈치를 사용할 때보다 더 깊은 압력을 제공할 수 있다. 압박되는 부위는 팔꿈치를 사용할 때보다 훨씬 더 구체적이기 때문에 다른 중요한 구조물이 아닌 근육을 정확히 누르고 있는지 확인할 필요가 있다. 의심스러운 경우 일반적인 안전수칙(또는 심부조직 마사지를 할 때)을 참조하라. 2장(41쪽)에서 테라피스트로서 고객들의 과활성화된 부위, 불편한 통증이 있는 부위에 대해 돕는 것이 익숙해질 것이다. 물론, 고객이 심한 통증을 느낀다면 즉시 중단해야 한다.

마사지 도구 사용의 장점과 단점

마사지 도구를 사용한 압박 기법을 연습한 후 다음 세 가지 목록에서 동의하는 문장을 확인해야 한다.

장점

- 아주 깊은 압박이 가능하다.
- 특정 부위에 정확한 압박을 가할 수 있다.
- 테라피스트의 손가락과 엄지손가락에 부담을 주지 않는다.
- 오일과 함께 사용하거나 건식 기법으로 사용할 수 있다.
- 수건이나 옷 위에서도 적용이 가능하다.

단점

- 모든 부위에 적용하기는 쉽지 않다.
- 기술을 익히고 적응되기까지 어느 정도 시간이 소요될 수 있다.
- 효율적인 압박을 위해 테라피스트가 자세를 여러 번 변경해야 한다.

언제 마사지 도구를 사용하는 것이 적합한가?

- 매우 깊고 특정한 부위에 압력을 가해야 하며 손가락과 엄지손가락을 사용하지 말아야 할 때 사용한다.
- 통증유발점을 압박할 때 사용한다.
- 손가락과 엄지가 과다하게 사용되거나 이러한 관절들이 과도하게 유연하기 때문에 손상될 위험이 있는 경우

마치며

이 장에서는 심부조직 마사지의 한 구성 요소인 압박 기법에 초점을 맞추었는데, 다음 장에서는 심부조직 마사지에서 중요한 또 다른 구성 요소인 스트레칭에 관한 정보를 찾을 수 있을 것이다.

간단한 질문들

1. 전완에 테크닉을 적용할 때 고객이 주먹을 쥐면 압박할 때 어떤 느낌이 드는가?
2. 주먹을 이용한 테크닉의 가장 어려운 점은 무엇인가?
3. 팔꿈치를 이용할 때 고객에게 체중을 싣는 것 이외에 다른 방법은 무엇인가?
4. 압박 기법을 사용할 때 팔꿈치가 미끄러지는 것을 어떻게 예방할 수 있는가?
5. 이 장에서 기술된 기법 중 어떤 기법이 큰 면적에 넓게 고른 압박을 가하기 가장 좋은가? 또는 어떤 기법이 작고 정확한 지점에 이용하는 데 가장 좋은가?

4

스트레칭 테크닉

이제 여러분은 어떻게 압박이 심부조직 마사지 치료에서 사용될 수 있는지를 이해하게 되었다. 한 가지 더 조직을 스트레칭하는 기법을 더 배워 보겠다. 이 장에서 여러분은 마사지에 스트레칭을 결합하는 가장 좋은 방법, 스트레칭 테크닉이 적합한 신체 부분과 이 기술을 효과적으로 사용하는 데 도움이 되는 많은 팁을 배우게 될 것이다. 평소와 같이 여러분이 알아야 할 안전한 지침도 있다. 장 전체에 걸쳐 표는 5장 몸통, 6장 하지 그리고 7장 상지로 구성되어 있다. 마지막으로 간단한 질문을 통해 스트레칭 테크닉의 이해도를 테스트해 볼 수 있다.

스트레칭 테크닉 소개

약간의 오일을 마사지에 사용하면 최소한의 압력으로 문지르기 기법을 적용해도 피부가 늘어나며 조직을 늘릴 수 있다. 여기서는 스트레칭을 치료에 어떻게 통합할 수 있는지 살펴보겠다. 이 기법은 운동 후 체육관에서 할 수 있는 스트레칭이나 특정한 치료 방법으로서 고객에게 제공할 수 있는 스트레칭의 종류는 아니다(예: 근육 에너지 기술이나 각각 MET와 PNF라고 알려진 고유 수용성 신경 근육 촉진과 같은 특별한 형태의 스트레칭). 또한 이러한 스트레칭은 고객이 가정에서 애프터케어 패키지의 일부로 사용하기 위해 제공할 수 있는 능동적 스트레칭의 종류를 포함하지 않는다. 여기서 배우게 될 스트레칭은 심부조직 마사지의 적용에 한정된 스트레칭이다. 테라피스트가 마사지 치료에 원활하게 통합하여 수동적으로 수행하는 경우가 많다. 그러나 고객이 작용하고 있는 근육과 반대되는 근육을 수축시킴으로써 어떻게 스트레칭을 쉽게 할 수 있는지 알게 될 것이고, 따라서 치료받는 근육의 긴장도를 감소시킨다.

스트레칭은 거의 모든 마사지에 내재되어 있다. 심부조직 마사지에 사용되는 기법 중에서도 '오일 없이 누르는 기술'이나 스트레칭, '오일과 함께' 스트레칭으로 분류할 수 있다. 이러한 각각의 카테고리에 우리는 두 가지 요소를 추가할 수 있다. 먼저, 우리는 부드럽게 팔을 잡아당길 수 있다. 둘째, 관절들을 해부학적 방향대로 관련된 근육들이 늘어나도록 움직일 수 있다.

관절을 이렇게 움직이는 것은 마사지를 계속하면서 행해진다. 마지막으로, 우리는 이 두 가지 요소를 합쳐서, 오일 사용여부와 상관없이 그것들을 동시에 수행할 수 있다. 추가적인 단계별 스트레칭은 효과적이다. 첫 번째 스트레칭 그리고 견인을 추가한 스트레칭, 그다음은 관절 가동술, 마지막으로 견인을 하며 최대 가동범위의 관절가동을 한다. 그 다음 추가 관절 움직임-추가 견인 기법이 더 많이 늘어난다는 점을 유념하면 유용하다. 동시에 고객은 마사지 효과가 증가됨을 느낄 수 있다. 따라서 이러한 기법의 대부분은 오일 없이 수행하는 것이 가능하고 예외적으로 심부조직 마사지를 원하는 고객들에게 도움이 될 수 있지만, 대부분의 고객들은 오일이 사용될 때보다 그냥 받는 것이 훨씬 덜 편하다고 생각할 것이다. 일부 테라피스트들은 또한 오일을 사용하지 않으면 이러한 기술들이 연결이 더 어려워져 포괄적인 치료법을 제공하는 것이 더 어렵다고 주장할 수도 있다. 여기서는 스트레칭 테크닉의 사용을 가장 유용한 경우에만 설명했으며, 추가적인 것은 '오일 테크닉'에 자세히 나와 있다.

오일 없이 건식 스트레칭

대부분의 고객들은 특정한 마사지 스트로크와 특정한 깊이의 압박감을 선호하며 신체의 한 부분에 다른 부위보다 더 많은 시간을 투자할 것을 요구할 수 있다. 비록 우리가 어떤 한 부분을 과도하게 자극하는 것을 피하려고 하지만, 테라피스트들은 본능적으로 더 집중적인 치료를 필요로 하는 조직에 끌린다. 만약 이렇게 하고 있는 것을 발견했다면, 압력의 깊이가 때때로 증가할 뿐만 아니라, 사용하고 있는 스트로크가 더 집중된 방식으로 조직을 압박하고 늘린다는 것을 알아차렸을지도 모른다. 건식 스트레칭이 특히 도움이 될 수 있는 것은 신체의 이러한 부위에 있다. 이러한 영역은 고객의 요구에 따라 달라지며 근막과 근육이 가장 타이트한 부분이다.

건식 스트레칭 테크닉은 오일과 함께 사용될 수 있으며 마사지 세션의 어느 단계에서든 그 부위에 수건이나 천을 덮어 놓고 스트레칭을 할 수도 있다. 이렇게 사용했을 때 건식 스트레칭 테크닉은 매우 강력하므로 주의가 요구된다. 피부가 연약한 고객이나 심부조직 마사지를 싫어하는 사람들에게는 적절하지 않다. 하지만, 이러한 기법은 깊은 압력의 감각을 향상시키는 데 이상적이며, 가볍고 짧아진 것으로 확인된 근육이나 조직을 치료할 때 특히 유용하다. 오일이 적절하지 않거나 문제가 있을 수 있을 때 유용하다. 예를 들어 피부 건선증에 걸린 고객에게 이 기법은 적용되기 쉬우며 심부조직을 마사지하기 전 감각을 살리기 위해 유용하다.

다음 섹션에서는 건식 스트레칭 기술뿐만 아니라 마사지와 연결된 건식 스트레칭 기술을 몇 가지 살펴보기로 한다.

건식 스트레칭

건식 스트레칭이 잘되는 부위의 좋은 예가 바로 등이다. 이 부위에 대한 테크닉은 쉽고 안전하며, 나중에 오일을 바르고 수건을 통해 기술을 적용함으로써 건식 스트레칭이 깊은 압력 없이도 어떻게 심부조직 마사지의 감각을 촉진시키는가를 금방 알 수 있을 것이다.

많은 테라피스트들이 목에서 천골 방향으로 또는 천골에서 목 방향으로 쓸거나 문지르는 방법으로 테크닉을 적용하도록 배운다. 근육을 워밍업 한 후에, 테라피스트들은 보통 작은 부위에 집중하지 않고 위에서 아래로 척추기립근 쪽을 더욱 집중해서 마사지를 한다. 오일 없이 등을 가로면으로 시술하는 것은 피부, 근막, 관련 근육을 늘리는 효과가 있어 아주 유용하다.

척추기립근에 건식 스트레칭 적용

고객에게 오일을 바르기 전에 이 기술을 연습하라. 이 기술을 위해서 항상 당신이 서 있는 반대쪽 척추기립근 근육을 촉진시킨다. 즉, (사진과 같이) 고객 오른쪽에 서 있다면 그의 왼쪽 척추기립 근육에 적용할 것이다. 어느 쪽을 먼저 적용하는지는 상관이 없다. 그러나 기술을 이해하는 것을 돕기 위해, 여기서는 고객의 왼쪽 척추기립근부터 시작한다.

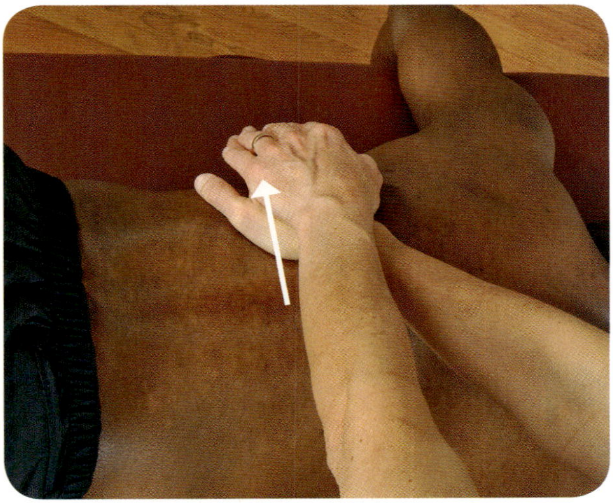

➤ 고객의 반대쪽에 서 있는 동안 척추기립근의 건식 스트레칭을 사용하는 방법에 대한 전체 지침은 113쪽을 참조한다.

1. 마사지 베드 오른쪽에 서서 고객의 척추 극돌기를 확인한다. 극돌기 쪽의 압박은 피해야 한다.
2. 고객의 등 왼쪽 아래에서 세로로 뻗어 있는 척추기립근의 위치를 찾는다. 사진과 같이 근육과 피부 위에 손을 놓는다.

TIP 시작은 경추, 흉추, 요추 어디에서 해도 상관없다. 그러나 처음 기술을 배울 때는 흉부 상부를 중심으로 시작하는 것이 좋다. 그러고 나서 천골 쪽으로 적용한다.

목적은 척추로부터 척추기립근(및 관련 조직)을 부드럽게 밀어내는 것이다. 조직 위에 손을 고정시키고 척추로부터 그들을 멀어지도록 부드럽게 이완시킨다. 팔꿈치를 세우거나 손이 피부를 가로질러 미끄러지게 하는 것을 피하라. 피부에 고정되어 있어야 하고, 미끄러지는 것보다 손바닥 아래 조직을 늘려야 한다. 때때로 척추에서 근육을 밀어낼 때 부드럽게 흔드는 동작을 사용하면 고객이 긴장을 푸는 데 도움이 된다.

3. 먼저 척추를 위아래로 2~3회 마사지한다. 왼쪽이나 오른쪽 중 한쪽 면을 선택한 후, 흉추의 윗부분에서 시작하여 천골까지 내려오고, 반복하기 전에 다시 출발 위치로 돌아와서 흉추에서 시작하면 천골까지 내려간다.

TIP 목의 신장 근육에 손바닥을 위치시키는 것은 어렵기 때문에 이 부위에 기법을 적용하려면 고객이 엎드린 자세에서 손바닥 대신 손가락을 사용하면 된다. 이 자세에서는 목 신전근에 건식 스트레칭을 적용시키기가 까다롭기 때문에 오일을 사용하거나 수건을 사용해 이 기술을 사용하면 훨씬 더 쉬울 것이다.

4. 왼쪽 척추기립근을 마사지할 때는 마사지 베드 오른쪽으로 이동하여 고객의 오른쪽 척추기립근에 같은 기법을 반복한다.

척추기립근에 건식 스트레칭을 적용하기 위한 수정된 4가지 기법

건식 스트레칭이 마사지 기법에 얼마나 유용한 추가 기법이 될 수 있는지에 대한 이해를 높이는 방법에는 네 가지가 있다. 먼저 기법을 연습하고, 등의 어느 부분이 덜 유연해 보이고 덜 스트레칭이 되는지에 특히 주의를 기울인다. 고객의 좌측과 우측의 차이가 있는가? 요추의 특정 부분이 다른 부위보다 유연성이 떨어지는가? 이 기법으로 인해 고객은 스스로 특정 부위가 이완되거나 특정 부위가 더 경직되었음을 느낄 수 있는가? 건식 스트레칭 테크닉의 장점: 하나는 여러분과 여러분의 고객 모두가 어떤 부위가 경직되어 있고 스트레칭이 덜 되는지 잘 느낄 수 있게 된다는 것이다.

두 번째로 할 수 있는 것은 수건을 사용해서 기법을 적용했을 때 느낌이 어떻게 다른지 알아보는 것이다. 오일을 약간 발라 문지른 후 수건을 사용해 위의 단계를 반복한다. 수건을 통해 마사지를 할 때는 수건이 오일을 빨아들이기 때문에 피부를 더 잘 잡을 수 있도록 해 주며 수건과 고객을 단단히 잡아주는 자물쇠 역할을 한다. 이 기법에서는 조직이 아주 쉽게 스트레칭될 수 있기 때문에 거의 압력을 가할 필요가 없다. 고객에게 두 번째 기법이 어떻게 느껴졌는지 물어보라. 대부분의 고객들은 이 기법이 훨씬 더 강력하고, 더 깊이 있다고 보고한다.

TIP 척추의 극돌기를 누를까 하는 불안함이 생긴다면, 한 손을 사용하여 척추의 극돌기를 찾고 그 손으로 척추극돌기를 잘 피하도록 유도하면서 다른 손바닥을 사용하여 조직을 늘인다.

세 번째 방법은 다른 방향으로 기법을 적용하는 것을 연습하는 것이다. 등 전체를 대상으로 오일 없이 하는 방법 또는 약간의 오일을 사용해 수건을 덮어 사용하는 기법이 있다. 113쪽 단계별 지침에서는 어떻게 척추기립근에 가로방향으로 기법을 적용하는지 소개한다. 그러나 이 근육들을 세로로 또는 당신이 선택한 어느 방향으로도 적용할 수 있다. 척추기립근에만 머물 필요는 없고 이 기법을 등의 어느 부분에 적용해도 상관없다. 스트레칭이 필요한 부위에 이 기법을 사용하고, 고객의 자세를 바탕으로 이완되어 있다고 느끼거나 길어지고 약해질 가능성이 있는 근육에는 적용을 피한다. 척추기립근은 대부분 시간 동안 우리를 똑바로 세우도록 설계되어 있고 일상 활동 중에도 좀처럼 휴식을 취하지 않아 거의 긴장되어 있다는 것을 기억하라. 이러한 근육은 선천적으로 건강하고 강하므로 스트레칭이 꼭 필요한 것은 아니다. 특히 흉추 후만을 가진 고객의 중부 승모근과 능형근은 보통 길고 약해져 있다. 이 근육들을 스트레칭하는 것이 반드시 도움이 되지는 않는다. 단지 기법을 배울 수 있는 쉬운 방법이기 때문에 설명하였고, 몇몇 고객들에게는 분명히 가치가 있는 기법이 될 것이다. 충분히 연습한 후에 상황에 맞게 수정하여 적용한다.

마지막으로, 고객의 팔을 여러 방향에 위치시킨 후 기법을 받았을 때 어떤 일이 일어나는지 주목하라. 만약 그 기법을 팔이 차려 자세로 놓인 엎드린 고객에게 적용한다면, 팔을 90도로 외전시키고 했을 때, 90도 외전시킨 상태에서 마사지 베드 밑으로 팔을 내렸을 때, 손을 머리 위로 위치시켰을 때와 아주 다른 느낌일 것이다. 팔의 위치를 바꾸면 견갑골의 위치가 달라지는데, 이것은 등근육의 장력에도 영향을 미친다. 비교적 느슨하게 느껴졌던 부위가 갑자기 더 긴장의 영향을 받는다는 것을 발견할 수 있다. 예를 들어 고객의 손을 머리 위로 올린 상태로 엎드리라고 시켰다면 흉요근막이 스트레칭될 수 있는 자세다. 이 자세에서 요추기립근과 요방형근이 단축된 고객에게 이 스트레칭을 적용한다면 도움이 되지만, 반대로 상부 승모근은 수동적으로 짧아지는 자세가 되어서 스트레칭을 적용하기가 어렵다. 고객의 상부 승모근에 기법을 적용할 때는 고객의 팔이 차려 자세로 옆에 있을 때 더 효과적이다. 이런 식으로 고객의 팔 위치를 바꾸는 옵션을 갖는 것은 건식 스트레칭을 더욱 효과적으로 할 수 있게 해 준다.

TIP 113쪽의 지침에 따라 전신에 건식 스트레칭을 사용할 수 있으며, 척추기립근에 대한 건식 스트레칭이 좋은 예가 될 수 있다.

등에 대한 건식 스트레칭의 안전수칙

항상 척추의 극돌기와 같은 뼈를 피해서 기법을 적용한다. 간단하게, 극돌기와 견갑골의 내측면과 같은 날카로운 뼈를 눌러야 하는 스트레칭을 피하라. 갈비뼈가 바깥쪽으로 구부러져 있고 일부 테라피스트들이 이것을 단단하게 굳은 근육이라고 생각하는데 이것은 뼈일 수 있다는 것을 기억하라. 피부가 연약한 고객을 치료할 때는 모든 형태의 건식 스트레칭을 피하라.

마지막으로, 건식 스트레칭은 등에만 사용하는 것이 아니다. 뼈가 있는 부위에서는 압력을 피하고, 가장 팽팽하게 느껴지는 부위에 집중적으로 스트레칭을 하는 것을 기억하면서 신체의 어느 부위에나 이 기술을 사용할 수 있다.

건식 스트레칭의 장점과 단점

건식 스트레칭을 연습한 후 다음 세 가지 목록 중 동의하는 문장을 확인해야 한다.

장점

- 특정한 조직에 스트레칭을 사용할 수 있다.
- 오일의 사용이 적절하지 않거나 문제가 있을 때 건식 스트레칭이 유용할 수 있다.
- 적용이 용이하다.
- 몸의 어느 부위에서도 사용할 수 있다.
- 테라피스트의 힘이 거의 들지 않는다.
- 건식 스트레칭은 마사지의 깊은 감촉을 요구하는 고객에게 이상적이다.

단점

- 건식 스트레칭은 오일을 사용하지 않고서는 다른 기법과 연결되기 어려울 수 있다.
- 일부 고객은 받는 것이 불편할 수 있다.
- 피부가 연약한 고객에게는 적합하지 않다.

건식 스트레칭 필요한 상황

- 짧아졌거나 긴장된 것으로 확인된 부위에 적용할 때(일반적으로 특정 부위의 조직을 늘려야 할 때 사용됨)
- 고객이 마사지 중 더 깊은 감촉을 요구할 때

견인법

부드러운 견인법은 심부조직 마사지의 매우 중요한 요소다. 견인법은 사지를 부드럽게 잡아당길 때 관절의 공간을 만들어 주어 관련 조직을 늘린다. 견인법은 오일 마사지에 통합될 수 있지만 피부가 건조하고 사지가 미끄러지지 않아 쉽게 잡을 수 있을 때 가장 잘 수행된다. 이 스트레칭 기술은 천천히, 안전하게 그리고 최소한의 노력으로 수행되며, 비록 평소에 다른 기법들을 적용하는 자세에 비해 다른 자세가 필요할 수 있지만 적용이 쉽다. 견인법은 심부조직 마사지의 감각을 더 향상시킬 뿐만 아니라 관절의 움직임을 크게 개선할 수 있다. 이러한 이유로 관절이 과도하게 유연하거나, 탈구가 있거나, 불안정한 고객에게는 사용해서는 안 된다. 또한 피부를 포함한 관절 주위의 조직을 스트레칭시키기 때문에 연약한 피부를 가진 고객에게는 사용하지 말아야 한다.

견인 연습을 하기에 가장 좋은 신체 부위 중 하나는 광배근의 위쪽과 겨드랑이 뒤쪽, 소원근과 대원근으로, 이곳은 마사지할 때 대체로 많이 배제되는 부분이다. 여기서 어깨관절을 견인하여 많은 관련 근육을 스트레칭할 수 있는데, 이는 특히 고객들이 이러한 근육에 관련된 스포츠나 취미활동을 정기적으로 하는 경우(예: 암벽 등반, 노젓기), 목발을 사용해 온 경우(상관골의 내전이 요구됨), 또는 수술에 의해 조직이 짧아졌거나 부상으로 인해 팔에 깁스를 했던 고객에게 효과적이다.

누운 자세에서 어깨관절 견인법

이 기법은 관절 가동범위가 제한된 고객들에게 유용하다. 특히 어깨관절의 내전이 제한된 고객에게 더욱 효과적이다. 비록 사진에서는 어깨관절이 90도로 놓인 상태에서 설명하고 있지만, 편안하게 팔꿈치를 잡을 수 있다면 어느 각도에서든 견인법을 적용할 수 있다.

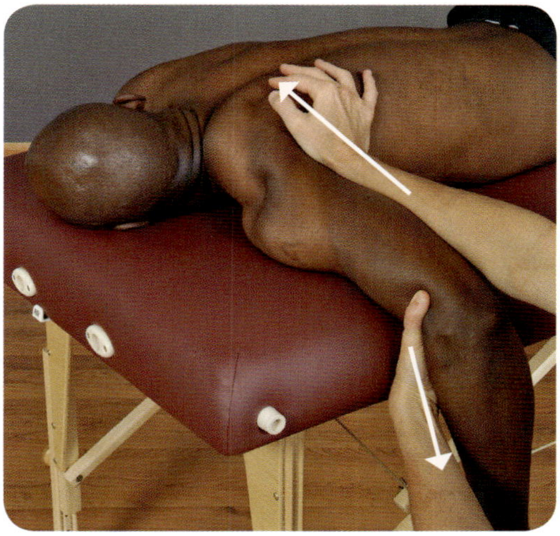

➤ 상완골 관절의 견인 방법에 대한 전체 내용은 184쪽을 참조한다.

1. 고객이 엎드린 상태에서 어깨를 90도 이하로 만든 후 조심스럽게 잡는다.
2. 필요할 경우 무릎을 꿇고 한 손은 고객의 겨드랑이 뒤쪽 등에 대고 다른 한 손은 팔꿈치를 잡는다.
3. 자신의 팔꿈치를 쭉 뻗은 채로 겨드랑이 뒷부분을 부드럽게 눌러 주며 다른 손으로 어깨관절을 동시에 견인한다. 중요한 신경, 혈관, 림프 구조가 있는 겨드랑이 자체에 압력을 가하지 않도록 한다.

TIP 팔꿈치를 너무 꽉 잡는 것은 피하라. 어깨를 잡아 견인시킬 때 거의 힘이 들어가지 않는다. 팔꿈치 관절이 아닌 어깨 관절을 견인한다는 것을 기억하라.

누운 자세에서 2가지 수정된 어깨관절 견인법

당신이 적용하고 있는 근육의 스트레칭을 더욱 효과적으로 하기 위해 추가적으로 수정된 두 가지 방법이 있다. 수정된 기법에 따라 고객은 더욱 증가된 압박을 느낄 것이다.

먼저 겨드랑이 뒷면에 소량의 오일을 바르고 나서 천이나 작은 수건을 덮은 후 스트레칭과 견인법을 적용한다. 팔꿈치를 받치고 어깨를 같은 방법으로 잡아당긴다. 천을 사용해 척추기립근에 가로 방향으로 스트레치를 가했을 때 압력의 느낌이 높아졌듯이(113쪽) 여기서도 그러함을 주목하라. 손바닥을 겨드랑이에 대고 평평하게 미는 대신 손바닥을 회전시켜 겨드랑이 아래 피부가 팽팽해지는 느낌이 들도록 해야 한다. 소량의 오일을 바른 후, 피부가 더 잘 잡히도

표 4.1 견인이 유용할 수 있는 상황들

	자세		
장	회복 자세(옆으로 누운 자세)	누운 자세	엎드린 자세
5	광배근 스트레칭	대흉근에 대한 주먹 기법	
6	–		
7	광배근 압박하기	삼두근에 대한 전완 기법 삼두근에 대한 주먹 기법 손목 신전근에 대한 주먹 기법	전완의 손목 신전근을 사용한 상완골의 후면어깨 견인법

록 천을 눌러서 겨드랑이 뒤쪽에 있는 조직을 더 효과적으로 스트레칭시킬 수 있다는 것을 주목하라.

더 나아가서 어깨관절을 견인하면서 수동적으로 움직여 줌으로써 어깨 내전근인 광배근과 대원근, 소원근의 스트레칭을 가능하게 하고 관절 가동범위를 늘릴 수 있다. 평소처럼 손바닥을 겨드랑이에 대고 고객의 어깨를 견인할 때 손바닥이 누르는 방향은 견갑골이 하방회전되도록 아래로 하며 다른 손은 고객의 어깨를 외전시킨다.

오일 마사지에 후면어깨 스트레칭을 쉽게 통합할 수 있으며, 손바닥을 이용해 고객의 삼두근과 어깨 뒤쪽도 압박할 수 있다.

표 4.1은 심부조직 마사지에 견인법을 통합할 수 있는 상황과 관련된 장을 보여 준다.

견인법에 대한 안전수칙

겨드랑이 부위에 대한 압력을 피한다면 견인법은 안전하고 효과적인 기법이지만 모든 고객에게 적합한 것은 아니다. 특히 관절이 과도하게 유연하거나 불안정한 고객(하이퍼 모빌리티 신드롬)에게는 사용해서는 안 된다. 이 기법은 여러 신체 부위에 적용할 수 있지만, 이전에 탈구되었던 관절이나 탈구될 가능성이 있는 관절에는 사용하지 않는다(예: 고객이 특정 관절이 불안정하다고 말하는 경우). 그리고 류마티스 관절염과 같이 염증성 관절염으로 알려진 관절을 가진 고객에게 적용할 때는 상황을 악화시킬 수 있기 때문에 의료 소견이 필요하다. 또한 강직성 척추염이나 관절이 굳는 질병이 있는 고객에게는 견인법을 사용해서는 안 된다. 또한 이 기술은 근육조직뿐만 아니라 피부도 확장시키므로, 연약한 피부를 가진 고객에게 적용할 때는 조심해야 한다. 부드러운 견인법의 사용은 대부분의 고객이 안전하고 편안하고 느끼지만, 만약 특정 고객의 상태가 조금이라도 의심이 든다면, 고객이나 고객의 의사와 상담한다.

견인법의 장점과 단점

관절의 견인 방법을 연습한 후 다음 세 가지 목록에서 동의하는 문장을 확인해야 한다.

장점

- 견인법은 관절의 가동범위를 개선하는 데 효과적이다.
- 조직의 특정 부위에 대한 스트레칭을 효과적으로 하는 데 도움이 된다.
- 오일의 사용이 적절하지 않을 때 유용하다.
- 쉽게 적용할 수 있다.
- 아주 적은 힘만으로 적용할 수 있다.
- 심부조직 마사지에서 깊은 감촉을 높여 준다.
- 스트레칭의 감촉을 높여 준다.

단점

- 마사지 중 견인법을 사용하기 위해서는 연습이 필요하다.
- 견인법은 선택적으로 사용되어야 하며, 모든 고객에게 적절한 것은 아니다.
- 여러 상황과 기법에 따라 테라피스트들이 자세를 변경해야 한다.

견인법이 필요한 상황

- 제한된 관절의 가동범위를 개선해야 할 필요가 있는 경우
- 근육 또는 조직의 부위가 아주 긴장되어 있고 짧아진 것으로 확인되었을 때(일반적으로 특정 부위의 영역을 늘려야 할 때 사용됨)
- 유달리 깊은 마사지를 요구하는 고객을 마사지할 때

이상근에 대한 건식 스트레칭

건식 스트레칭에서 특정 근육에 집중하여 이 장을 마치자. 대부분의 고객은 운동이나 스포츠 활동에 적극적으로 참여하지 않고 오래 앉아 있는 직업을 갖고 있어서, 근육이 길어지고 약해지게 된다. 그래서 단축된 둔근을 가질 가능성은 낮다. 그러나 소둔근, 중둔근, 그리고 이상근은 단축되었을지도 모른다. 이상근은 좌골신경과 근접해 있기 때문에 마사지를 할 때 다루기가 까다롭다고 여겨진다. 이론적으로, 이 근육의 긴장이 신경을 압박하여 이상근증후군을 일으킬 수 있다. 치료하지 않으면 고관절의 생체역학이 변형되고 근육 불균형이 뒤따른다. 그래서 많은 테라피스트들은 이 근육을 늘일 수 있는 기법을 배우기 위해 많은 노력을 기울인다. 가장 좋은 방법 중 하나는 건식 스트레칭이다. 고객이 엎드린 상태에서 둔근을 일반적인 마사지로 충분히 예열시킨 후 건식 스트레칭 테크닉을 적용하는 것이다.

이상근에 건식 스트레칭 사용

고객이 엎드린 자세로 놓인 상태에서 일반 마사지 기술을 사용하여 엉덩이를 완전히 편안하게 한다.

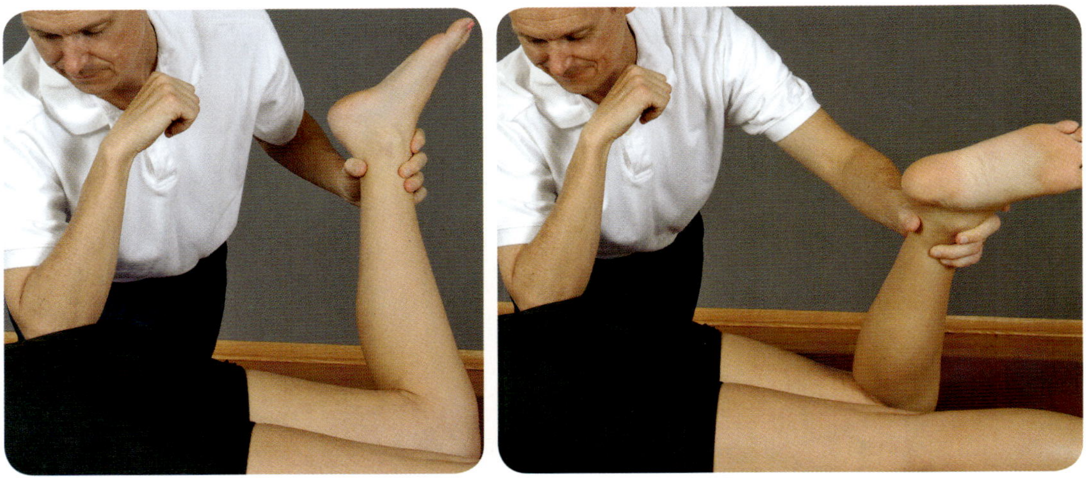

➤ 이상근에 대한 자세한 접근법은 165쪽을 참조하라.

1. 이상근을 조심스럽게 찾는다. 만약 이 부분이 경직되어 있다면 고객은 대체로 깊은 압박에서 통증을 느낄 것이다.
2. 수건을 교체하고 근육을 누르는 위치를 조정한다. 사진에서 압력을 가하는 위치를 쉽게 식별할 수 있게 하기 위해 우리는 수건을 사용하지 않았다.

TIP 수건을 통해 작업하면 미끄러질 위험이 없어 이 부위에 더욱 효과적인 스트레칭을 적용할 수 있다.

3. 이상근 위에 팔꿈치를 대고 고객에게 체중을 실어 기댄다. 이때 자세가 무너져 등이 다치지 않도록 주의한다. 고객이 통증, 얼얼함 또는 무감각함을 보고할 경우 압력을 줄인다.
4. 다른 손으로 고객의 발목을 잡고 팔꿈치의 압력을 유지하면서 고관절을 천천히 외회전 후 내회전시킨다. 고객의 반응에 주목하여 약 2~3분 동안만 이러한 동작을 반복한다.
5. 수건을 제거하고 해당 부위를 진정시킨다.
6. 더 필요하면 반복하되 너무 과도하게 하지 않도록 주의한다.

이상근에 대한 건식 스트레칭 안전수칙

그 부위를 먼저 충분히 이완시킨 후, 너무 일찍 깊게 들어가지 않도록 압박해야 한다. 압력이 다리에 통증, 저림 또는 얼얼함을 유발한다면, 이것은 좌골신경을 압박하고 있다는 것을 의미하므로 멈춰야 한다.

이상근 스트레칭의 장점과 단점

이상근 스트레칭을 연습한 후 다음 세 가지 목록에서 동의하는 문장을 확인해야 한다.

장점

- 건식 스트레칭은 이상근을 늘려 경직된 이상근과 같은 문제를 극복하는 데 매우 효과적이다.
- 쉽게 적용할 수 있는 기법이다.

단점

- 이상근은 좌골신경 근처에 있기 때문에 이 기술을 수행할 때는 각별한 주의가 필요하다.
- 모든 고객이 엉덩이 부위에 팔꿈치로 압박받는 것을 좋아하는 것은 아니다.

이상근 스트레칭이 필요한 상황

- 이 근육이 짧거나 긴장되어 있고 불균형한 것이 확인된 경우
- 고객이 이상근증후군을 앓고 있어 좌골신경이 압박되는 상황에서는 각별히 주의하여 스트레칭을 한다.

오일을 이용한 스트레칭

이제 오일을 사용한 스트레칭을 피부에 직접 적용하는 법을 살펴보자. 설명된 각각의 예에서 여러분은 어떻게 견인법과 관절의 움직임이 결합되어 스트레칭과 압박의 감각을 더욱 향상시킬 수 있는지 볼 것이다. 우선, 우리는 압박 기법을 적용하는 동안 어떻게 자연스러운 스트레칭을 발생시킬 수 있을지 고려해 볼 것이다. 또한 이 사진의 회복 자세에서 내전근에 적용하는 법을 참고한다.

이 문지르며 압박하는 기법이 테라피스트가 효과적인 지렛대 힘을 쓸 수 있는지와 활주를 하는 동안 이러한 조직이 효과적으로 스트레칭될 수 있다는 것에 동의하는가? 이번 예에서 테라피스트는 무릎에서 엉덩이 방향으로 작업하면서 피부와 근막조직을 밀어내고 있다. 오일을 적게 쓰면 피부와 조직이 더욱 쉽게 마찰되어 더 잘 늘어날 수 있다고 생각하는가? 비록 우리

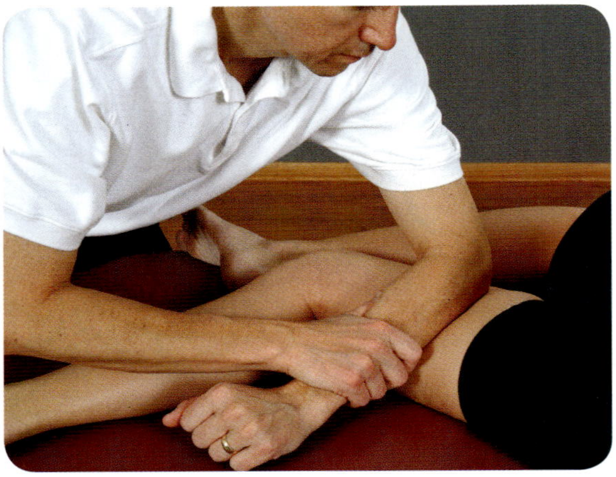

의 의도는 근육을 압박하는 것일 수도 있지만, 우리가 이런 식으로 기법을 적용할 때마다, 스트레칭이 일어난다. 유사한 예에 대해서는 6장 및 7장을 참조한다(6장의 경우, 129쪽 전완을 이용한 내전근 이완, 146쪽 전완을 이용한 대퇴사두근 이완, 156쪽 전완을 이용한 종아리 이완, 162쪽 전완을 이용한 대퇴이두근 이완. 7장의 경우, 174쪽 전완을 이용한 삼두근 이완, 185쪽 전완을 이용한 손목 신전근 이완).

이러한 각각의 예에서 전완을 사용하고 있기 때문에 근육과 관련된 근막 부위가 늘어지고 있다. 팔꿈치를 사용할 때와 같이 활주공간이 좁을 때도 스트레칭이 된다(130쪽 팔꿈치를 이용한 내전근 이완, 133쪽 팔꿈치를 이용한 내측 비복근 이완, 148쪽 팔꿈치를 이용한 대퇴사두근 이완, 152쪽 팔꿈치를 이용한 전경골근 이완). 이렇게 활주 공간이 좁은 기법이 강렬하게 느껴지는 이유 중 하나는 조직을 압박하는 동시에 늘리기 때문이다.

그래서 만약 여러분의 기법에 오일을 이용한 스트레칭 테크닉을 포함하려는 생각이 있다면, 마사지 하고자 하는 고객의 부위에 오일을 적게 사용하여 조직을 압박하며 활주하는 것으로 방금 언급된 몇몇 압박 기법을 적용할 수 있다.

TIP 마사지를 하는 동안 근육을 스트레칭하는 것과 단순히 근육을 압박하려는 것은 상당히 다르다. 당신이 단순히 조직을 압박하고자 할 때는, 자신에게 '어떻게 하면 더 많은 혹은 더 적은 압력을 사용할 수 있는가?', '이런 식으로 더 많은 압력을 가하면 어떤 효과가 있는가?' 같은 질문을 던진다. 일단 조직을 스트레칭하려고 시도하면 압박할 때 활주 방향이 가장 중요하다는 것을 알 수 있다. 한 방향으로 움직이는 것이 스트레칭을 증가시키는 반면 다른 방향으로 일하는 것은 그것을 감소시킨다는 것을 알게 될 것이다.

표 4.2를 참조하여 관절 운동을 추가하지 않고 오일을 이용한 스트레칭을 연습하는 유용한 방법이 나와 있는 각 장을 살펴본다. 이 표가 오일을 이용한 스트레칭을 연습할 부위를 선택하는 데 도움이 된다면, 먼저 전완 기법을 선택하고, 익숙해진다면 주먹과 팔꿈치를 이용한 치료를 진행한다.

표 4.2 오일로 자연발생 스트레치를 향상시킬 수 있는 상황들

	자세		
장	회복 자세(옆으로 누운 자세)	누운 자세	엎드린 자세
5	상부승모근에 대한 전완 기법		
6	내전근에 대한 전완 기법 내전근에 대한 팔꿈치 기법 내전근에 대한 주먹 기법 내측비복근에 대한 주먹 기법 내측비복근에 대한 팔꿈치 기법	대퇴사두근에 대한 전완 기법 대퇴사두근에 대한 팔꿈치 기법 내전근에 대한 전완 기법 전경골근에 대한 팔꿈치 기법	종아리에 대한 전완 기법 종아리에 대한 팔꿈치 기법 종아리에 대한 주먹 기법 종아리 배측굴곡 상태 대한 주먹 기법 대퇴이두근에 대한 전완 기법 대퇴이두근에 대한 팔꿈치 기법
7		삼두근에 대한 전완 기법 삼두근에 대한 주먹 기법 이두근에 대한 주먹 기법 손목 신전근에 대한 주먹 기법	손목 신전근에 대한 전완 기법

오일을 이용한 스트레칭과 수동적 관절 움직임

스트레칭을 효과적으로 하기 위해 마사지하고 있는 근육과 관련된 관절을 움직일 수 있다. 이것을 수동적으로 할 수도 있고 고객에게 관절을 움직일 것을 요구할 수도 있다. 두 방법 모두 여기에 설명되어 있다.

종아리에 스트레칭과 관절 가동 기법을 적용하는 좋은 방법은 고객이 엎드린 상태에서 적용하는 것이다. 이 자세의 장점은 관절 움직임을 수동적으로 수행하거나 고객에게 관절을 움직이도록 요청할 수 있다는 것이다.

수동적 관절 움직임과 오일을 이용한 스트레칭

종아리 부위를 예시로 수동적 관절 움직임과 오일을 이용한 스트레칭 테크닉을 설명하였다. 단계에 따라 이 기법을 대부분의 사지 관절에 쉽게 적응시킬 수 있어야 한다.

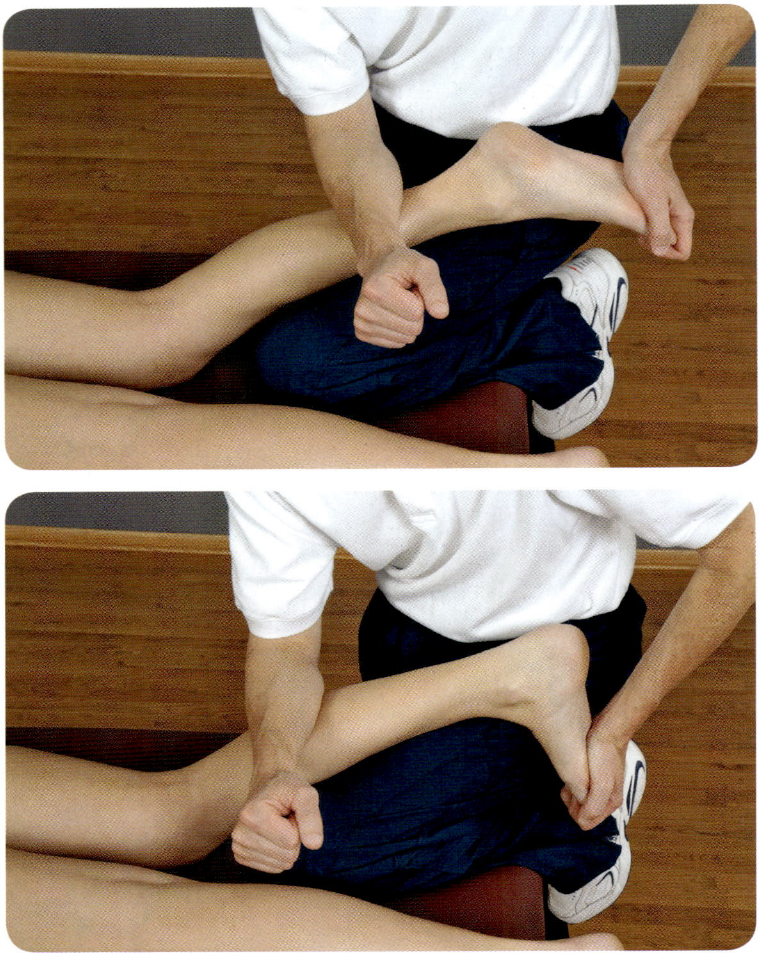

➤ 종아리에 전완을 이용해 연부조직 이완법을 사용하는 자세한 방법은 160쪽을 참조한다.

1. 수동적으로 근육을 단축시킨다. 종아리의 경우, 무릎을 구부리거나 발목이 배측 굴곡되는 것을 의미한다. 사진에서 테라피스트는 고객의 무릎을 구부리지만 고객의 발목을 중립적인 위치에 놓아 두었다.
2. 근육의 원위부에서 시작하여 약간의 오일을 사용하여 근위부로 이동하며, 발목에서 무릎 쪽으로 작업하여 무릎 뒤쪽의 오금에는 압력을 주지 않는다.

TIP 여기서 핵심은 관절의 움직임 중 일정한 압력을 유지하는 것이다. 만약 수동적으로 근육을 스트레칭하고 있다면, 양손잡이처럼 한 팔로 압박하고 다른 손으로 고객의 발목을 배측 굴곡해야 한다.

3. 이 과정을 반복하되 이번에는 마사지하고 있는 근육을 늘려라. 종아리의 경우, 이것은 발목을 배측 굴곡하는 것을 의미한다. 수동적으로 할 수도 있고, 고객에게 부탁할 수도 있다.

TIP 고객에 의한 발목의 능동적 배측 굴곡은 전경골근을 사용하게 하고 반대 근육인 비복근, 가자미근을 아주 효과적으로 이완시킨다. 근육은 쌍으로 작용하므로 하나의 근육을 수축시키면 반대의 길항근은 이완한다는 것을 기억하라. 그러나 단점은 움직임을 반복적으로 하는 것은 근육을 피로하게 할 수 있다는 것이다. 이번 예에서는 전경골근이다.

4. 배측 굴곡으로 마사지하는 이 과정을 3~4번 반복한다.

이 방법은 특히 종아리의 내측과 측면에 대한 치료에 효과적이다. 왜냐하면 문지르기 기법을 통해서 더 쉽게 접근할 수 있기 때문이다. 하지만 특정한 관절에는 견인법을 사용하기가 쉽지 않다. 앞의 두 사진을 다음 사진과 비교하여 어떻게 이 기법을 전완에 쉽게 적용하고 어디에서 팔목을 쉽게 굴곡시킬 수 있는지 확인한다. 전완에 이 기법을 사용할 때는 손목을 수동적으로 구부릴 때 부드럽게 당겨 관절에 견인법을 적용하기가 쉽다. 손목에 기술을 적용하려면 이 관절이 구부러질 수 있도록 고객의 손목을 마사지 베드 끝으로 배치해야 한다.

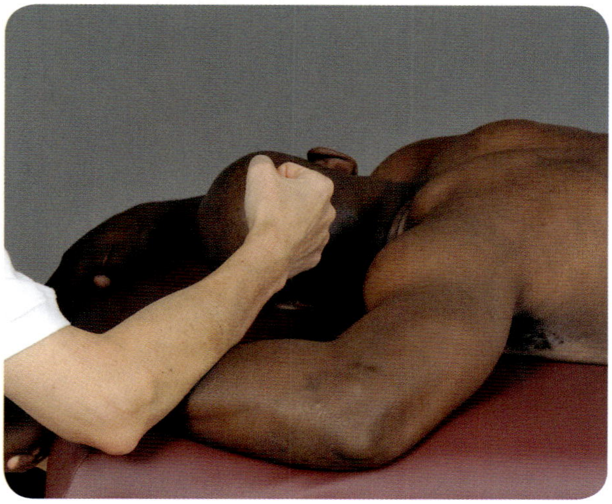

➤ 심부조직 스트레칭에 대한 자세한 내용은 185쪽을 참조한다.

오일을 이용한 스트레칭과 능동적 관절 움직임

어떤 상황에서는, 테라피스트가 스트레칭을 할 수 있는 아주 좋은 방법은 고객에게 관절을 직접 움직여 달라고 하는 것이다. 이를테면 허벅지 측면과 장경인대를 적용할 때, 그리고 반듯이 누운 자세에서 햄스트링을 적용할 때를 예로 들 수 있다. 수동적으로 관절을 움직이는 것은 아무래도 압박에 집중력이 떨어져 적은 힘을 쓸 수밖에 없기 때문에 고객이 직접 움직여주는 능동적 스트레칭보다 압박력이 약간 덜하다. 게다가 스트레칭을 적용하는 동시에 관련 관절을 이동시키는 것은 어려울 것이다.

오일을 이용한 장경인대 스트레칭과 관절가동

다음 단계에 따라서 안전하게 장경인대를 늘인다.

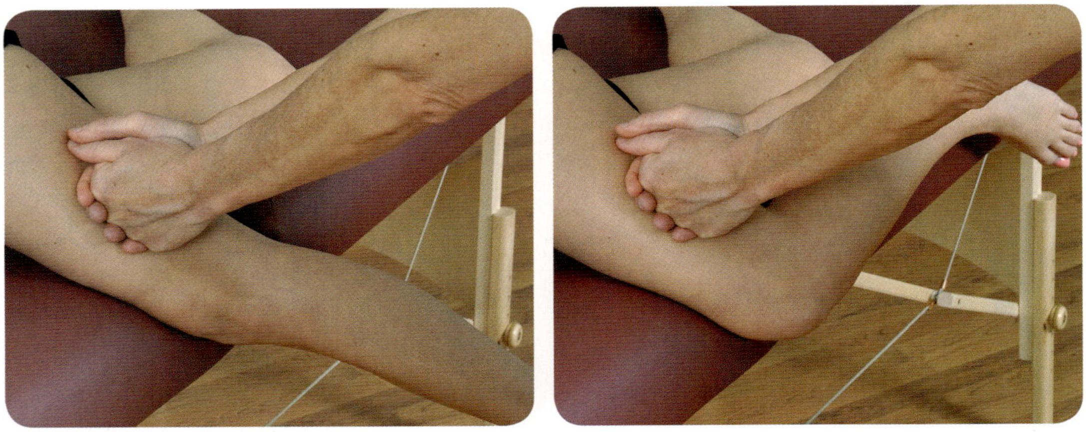

➤ 장경인대에 연부조직 가동법을 적용하는 방법에 대한 자세한 지침은 137쪽을 참조한다.

1. 고객을(옆으로 눕혀) 무릎이 마사지 베드 가장자리에 놓이도록 한다.

TIP 만약 이 자세가 불편하다면, 고객의 무릎 아래에 접힌 수건이나 목욕 스펀지를 놓는다.

2. 느슨하게 오므린 주먹으로 팔꿈치를 펴려고 노력하면서, 외측광근의 원위 끝에 압력을 가한다. 무릎 외측면을 너무 깊게 눌러서는 안 된다.
3. 오일을 조금 바른 후 고객이 천천히 무릎을 구부리고 펼 동안 장경인대를 따라 천천히 주먹으로 밀어 올린다.

TIP 고객이 움직이는 동안 발에 차이지 않을 자리를 아는 것은 몇 번 연습이 필요하다. 장경인대 스트레칭 시 관절 움직임을 더하는 것은 다리가 긴 고객에게는 까다로운 기술이다.

4. 3~4번 반복한다.

이런 식으로 스트레칭하는 것은 특히 관절 주위의 국부적인 긴장 부위를 목표로 하는 데 도움이 된다. 장경인대를 스트레칭하는 것은 러너스 니(Runne's knee)와 같은 상태를 치료하는 데 도움이 된다고 보고된다. 능동적인 스트레칭의 장점은 고객이 스트레칭 중 통증을 느끼면 스스로 강도를 조절한다는 것이다. 만약 스트레칭이 너무 강하다고 느낀다면, 그들은 단순히 관절의 움직임을 멈춘다. 또는, 테라피스트는 스트레칭에 압력을 덜 가할 수 있고, 고객과 테라피스트가 함께 강도를 조절하며 효율적으로 스트레칭을 할 수 있다. 능동적 스트레칭의 단점은 모든 고객이 이러한 방식으로 치료에 참여하기를 원하는 것은 아니며, 고객은 스트레칭이 가능한 자세를 취할 수 있어야 한다는 것이다.

방금 설명한 기술을 141쪽에 나오는 누운 자세에서 전완을 이용한 대퇴이두근 이완 기법과 비교한다. 이런 식으로 대퇴이두근을 치료할 때, 전완을 사용하여 무릎 관절 바로 아래에서부터 엉덩이에 이르기까지 미끄러지며 그의 다리를 펴도록 요구할 수 있다. 고객이 다리를 곧게 펴면서 스트레칭과 압박 강도가 높아질 것이다. 그러나 이 기술은 어디서나 사용할 수 없다. 반듯이 누운 자세에서 대퇴사두근에 전완과 팔꿈치를 사용하는 것(146쪽, 148쪽)을 보라. 이런 상황에서는 당신과 고객 어느 쪽도 스트레칭을 할 수 없다. 왜냐하면 그렇게 하기 위해서는 무릎을 구부려야 하기 때문이다. 반듯이 누운 자세에서는 할 수 없다.

표 4.3을 참조하여 오일과 관절 움직임으로 스트레칭을 사용하는 상황을 살펴본다.

추가적 견인법

어떤 부위에서는 관절의 움직임과 견인법을 결합하여 조직을 더 스트레칭시킬 수 있다. 이것은 생각보다 더 쉬우며 상지에 적용한다. 이 장에서 설명하는 기술 중에서 한 번에 여러 움직임을

표 4.3 관절가동술이 효과적인 상황들

	자세		
장	회복 자세(옆으로 누운 자세)	누운 자세	엎드린 자세
5		승모근에 대한 주먹 기법 대흉근에 대한 주먹 기법	–
6	장경인대에 대한 연부조직 가동술	대퇴이두근에 대한 전완 기법 대퇴이두근에 대한 주먹 기법	종아리에 대한 전완 기법 종아리에 대한 팔꿈치 기법 종아리에 대한 주먹 기법을 하며 연부조직 가동 대퇴이두근에 대한 전완 기법 대퇴이두근에 대한 팔꿈치 기법
7	광배근 압박법	삼두근에 대한 전완 기법 삼두근에 대한 주먹 기법 이두근에 대한 주먹 기법 손목 신전근에 대한 주먹 기법	손목 신전근에 대한 전완 기법

표 4.4 견인법이 효과적인 상황들

	자세		
장	회복 자세(옆으로 누운 자세)	누운 자세	엎드린 자세
5	광배근 스트레칭	승모근에 대한 주먹 기법 대흉근에 대한 주먹 기법	–
6	–	–	–
7	광배근 압박법	삼두근에 대한 전완 기법 삼두근에 대한 주먹 기법 이두근에 대한 주먹 기법	전완의 손목 신전근을 사용한 상완골의 후면어깨 견인법

수행해야 하므로 가장 발전된 기술이다. 그러나 이미 본능적으로 수행하고 있을 수 있다. 손목 신전근을 마사지하는 것을 볼 수 있는 185쪽(전완을 이용한 손목 신전근 이완)을 참조한다. 여기서 손목 신전근에 마사지와 손목 굴절을 결합하여 스트레칭하는 법을 배우고 있다. 이 작업을 수행할 때 손목을 부드럽게 견인하는 방법을 알 수 있다. 한 손으로 손목을 잡아당기면서 다른 팔의 전완으로 심부 마사지를 하는 방법은 무엇인가?

표 4.4를 참조하여 어떤 상황에서 상급 기법이 사용될 수 있는지 살펴본다.

오일 스트레칭에 대한 안전수칙

장경인대를 마사지할 때 대퇴골의 무릎 쪽 측면 뼈가 있는 지점을 너무 깊게 누르지 않도록 한다. 고객이 능동적으로 관절을 움직이며 스트레칭을 할 때 이는 근육의 긴장을 줄이는 데 도움이 되지만 너무 많은 움직임은 근육에 피로를 유발한다는 것을 기억하라. 피부가 연약한 고객이나 관절이 과도하게 유연한 고객에게는 심부조직 스트레칭을 사용하지 않는다.

불안정한 관절에 심부조직 스트레칭을 할 때는 가동범위가 늘어나 관절이 더욱 불안정해질 수 있기 때문에 주의한다. 오일을 이용해 하는 스트레칭과 견인법을 통합하려면 63쪽의 이 기법에 대한 안전수칙을 참조한다.

오일을 사용한 스트레칭의 장점과 단점

오일을 사용해 스트레칭을 연습한 후 다음 세 가지 목록에서 동의하는 문장을 확인해야 한다.

장점

- 오일을 사용해 스트레칭하는 것은 제한된 관절의 가동범위를 개선하는 데 이상적이다.
- 선택된 특정 조직에 대한 스트레칭을 하는 데 도움을 준다.

- 기술이 숙달되면 테라피스트의 힘이 거의 필요하지 않는다.
- 심부조직 마사지의 감촉을 높여 준다.

단점

- 고객의 관절을 스트레칭하기 위해 자세를 바꿔야 될 수 있다.
- 이 기법은 선택적으로 사용해야 하며 모든 고객에게 적절한 것은 아니다.
- 이 기술은 배우고 숙달하는 데 시간이 걸리며, 특히 관절을 수동적으로 움직이기 위해 테라피스트는 양손 모두 사용해야 한다.

오일을 이용한 스트레칭이 바람직한 상황

- 관절의 가동범위 개선이 필요할 때
- 마사지를 할 때 조직이나 근육이 아주 긴장되었다고 느낄 때
- 고객이 더욱 깊은 심부조직 마사지를 요구할 때
- 더 깊은 심부조직 마사지를 하고 싶지만 충분한 힘을 가할 수 있는 자세가 안 나올 때
- 마사지만 사용하는 것보다 스트레칭이 더 효과적일 수 있는 경우

마치며

이제 여러분은 건식 스트레칭과 오일을 사용한 스트레칭 기술을 배웠고, 이 기법들을 압박과 함께 사용하면 더 깊은 마사지를 할 수 있다. 다음 장에서는 이러한 기법들을 몸통부터 시작하여 신체의 다른 부위를 마사지하는 법을 배울 것이다.

간단한 질문들

1. 건식 스트레칭 시 어떻게 압박감을 증가시킬 수 있는가?
2. 견인 기법이 적절하지 않은 고객은 누구인가?
3. 오일을 이용해 스트레칭을 할 때 고객이 관절을 능동적으로 움직이면서 하는 것의 이점은 무엇인가?
4. 손목 신전근을 치료할 때, 왜 고객의 손목을 마사지 베드 끝에 놓는가?
5. 어떤 상황에서 고객의 관절을 수동적으로 움직이기 어려운가?

PART III

심부조직 마사지의 적용

여기서 심부조직 마사지의 기본 요점부터 배운다. 여기 세 장에서는 몸통(5장), 하지(6장), 상지(7장)에 심부조직 마사지를 적용하는 것에 대한 자세한 정보를 제공한다.

각 장에서는 고객이 마사지받는 위치를 누운 자세 또는 엎드린 자세, 앉은 자세로 분류하였다. 먼저 옆으로 누운 자세부터 시작한다. 아마도 많은 독자들이 이전에 이 자세를 사용하지 않았을 것이기 때문이다. 이 부분에서는 여러분에게 기술들을 연습할 수 있도록 틀을 제공한다(사진이 나오는 순서는 마사지를 하는 순서를 나타내는 것은 아니다).

각 위치에서 심부조직 마사지 순서를 결합하는 방법에 대한 자세한 내용은 8장에 나온다. 이 장에 표시된 기법은 압박과 스트레칭을 모두 포함한다. 필요한 경우 도구도 사용한다. 여기에 포함된 대부분의 기술은 기초 마사지 과정에서 다루어지지 않았다. 심부조직 마사지 기법은 안전하고 효과적이므로 재밌게 연습할 수 있다. 고객마다 각각 다른 선호도를 가지고 있는데, 직접 이 책에서 나온 3가지 주요 자세로 여러 기법의 심부조직 마사지를 받아본다면 많은 도움이 될 것이다. 각 장의 끝에 있는 질문에 답하는 것은 여러분의 지식을 확인하고 여러분이 선택한 마사지 순서에 새로운 기술을 통합할 수 있도록 준비하는 데 도움이 될 것이다.

회복 자세에 대해 알아야 될 것

이것은 응급처치의 회복 자세와 비슷한 자세다. 회복 자세는 옆으로 누운 자세에서 다리를 약간 굽힌 상태이다. 회복 자세로 고객을 치료하려고 하면, 고객이 옆으로 누운 자세에 있을 때는 특정 근육에 대한 지렛대를 힘을 효과적으로 얻을 수 없다. 고객들에게 치료를 위해 옆으로 누운 자세를 요구할 때 먼저 고객에게 옆으로 누워 달라고 부탁한다. 그리고 그들의 목과 팔다리를 조정한 후 마사지에 적합한 자세로 만들 수 있다. 대부분의 고객들은 금방 이 자세에 익숙해진다. 대안으로 고객들을 옆으로 눕힐 수 있지만, 이것의 단점은 그들을 마사지하기 시작하면 대부분의 고객들은 장골능과 대퇴골의 대전자를 통해 균형을 유지해야 하기 때문에 근육을 긴장시킨다는 것이다.

5

몸통 심부조직 마사지

이 장에서는 옆으로 누운 자세, 반듯이 누운 자세, 엎드린 자세, 앉은 자세에서 승모근, 견갑거근, 능형근, 척추기립근, 흉근, 요방형근, 광배근(표 5.1 참조) 등을 포함한 몸통의 모든 주요 근육에 심부조직 마사지를 적용하는 30장의 사진과 지침을 확인할 수 있다. 이러한 기술을 적용하는 데 도움이 되는 팁도 찾을 수 있을 것이다.

표 5.1 이 장에 포함된 심부조직 마사지 대상 근육

	자세			
근육	회복 자세 (옆으로 누운 자세)	누운 자세	엎드린 자세	앉은 자세
상부승모근	V	V	V	V
중, 하부 승모근	–	공	V	–
견갑거근	V	공	V	V
능형근	–	공	V	–
광배근	V	–	–	–
요방형근	V	–	–	–
척추기립근	–	–	V	V
흉근	–	V	–	–
후두하근	–	V	V	–

우리는 회복 자세부터 시작할 것이다. 회복 자세에서 내전근을 적용하는 기법(129쪽)이나 전완을 이용한 상부 승모근 기법을 사용할 때는 첫 단계로 상부 승모근에 전완을 위치시켜야 하는데 이때 무릎을 꿇은 자세나 앉은 자세가 척추를 보호하기에 좋은 자세이다.

전완을 이용한 승모근 이완

1단계: 목과 승모근의 상부 섬유에 접근할 수 있도록 고객의 자세를 취하게 하고, 시술자의 척추에 과도한 부하가 가해지는 것을 방지하기 위해 앉거나 무릎을 꿇어야 한다.

TIP 많은 고객들은 베개나 작은 접힌 수건과 같이 머리 아래에 어떤 형태의 지지대를 놓는 것을 선호한다. 그러나 가능하다면, 목을 중립적인 위치에 두고 당신으로부터 약간 구부려진 자세가 되도록 노력하라. 목을 약간 구부린다는 것은 짧아진 근섬유보다는 길어진 근섬유에 대해 일하고 있는 것을 의미하며 고객에게 더욱 강한 압박을 느끼게 해 준다.

2단계: 전완에 오일을 바르고 손목을 느슨하게 유지한 후 후두부에서 목 아래까지 전완을 부드럽게 쓸어 어깨 위로 부드럽게 미끄러지며 연습한다. 승모근의 위쪽 섬유에서는 더 깊은 압력을 가하되 경추극돌기, 견갑골의 극 부분, 뼈가 있는 부위에서는 부드러운 압력을 가하면서 몇 번 연습한다.

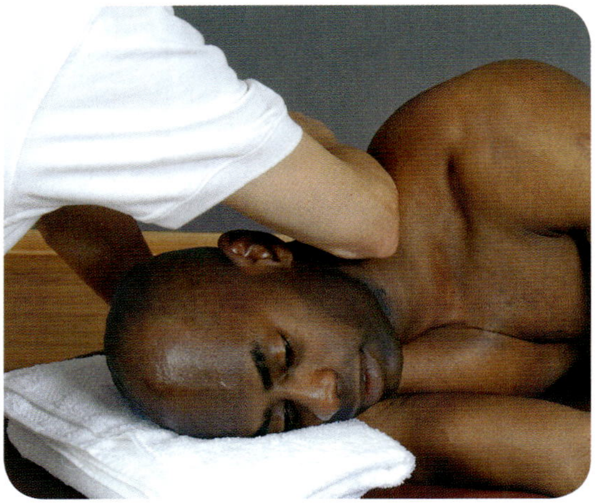

TIP 근육에 수직으로 압력을 가하는 것을 목표로 한다. 만약 이것이 어색하다면, 자신의 몸의 위치를 바꾸고 다시 시도하라.

장점 이것은 상부 승모근 섬유에 들어가는 훌륭한 기술로서, 특히 목이 짧은 고객에게 적용할 때 유용하다. ■ 견갑거근과 삼각근을 적용하기 위한 다음 기법과도 쉽게 연결될 수 있다(171쪽 참조). ■ 이 자세에서는 건식 압박도 가능하다.

단점 테라피스트가 이 기법을 적용하기 위해서는 반드시 앉거나 무릎을 꿇어야 한다는 것이다.

팔꿈치를 이용한 견갑거근 이완

1단계: 고객을 상부 승모근 적용에 적합한 자세로 만든 후 목 위치를 조정해 근섬유가 약간 늘어나도록 해 준다.

2단계: 견갑거근의 정지점이 위치한 견갑골의 상각을 찾는다. 뼈에 닿지 않도록 움직이며 팔꿈치를 사용하여 부드럽게 압력을 가한다. 이 자세에서는 근육에 쉽게 접근할 수 있으므로 너무 빨리 깊이 들어가지 않도록 주의한다. 다시, 적용을 받는 조직에 수직으로 압력을 가하는 것을 목표로 한다. 다른 앉는 자세(또는 무릎을 꿇은 자세)에서 연습한다.

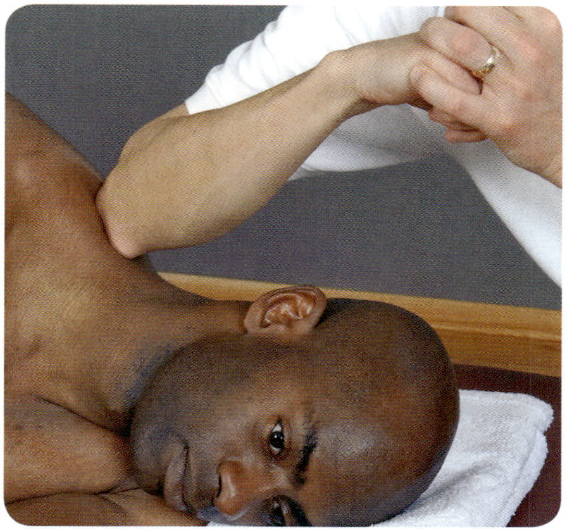

TIP 더 큰 압력이 필요한 고객을 위해 손을 사용하여 힘을 보강하고 체중을 사용하여 압력의 지점에 부드럽게 기댄다.

장점 이것은 견갑거근에 접근하는 매우 효과적인 방법이다.

단점 견갑거근에(많은 고객들이 긴장감을 느끼는 근육) 쉽게 접근할 수 있는 자세로, 이 기법은 일부 고객에게 너무 강력할 수 있다. ■ 테라피스트는 이 기법을 정확히 적용하기 위해 앉거나 무릎을 꿇어야 할 것이다.

손을 이용한 광배근 스트레칭

1단계: 손바닥에 소량의 오일을 바른 후 고객의 팔을 잡아 부드럽게 외전시킨다.

2단계: 겨드랑이에서 시작하여 부드러운 압력을 가하며 광배근을 부드럽게 미끄러져 내려간다. 갈비뼈 위를 누를 때는 조심한다. 가능하다면 장골능까지 미끄러지듯 간다.

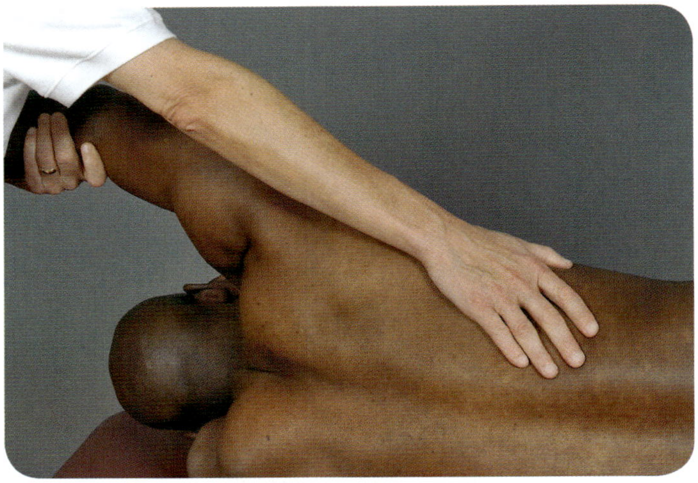

치료의 사례

발목 골절 때문에 목발을 사용해야 했던 고객에게 이 광배근 스트레칭을 규칙적으로 사용하였다. 그의 상완골 내전 근육은 유난히 경직되었고, 그는 이 자세로 늘어지는 것에서 많은 안도감을 얻었다. 발목의 부상 때문에 눕거나 엎드린 자세를 할 수가 없어서 그는 회복 자세로 모든 치료를 받았다. (182쪽 엄지손가락을 이용한 대 · 소원근 이완 참조)

장점 이 기법은 광배근을 압박하고 스트레칭하는 데 모두 도움이 되므로 이 근육을 주로 사용해 운동하는 고객(예: 암벽 등반가 또는 노젓기 선수)이나 목발을 사용해 온 고객에게 유익하다. ■ 삼두근을 포함시켜 기법을 적용할 수 있다. 삼두근을 따라, 겨드랑이 뒤쪽, 그리고 광배근 순으로 적용한다.

단점 여성 고객에게 기법을 적용할 때 수건이나 천을 덮은 상태로 기법을 적용하기 어렵다. ■ 이 기법은 속옷 없이 피부 위에서 적용했을 때 가장 효과적이다. 팔이 너무 무겁거나 키가 큰 고객에게 기법을 적용할 때 조금 힘들 수 있다.

전완을 이용한 스트레칭

1단계: 옆으로 누운 자세에서 고객의 팔을 머리 위쪽에 위치시키고 치료를 위해 흉부와 요추 부위를 열어 준다.

2단계: 양쪽 팔꿈치를 모은 상태에서 고객의 허리부터 시작하여 한쪽 전완은 갈비뼈 위로 미끄러지며 다른 한쪽 전완은 장골능 쪽으로 아래로 내려간다. 이 기법을 작은 부위에 적용하려면 고객에게 더욱 기댄 후 스트레칭과 압박을 한다. 그리고 요방형근도 압박해 준다. 12번 늑골과 신장 부위에 깊은 압력이 가해지지 않도록 주의한다.

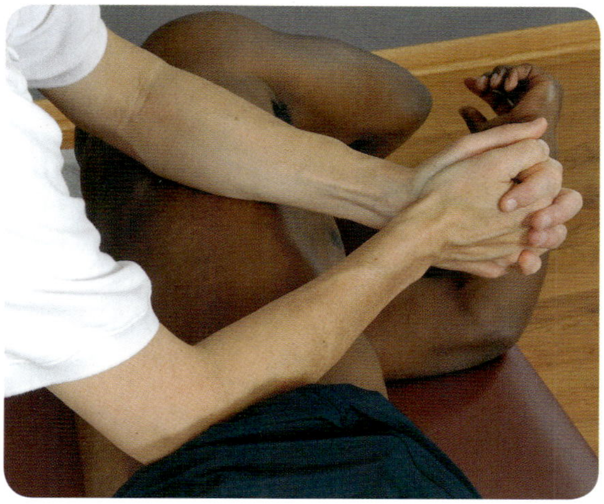

장점 이 기법은 몸통 부위 작업을 하며 어깨와 둔근도 같이 연결해서 할 수 있다. ■ 어떤 고객들은 이 자세로 '열려져' 있다는 느낌을 좋아하는데, 이것은 요방형근의 섬유는 물론 겨드랑이 가장 윗부분의 늑골 근육의 길이를 늘이는 데 도움이 된다.

단점 일부 고객들은 전완이 갈비뼈에 부딪히는 느낌을 싫어한다. ■ 이 기법은 피부에 직접 적용하는 게 가장 좋은데 여성 고객들에게 수건이나 천을 덮고 하기에는 어려운 부분이 있다.

전완을 이용한 요방형근 이완

1단계: 옆으로 누운 자세에서 고객의 팔을 머리 위로 위치시킨다.

2단계: 전완 하나를 사용하여 요추 부위의 조직을 부드럽게 눌러 장골능을 향해 쓸어내린다. 압력은 갈비뼈와 신장 부위에서는 부드러워야 하며 장골능에 가까워질수록 더 깊어져야 하지만 장골 위에서는 다시 부드러워야 한다.

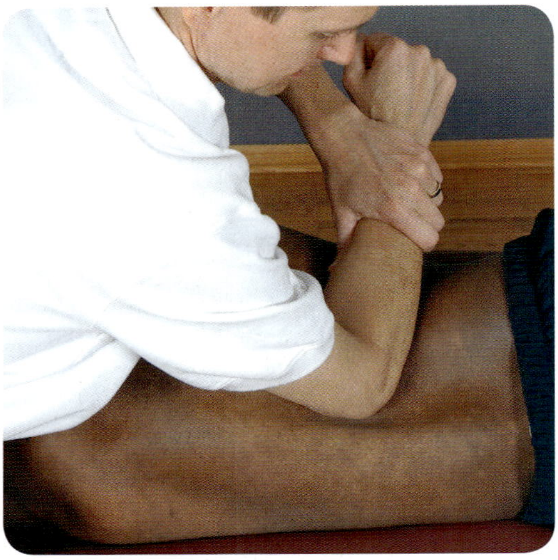

TIP 이 영역에 더 잘 접근할 수 있도록 접은 작은 수건이나 작은 직경의 받침대를 고객의 허리 아래에 배치하여 살짝 옆으로 굴곡된 자세로 만들어 준다.

장점 이 기법은 만성적으로 요추 부위와 요방형근이 경직되어 있는 고객에게 아주 좋다. 다른 각도에서의 스트레칭을 위해서 상완골을 잡고 각도를 바꿔 줄 수 있다. ■ 가장 좋은 스트레칭의 효과를 위해서 상완골은 항상 머리 위에 있어야 한다. ■ 이 기법은 다음에 나올 더 깊은 스트레칭과 쉽게 연결된다.

단점 테라피스트들은 이 기법을 적용할 때 마사지 베드에 몸을 기댐으로써 그들 자신을 충분히 지지할 필요가 있다.

팔꿈치를 이용한 요방형근 이완

1단계: 이전의 두 가지 기법과 같이 머리 위로 팔을 올려놓거나 사진에서처럼 몸 앞에 고객의 팔을 위치시킨다.

2단계: 팔꿈치를 사용하여 요추 부위에 부드러운 압력을 가한다. 12번 갈비뼈와 신장 부위를 피하면서 요방형근에 압력을 집중한다.

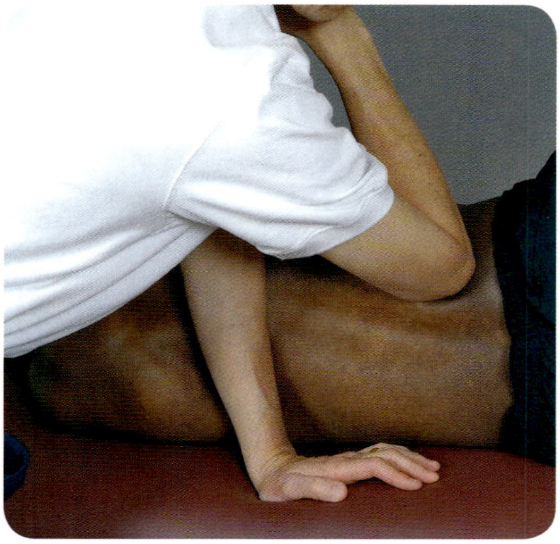

장점 이것은 만성적으로 긴장된 요방형근에 대한 강력한 기술이다.

단점 요방형근을 찾는 데 시간이 걸릴 수 있다. 왜냐하면 이것은 크기가 작고 매우 깊은 근육이기 때문이다.

TIP 요방형근을 잔디밭으로 생각하라. 근육 위에서 무작위로 작업하는 대신에, 잔디를 줄에 맞춰 순서대로 깎듯이 위에서 아래로, 아래에서 옆으로 라인을 정해 놓고 부드럽게 압력을 가한다. 그러면 고객이 가장 깊은 압력이 적용된다고 느끼는 부위를 찾게 될 것이다.

여기에서는 잘 알려진 몇몇 기법을 좀 더 깊이 적용하기 위한 팁과 도구 사용에 대한 아이디어를 제시한다.

주먹을 이용한 승모근 이완

1단계: 일반적으로 반듯이 상부 승모근을 마사지한다.

2단계: 머리를 중립적인 자세로 유지하는 대신, 머리를 반대쪽으로 돌려 살짝 스트레칭 포지션을 만들어 준다. 두개골에서 어깨 쪽으로 주먹을 이용해 부드럽게 쓸어내린다. 반대 손은 고객의 머리를 고정시킨다. 이것은 상부 승모근에 약간의 스트레칭을 만들어 주며, 더욱 깊은 압력을 가할 수 있게 해 준다.

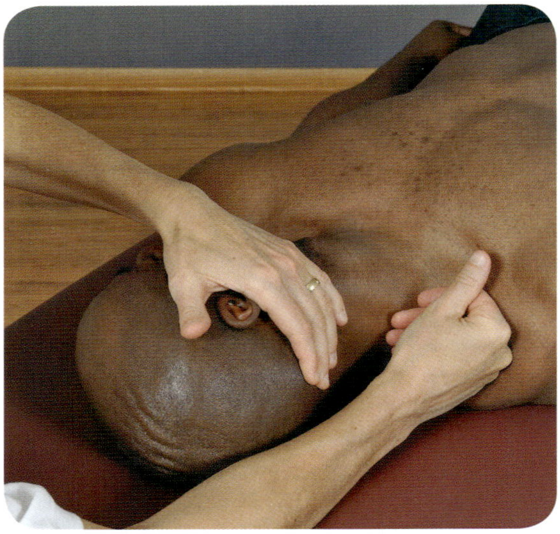

장점 이 기법은 일반적은 상부 승모근 기법으로 아주 쉽게 적용할 수 있다.

도구를 이용한 승모근 이완

1단계: 이 부위를 가볍게 이완시킨 후 상부 승모근에 있는 통증유발점을 찾아 마사지 도구를 조심스럽게 배치한다.

2단계: 도구를 사용하여 고객으로부터 피드백을 요청하면서 부드럽지만 깊은 압력을 가한다. 도구를 통해 30초 정도 압박한 후 천천히 떼어 내고 부드럽게 진정시킨다.

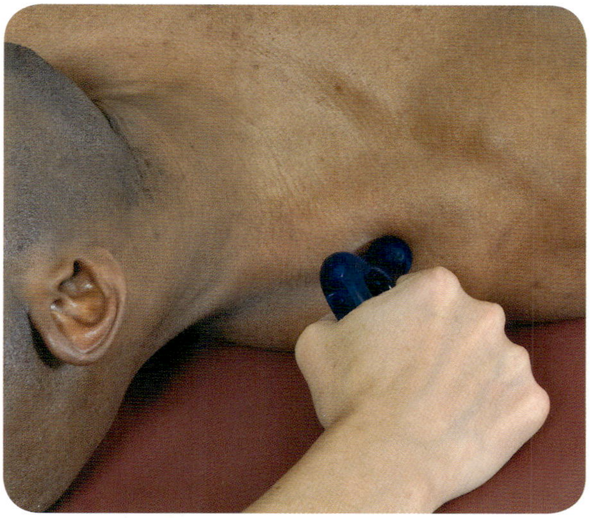

TIP 깊은 압력을 가하는 도중 고객의 반대쪽 어깨를 가볍게 두드려 줌으로써 고객의 통증에 대한 감각을 분산시켜 고통을 덜어 줄 수 있다.

장점 이것은 테라피스트의 엄지손가락을 구하는 훌륭한 기술이다. 대부분의 고객들은 마사지 도구와 테라피스트의 엄지의 차이를 느낄 수 없다.

단점 전에 마사지 도구를 사용하지 않았다면, 이 치료는 연습이 필요할 것이다.

테니스공을 이용한 기법

1단계: 테니스공을 고객의 승모근, 능형근, 견갑거근의 통증유발점에 위치시킨다. 이것들은 근육의 두꺼운 부분에서 발견된다.

2단계: 일단 공을 위치시키면, 압박이 45초가 넘지 않도록 한다. 고객은 기분 좋은 통증을 느끼는 게 정상이다. 공을 제거하고 다른 지점을 찾아라.

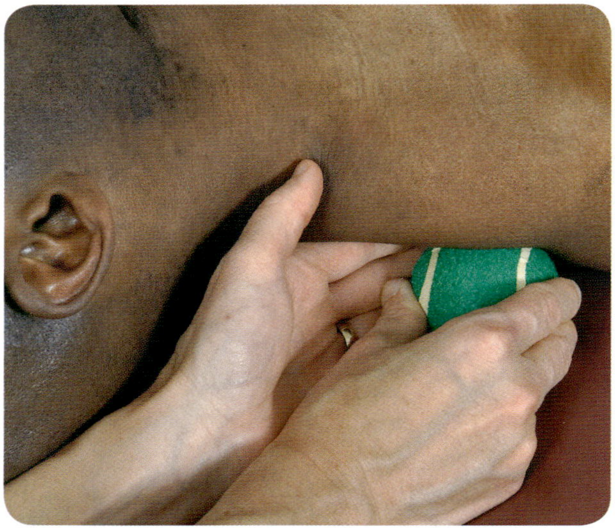

장점 이 기법은 고객이 스스로 통증유발점을 치료할 수 있도록 하는 좋은 기법이다.

단점 고객이 자신의 체중을 이용해 몸을 공에 올려놓고 특정 지점에 압력을 집중한다는 점을 기억한다. 따라서 척추와 같은 뼈 구조물에 공이 안착되지 않도록 주의해야 한다.

손바닥을 이용한 대흉근 스트레칭

1단계: 이 간단한 스트레칭은 종종 누운 자세에서 치료 시작 시 사용되지만, 고객의 흉추 아래에 동그랗게 만 수건이나 쿠션을 놓음으로써 더 깊은 스트레칭 효과를 기대할 수 있다.

2단계: 수건이나 쿠션을 흉추 밑부분에 놓고, 부드럽게 고객의 어깨에 손을 위치시키고 마사지 베드에 기대며 흉근을 늘인다.

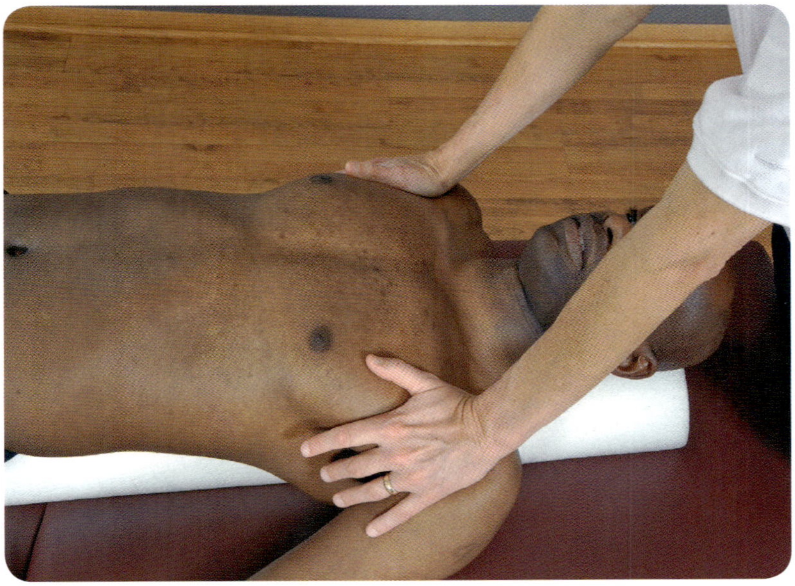

치료의 사례

이 가슴 스트레칭은 매일 많은 시간을 컴퓨터 앞에 앉아서 보낸 한 여성 고객의 치료에 사용되었다. 매 세션마다 그녀의 어깨 위에 손을 올리고 체중을 이용해 기대면서 짧고 긴장된 흉근을 부드럽게 늘이곤 했다.

장점 이것은 가슴 근육이 짧아지는 척추후만증을 가진 고객들에게 매우 효과적인 스트레칭이다.

TIP 어깨 앞쪽에 가해지는 압력이 불편할 경우, 목욕 스펀지를 사용하여 눌러 본다.

손 끝을 이용한 대흉근 정지점 이완

1단계: 손가락을 사용하여 견갑골의 오훼돌기를 찾는다.

2단계: 흉골에서 오훼돌기까지 반복적으로 손가락을 미끄러지게 하고, 갈비뼈를 누르지 않도록 한다. 이 부위에는 적은 압력이 필요하지만, 필요하다면 더 강하게 할 수도 있다.

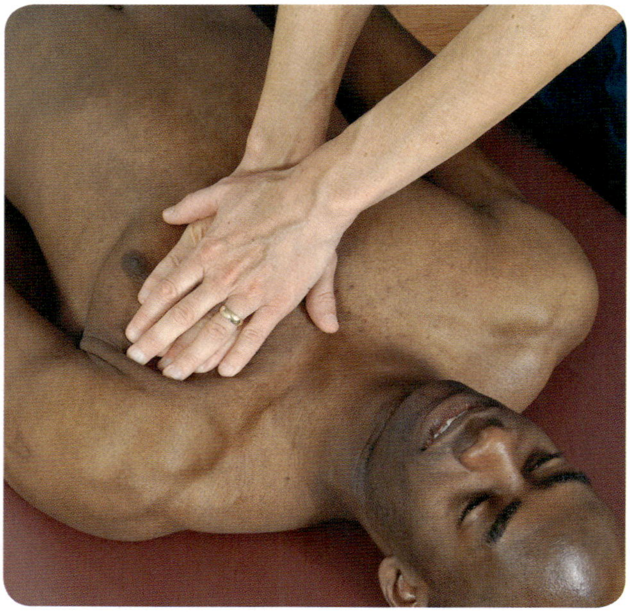

장점 이것은 대흉근의 치료에 아주 좋은 기법이다.

단점 이 기법은 모든 여성 고객, 특히 유방이 큰 고객에게는 적합하지 않을 수 있다. ■ 오훼돌기 부분은 척추후만증을 가진 고객들 그리고 소흉근, 이두근, 오훼완근 등 많은 근육들의 부착점이기 때문에 거의 아주 경직되고 긴장되어 있다.

주먹을 이용한 대흉근 이완

1단계: 고객의 팔을 들고 굴곡시킴으로써 마사지 베드에서 떨어지게 한다.

2단계: 오일을 이용하여 대흉근의 기시점부터 흉골 부분으로 주먹을 이용하여 부드럽게 미끄러진다. 여성보다 남성 고객에게 치료할 수 있는 부위가 더 넓다. 마사지를 하는 동안 고객 팔을 마사지 베드로 내리면 어떤 일이 일어나는지 주목하라. 대흉근이 길어지는 위치인 팔이 외전되는 자세에서 대흉근의 긴장이 증가하는 것을 느껴 본다.

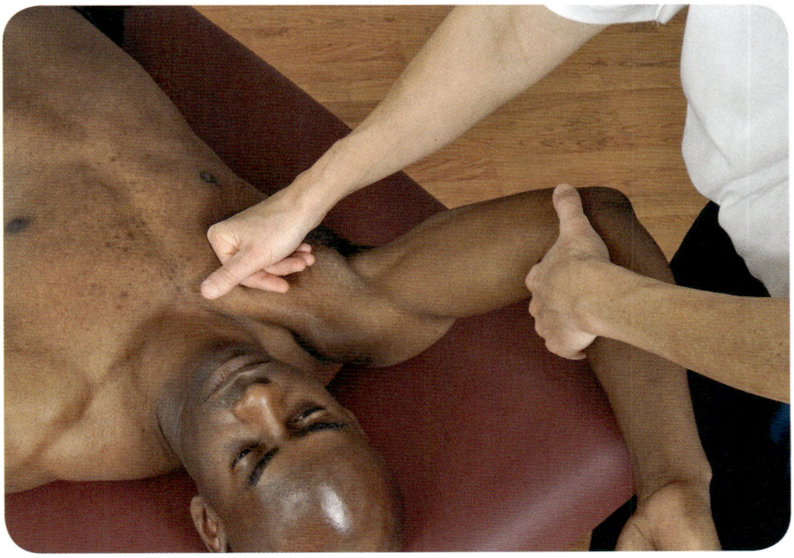

장점 이 기법은 오일을 이용할 수 있고 압박과 스트레칭을 모두 적용하는 데 유용하다.

단점 무거운 팔을 가진 고객들에게 이 기술을 수행할 때는 지칠 수 있다. ■ 이 기술은 모든 여성 고객들, 특히 가슴이 큰 고객들에게는 적절하지 않다.

손가락을 이용한 후두하근 이완

1단계: 손가락을 이용해 오일이 있든 없든 고객의 목 뒤쪽에서 두개골 밑부분의 후두골에 도달할 때까지 천천히 미끄러진다.

2단계: 손가락을 부드럽게 구부리고 가볍게 견인력을 가하며 머리를 낮춘다. 다른 쪽보다 머리 한쪽에 더 많은 압력을 가하기 위해, 고객의 머리를 손에 대고 부드럽게 기울인다.

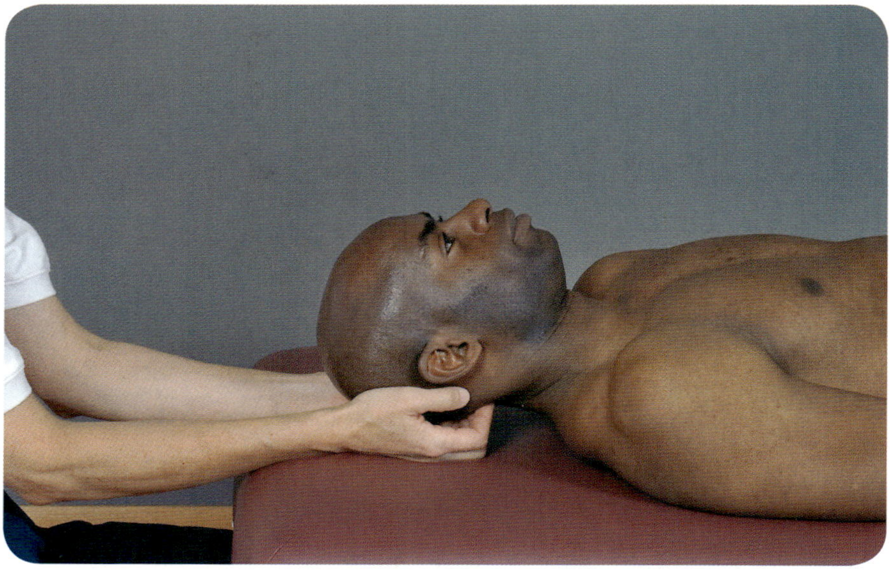

장점 승모근의 정지점에서부터 후두골 쪽 부분은 고객에게 아픈 부위다. 조직의 가벼운 압박과 견인력은 이러한 불편함을 완화시켜 준다.

단점 머리가 무겁기 때문에 이 기술을 머리가 큰 고객들에게 여러 번 시행하면 손가락 굴곡근이 과사용될 수 있다.

손 끝을 이용한 경추 신전근 이완

1단계: 고객이 반듯하게 누운 상태에서 작업하고자 하는 측면에 머리와 목을 부드럽게 편다.

2단계: 손가락의 끝부분을 이용하여 경추 신전근을 부드럽게 압박하고 고객에게 피드백을 요청한다. 일단 긴장된 부위를 찾으면 심부조직 마사지를 그 부위에 더 많이 적용한다. 또는 대안으로 고객에게 천천히 고개를 당신을 향해서 돌려달라고 요청한다. 이 자세로 약 30초간 머물게 한 다음, 그 부위를 이완시켜 준다.

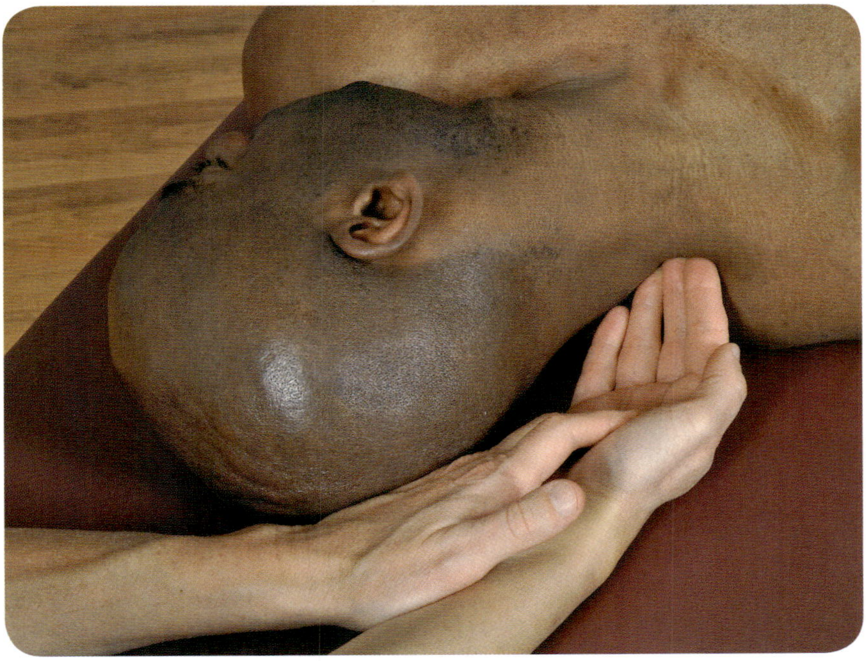

장점 이 기법은 누운 자세에서 경추 신전근에 접근하는 유용한 방법이다.

단점 이 기술은 테라피스트에게 불편할 수 있으며, 손가락의 과사용을 피하려면 너무 자주 사용해서는 안 된다.

손을 이용한 호흡근 이완

1단계: (사진과 같이) 갈비뼈를 찾고 고객에게 숨을 내쉬면서 부드럽게 압력을 가할 것임을 설명한다. 엄지손가락은 갈비뼈 위치를 잡는 데만 사용되며 압력을 가할 때는 사용하지 않는다는 점에 유의한다.

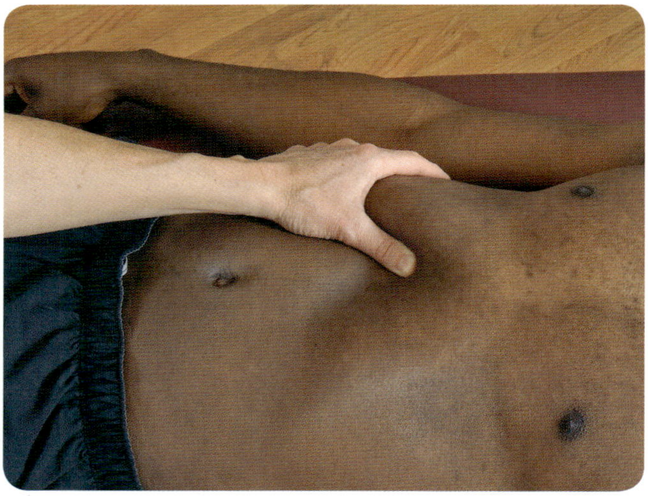

2단계: 엄지손가락을 위치시킨 후 다른 손가락을 오므려 부드럽게 눌러서 고객에게 숨을 들이쉬게 하고, 숨을 내쉬면서 위쪽으로 부드럽게 눌러서 횡격막 안으로 들어가게 한다. 엄지손가락이 아닌 다른 손가락으로 압력을 가하는 것이 중요하다.

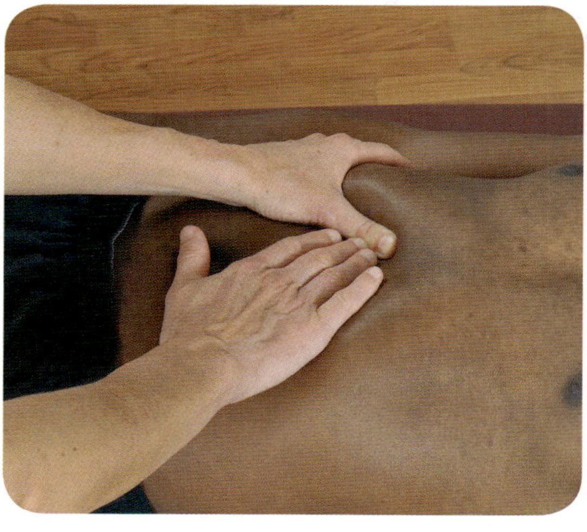

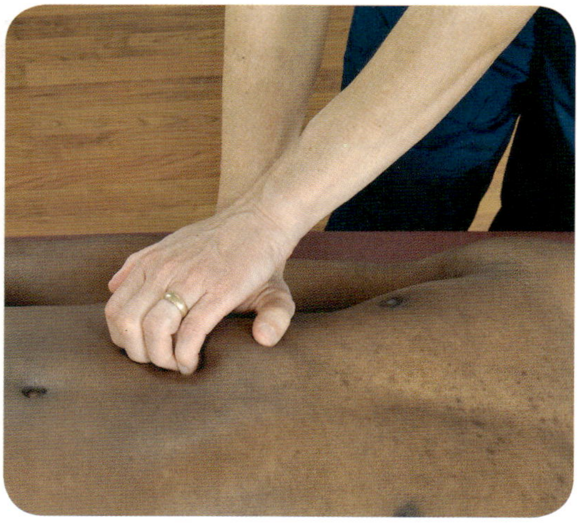

장점 이 기법은 횡격막과 복부의 긴장을 푸는 데 도움을 줄 수 있다.

단점 일부 고객들은 이 기법이 너무 몸속 깊이 들어온다고 생각할 수 있다.

심부조직 마사지를 적용하기 위한 이러한 기법들은 전신 루틴에 쉽게 통합된다.

손바닥을 이용한 척추기립근 가로 방향 스트레칭

1단계: 오일을 첨가하기 전에 척추기립근까지 가로로 스트레칭하도록 한다. 척추를 찾고 손바닥을 가장 멀리 있는 척추기립근에 위치시킨다.

2단계: 손바닥 아래 부분을 조직에 끼우고 확실히 척추에서 떼어 내도록 눌러 주며 밀어내 준다. 흉부 상부에서 요추 부위까지 내려간 후 다시 여러 번 반복한다. 동시에 조직을 압박하고 스트레칭하는 느낌으로 밀어낸다. 그런 다음 마사지 베드의 반대쪽으로 이동하여 반대쪽도 반복한다. 참고로 어떤 구역이 특별히 경직되어 있다고 느끼거나, 어느 한쪽이 다른 쪽보다 두꺼워 보이는 경우를 잘 관찰하면서 한다.

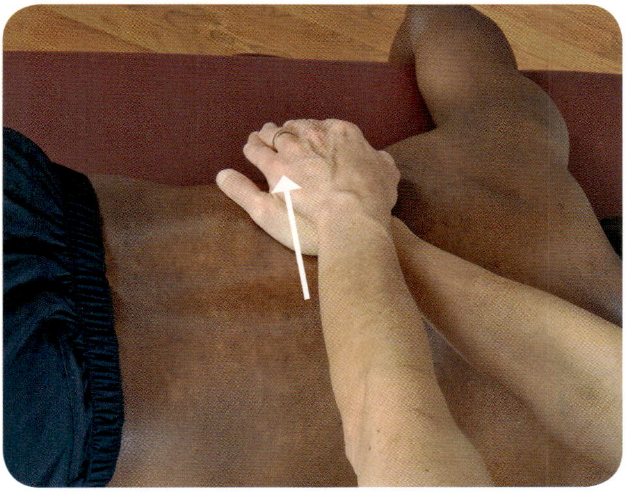

TIP 근육을 잘 잡으려면 약간의 오일을 바르고 나서 천이나 작은 수건을 덮은 후 기법을 수행한다.

장점 이 기법은 연조직이 이완하기에 좋으며 오일 없이도 할 수 있다. ■ 주로 척추기립근에 이용되는 세로로 하는 기법에 좋은 대안법이 된다.

손가락 당기기를 이용한 승모근 이완

1단계: 오일을 조금만 사용하여 가쪽 상부 승모근부터 깊숙이 잡아 올린다.

2단계: 체중을 실어 뒤로 기대는 느낌으로 손가락으로 근육 섬유를 당긴다.

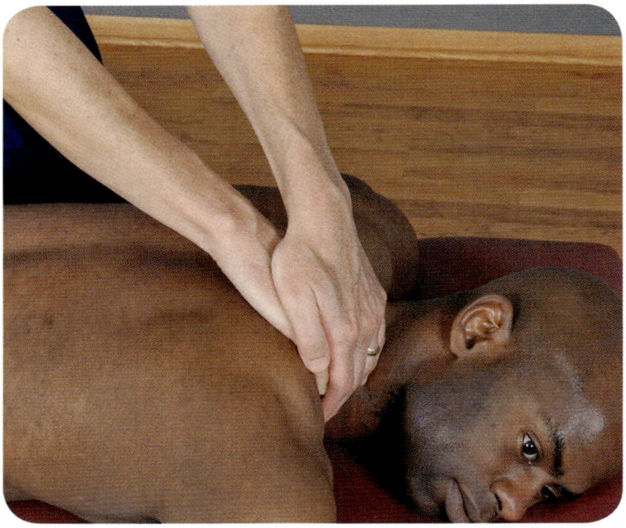

장점 주무르기의 수정된 방법이며 상부 승모근 근섬유의 가로지르는 방향으로 작용된다.

전완을 이용한 척추기립근 이완

1단계: 척추를 찾아 척추 신전근 위에 전완을 놓는다.

2단계: 갈비뼈 위를 지날 때 압력이 너무 심하지 않도록 주의하며 요추에서 흉부까지 천천히 미끄러지면서 고객에게 몸을 기울인다.

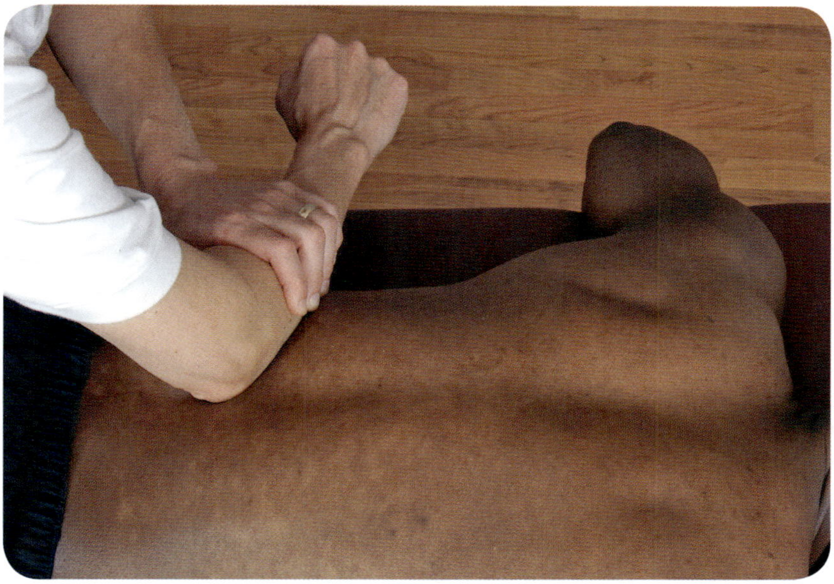

장점 이 기법은 척추기립근 그룹에 깊은 압력을 가할 수 있는 효과적이고 안전한 방법이다.

단점 이 기술을 적용하는 동안 팔꿈치로 척추를 누르지 않도록 주의한다.

전완을 이용한 승모근 이완

1단계: 척추와 견갑골의 내측연을 찾는다. 이 기법은 중부 승모근 섬유를 눌러서 능형근에 깊은 압력을 가할 수 있게 한다.

2단계: 근육의 두툼한 부분에 몸을 기대어 압력을 가한다. 원한다면 오일을 붓고 압박감을 유지하면서 근육 위로 미끄러지는 연습을 한다. 팔꿈치를 구부려서 압력을 더할 수 있으며 갈비뼈와 척추가 압박되지 않도록 피한다. 연습을 통해 척추와 견갑골 사이 중부 승모근과 견갑거근 쪽을 안전하게 활주할 수 있다.

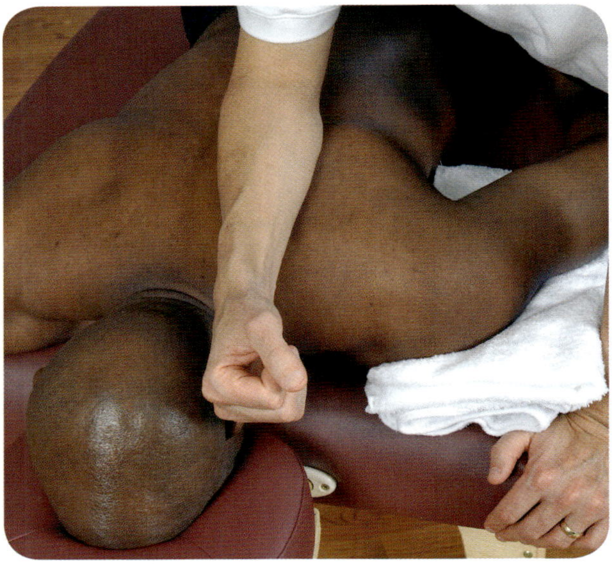

TIP 어깨와 팔 아래에 수건을 말아 넣거나, 볼스터를 놓으면 어깨를 지지해 주어 승모근과 능형근이 수동적으로 짧아져 적용하기 더 쉬워진다. 어깨 지지대 유무와 관계없이 이 기술을 연습해야 한다. 차이를 느낄 수 있는가?

치료의 사례

나는 이 기술을 취미로 실내 암벽등반을 즐기는 여성 고객의 어깨를 치료하기 위해 사용했다. 그녀는 헬스클럽에서 능형근 주변을 강화하기 위한 훈련도 했지만 이 치료에서 더 많은 도움을 받았다.

장점 이것은 능형근과 승모근에 접근하는 훌륭한 방법이다. ■ 어깨 지지대를 사용하면 견갑거근과 소능형근에 쉽게 접근할 수 있다.

단점 유난히 짧아진 흉근이나 전면 삼각근을 가진 고객들은 수건을 사용하는 것이 불편할 수 있다.

전완을 이용한 승모근 이완(팔이 외전된 상태)

1단계: 이전 기법의 대안으로, 사진에서 보듯이 고객과 가까이 앉아 그의 팔을 허벅지 위에 올려놓는다. 이것은 수건을 사용하는 것과 마찬가지로 승모근의 상부 섬유를 수동적으로 단축시키는 효과가 있다.

2단계: 견갑골과 척추를 압박하지 않도록 주의하면서 근육의 두꺼운 부위에 기댄다. 오일을 사용하여 천천히 미끄러지거나, 간단히 몸을 기울이며 체중을 이용해 조직을 압박한다.

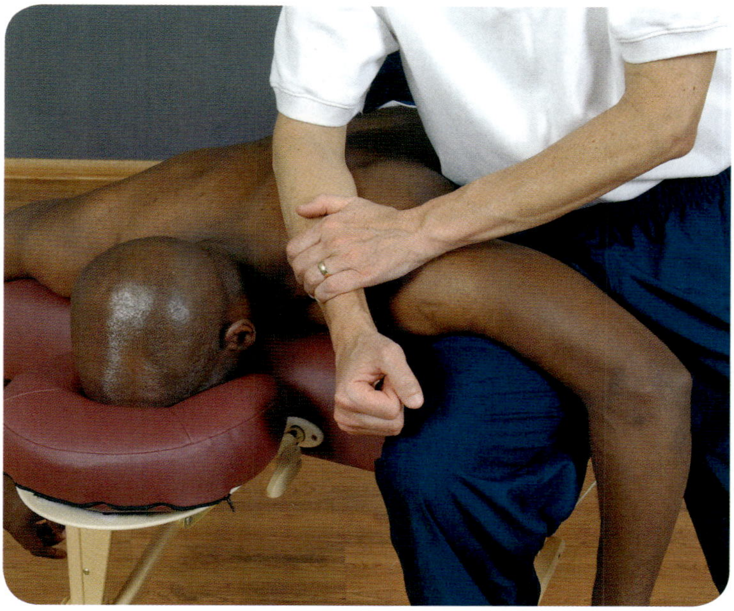

장점 이 기법은 이와 같은 자세로 하는 삼두근 마사지와 쉽게 결합된다. ■ 이 자세는 어깨관절을 수동적으로 움직이며 스트레칭을 적용할 수 있다. ■ 상부 승모근 섬유를 수동적으로 단축시키며 견갑거근과 능형근 같은 더 깊은 근육에 쉽게 접근할 수 있다.

단점 일부 테라피스트들은 고객의 팔을 허벅지 위로 위치시키는 것을 불편하게 생각할 수 있다.

팔꿈치를 이용한 승모근 이완

1단계: 전혀 다른 감각을 위해 전완의 윗부분과 아랫부분을 둘 다 사용해 본다. 견갑골과 척추의 사이를 찾아 팔꿈치를 위치시킨다.

2단계: 일단 팔꿈치가 뼈가 아니라 근육에 있다는 확신이 들면 천천히 기대어 압박을 가하며 미끄러진다. 동시에 몸을 기울여 마사지 베드에 기댄다. 척추를 구부리지 않도록 주의한다.

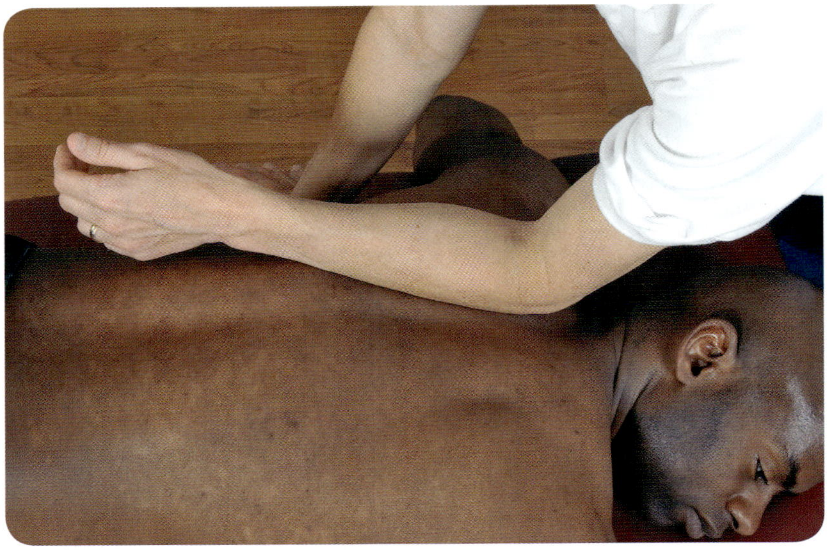

TIP 처음에는 팔꿈치를 살짝만 구부린다. 팔꿈치를 더 구부리면 고객이 느끼는 압력이 불균형해진다.

장점 이 기법은 견갑거근에 접근하는 좋은 방법이다.

단점 테라피스트는 허리가 굽혀지는 자세에 주의해서 일해야 한다.

손가락을 이용한 후두하근 이완

1단계: 두개골 밑부분에 있는 후두골에 완만한 압력을 가하여 고객의 목 후두하근 조직을 스트레칭한다.

2단계: 손가락을 이용하여 경추 신전근을 압박한다.

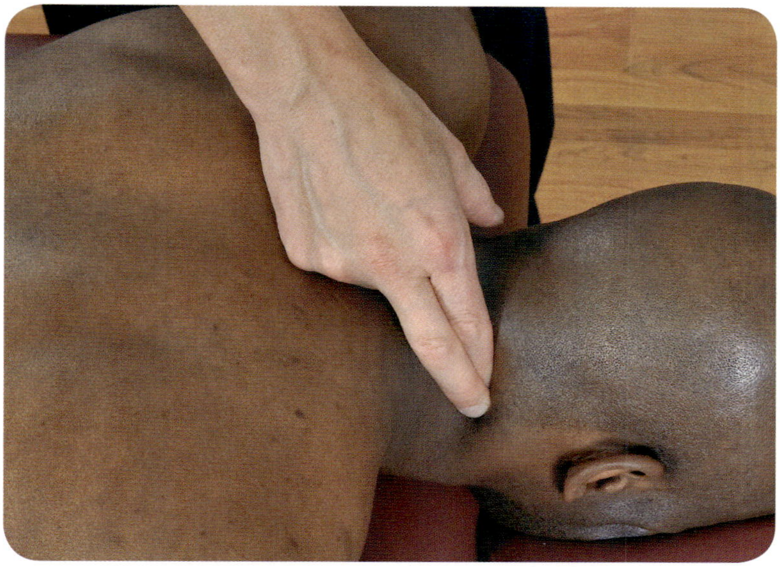

장점 부드럽게 견인하는 것은 이 기법의 적용에 도움이 되며, 이는 특히 경추가 과도하게 전만된 고객에게 유용하다.

단점 너무 과하게 이 부위를 마사지할 경우 멍들 수도 있으니 주의한다.

손가락 끝을 이용한 후두하근 이완

1단계: 만약 이 기술을 아직 사용하고 있지 않다면 후두골과 상부 승모근의 정지점 그리고 다른 작은 경추 근육의 부위를 손가락을 이용해 거는 연습을 한다.

2단계: 부드럽게 하지만 확실하게 견인을 하며 그대로 손가락을 유지시킨다.

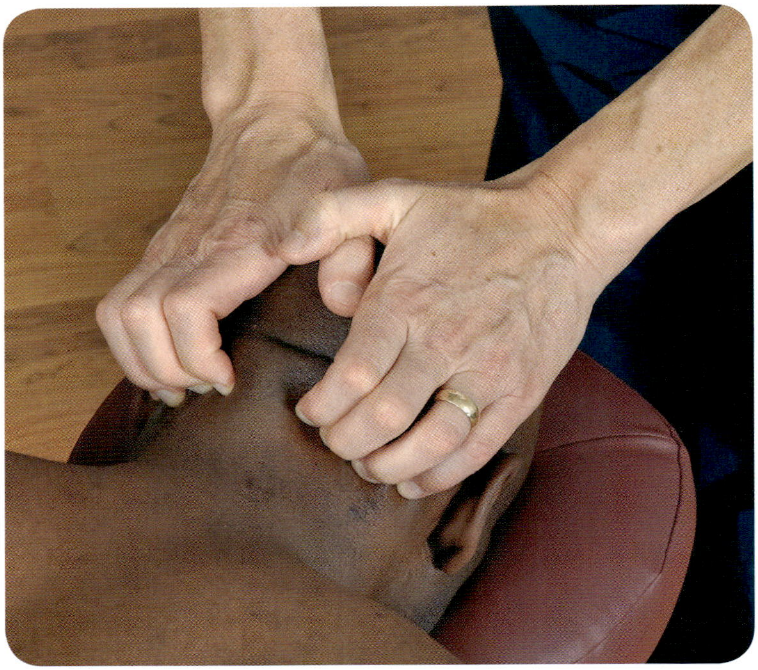

장점 이 기법은 여러분이 사용 중일 수 있는 다른 기법 외에 추가적으로 경추 신전근에 이완을 제공한다.

단점 이 기술은 일부 고객에게 충분한 압력을 제공하지 못할 수 있다.

앉은 자세로 고객을 치료하는 것은 모든 고객이 엎드린 자세에서 편안하다고 느끼지는 않기 때문에 좋은 대안에 될 수 있다. 예를 들어 무릎 통증이 있는 고객들은 엎드린 자세에서 불편할 수 있고 이때 가장 좋은 방법은 발을 바닥에 댄 상태로 가슴을 기대어 앉을 수 있는 마사지 의자를 이용하는 것이다.

전완을 이용한 앉은 자세에서의 승모근 이완

1단계: 고객을 편안하게 앉히고, 고객을 베개 위로 기대어 쉬게 한다. 전완을 상부 승모근에 위치시킨다.

2단계: 단순히 앞으로 고객에게 기대어 압박한다. 고객이 가장 많이 뭉쳤다고 느끼는 부위에 초점을 맞추어 마사지한다.

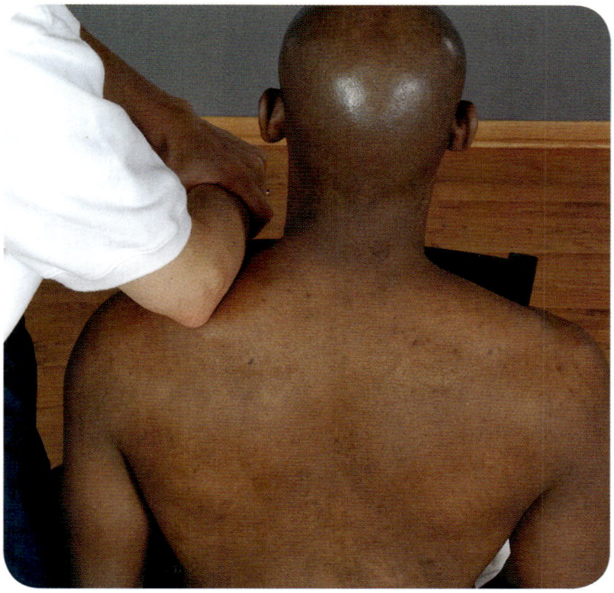

장점 이 기법은 유용하다. 또는 테라피스트가 체중을 사용할 수 있기 때문에 강하게 상부 승모근을 압박할 수 있다. ■ 옷을 입은 상태에서도 사용 가능하고 서서도 압박할 수 있다.

팔꿈치를 이용한 앉은 자세에서의 승모근 이완

1단계: 훨씬 더 깊은 압력을 위해 팔꿈치를 사용한다. 근육의 두꺼운 부분, 견갑거근 기시점부터 시작한다. 견갑골의 상각을 누르지 않도록 주의한다.

2단계: 적당히 깊게 압박될 때까지 고객에게 천천히 기댄다.

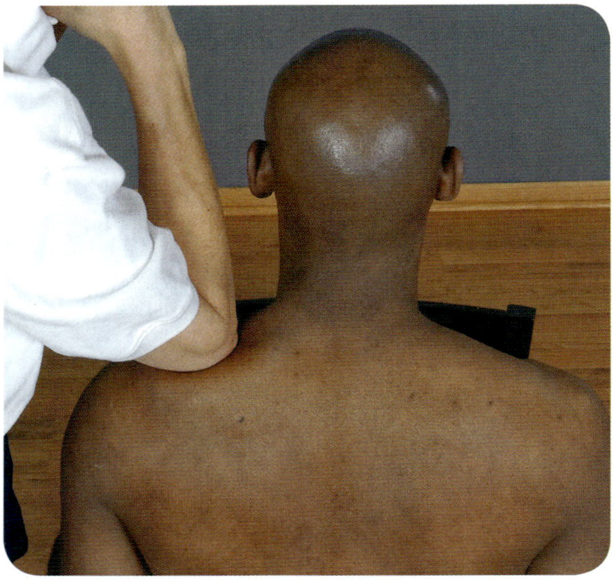

장점 이 기술은 조직을 보다 구체적으로 압박할 수 있게 해 준다. ■ 아주 깊은 압박을 갈망하는 고객이나, 반듯이 누운 자세와 엎드린 자세에서 압박이 효과적이지 못한 고객에게 이상적인 기법이다.

단점 이 위치에서는 테라피스트가 상당한 힘을 발휘할 수 있기 때문에 이 기술을 적용할 때 주의를 기울여야 한다. ■ 어떤 고객들은 이런 강한 압박을 원하지 않는다.

주먹을 이용한 앉은 자세에서의 척추기립근 이완

1단계: 이 기법을 척추 신전근이 아주 경직된 고객을 위해 사용해 본다. 고객을 의자 위에 앉히고, 가슴과 팔을 마사지 베드에 받치고, 고객의 편안함을 위해 필요한 베개를 사용한다.

2단계: 척추를 찾는다. 전완이나 주먹으로 조직을 압박하고, 약간의 오일로 그 위를 미끄러지듯 지나간다.

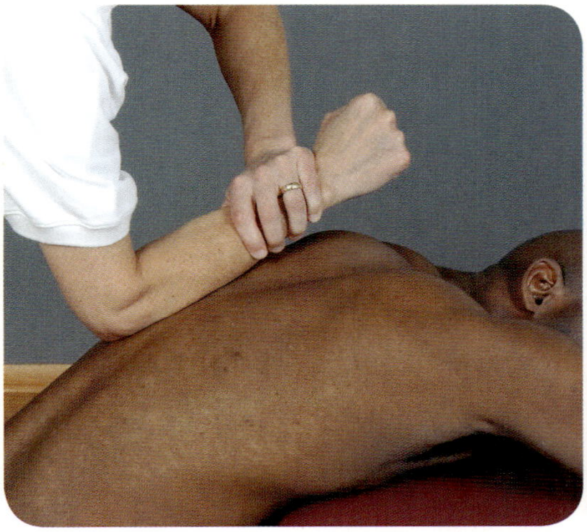

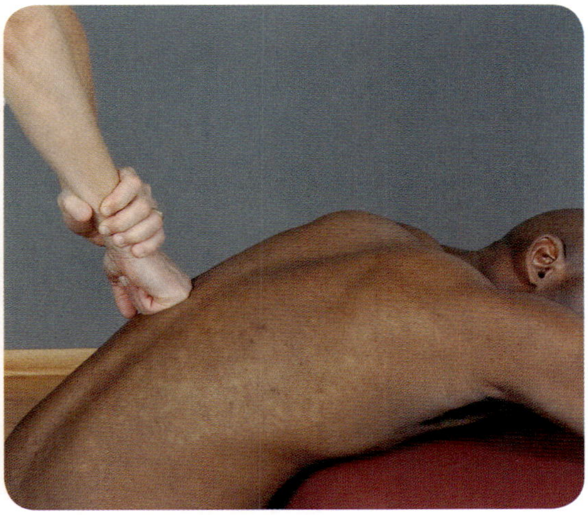

장점 이 기법은 일반적으로 엎드린 자세로 치료하는 기법에 대안이 될 수 있다.

단점 일부 고객은 이 자세를 취하는 것이 불편할 수 있다. ■ 척추기립근보다 작은 근육에 대해 접근하기가 어려울 수 있다.

팔꿈치를 이용한 척추 신전근 이완

1단계: 이 기법은 척추 신전근에 압박과 스트레칭을 모두 할 수 있는 매우 강력한 방법이다. 고객을 마사지 베드 끝에 받치게 배치한 후, 베개나 받침대를 가슴 아래에 놓아 주고, 무릎 아래에 쿠션이나 작은 의자를 놓아 준다.

2단계: 요추 부위에서 위쪽으로 작업하면서 몸을 기울여 부드럽게 미끄러지듯 움직인다. 아래 갈비뼈와 신장 부위에 깊은 압력을 가하지 않도록 한다.

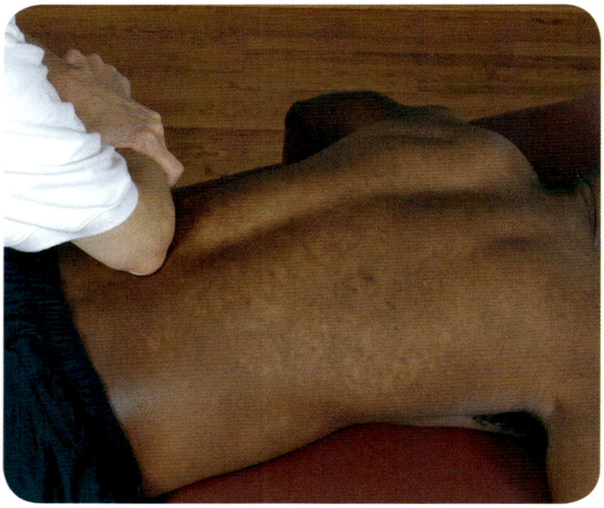

장점 이 기법은 일반적이지는 않지만 만성적으로 긴장된 척추 신전근을 마사지하는 좋은 방법이다.

단점 모든 고객에게 적합한 자세의 기법은 아니다.

간단한 질문들

1. 옆으로 누운 자세에서 팔꿈치를 사용하여 요방형근을 치료할 때, 어느 부위에 깊은 압력을 피해야 하는가?
2. 도구를 이용해서 상부 승모근을 압박할 때 얼마나 오랫동안 압박해야 하는가?
3. 횡경막을 치료할 때 고객이 숨을 내쉴 때, 아니면 들이쉴 때 압박하는가?
4. 엎드린 자세에서 척추기립근을 가로 방향으로 마사지할 때 어떻게 하면 더 강하게 조직을 잡아서 마사지할 수 있는가?
5. 엎드린 자세에서 중부 승모근과 능형근을 마사지할 때, 왜 어깨 아래에 수건을 넣으면 더 좋은가?

6

하지 심부조직 마사지

이 장에서는 내전근, 종아리, 햄스트링, 대퇴사두근, 전경골근, 둔근에 대해 심부조직 마사지를 적용하는 사진과 지침을 발견할 것이다(표 6.1 참조). 또한 작고 많이 배제되고 있는 대퇴근막장근과 장경인대를 치료하는 기법도 포함되어 있다. 장경인대는 근육은 아니지만 대부분의 고객들은 장경인대가 긴장되어 있으며 테라피스트들도 이 중요한 부위를 마사지할 수 있는 효과적인 방법을 찾고 있다. 이 장의 사진들은 단지 시연용이며, 우리 모델이 착용하고 있는 반바지는

표 6.1 이 장에 포함된 심부조직 마사지 대상 근육

	자세		
근육	회복 자세 (옆으로 누운 자세)	누운 자세	엎드린 자세
내전근	V	V	–
종아리	V	V	V
아킬레스	V	–	–
장경인대	V	V	–
둔부	V	–	V
대퇴근막장근	–	V	–
대퇴이두근	–	V	V
대퇴사두근	–	V	–
전경골근	–	V	V
발바닥	–	V	V

고객에게 요구하는 반바지보다 길다. 둔부, 내전근, 대퇴이두근, 대퇴사두근을 치료할 때, 고객이 짧은 반바지를 입으면 도움이 된다. 작업하고자 하는 근육을 최대한 노출시킬 수 있도록 하지만 그렇지 않는 부위는 수건을 사용하여 덮어 준다.

고객이 옆으로 누운 자세에서 일하는 것이 상당히 편하고 효과적이다. 이 위치에서 베드에 기대어 있는 팔다리를 치료할 수도 있고, 또는 가장 위에 놓여 있는 다리를 마사지할 수도 있다. 여기 논의할 여섯 가지 기법 중 먼저 내전근, 종아리, 아킬레스건을 배울 것이다. 그다음으로 장경인대와 외측광근을 구성하는 다리 외측을 마사지하는 것이다. 그리고 사지의 가장 위쪽에 있는 둔부에 대한 기법도 배울 것이다.

전완을 이용한 내전근 이완

1단계: 오른쪽 내전근을 마사지하려면 고객을 오른쪽 옆으로 눕게 한 후 내전근이 노출되도록 한다.

2단계: 무릎 뒤쪽의 오금 쪽을 누르지 않도록 주의하면서 전완을 고객 위에 부드럽게 올려놓고 천천히 미끄러지듯 좌골 쪽으로 압박한다.

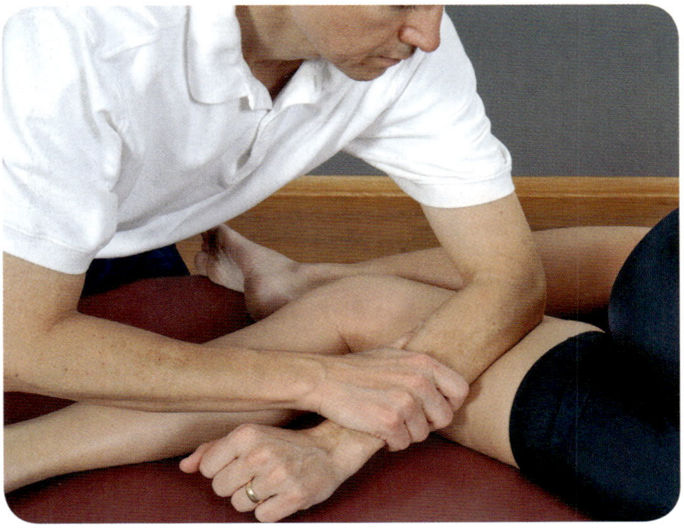

장점 고객이 안전한 위치에 있으며, 반듯이 누울 때보다 노출이 덜하다고 느낄 수 있다(이 기술을 151쪽의 것과 비교). ■ 이 자세에서 테라피스트는 효과적으로 압박할 수 있으며, 심부조직 마사지를 필요로 하는 고객에게 충분한 압력을 가할 수 있다.

단점 테라피스트들은 자신의 자세를 유지하면서 이 기법을 수행하기 위해 마사지 베드에 몸을 낮게 구부려야 한다.

팔꿈치를 이용한 내전근 이완

1단계: 오른쪽 내전근을 마사지하려면 고객을 오른쪽 옆으로 눕게 한 후 내전근이 노출되도록 한다.

2단계: 무릎 뒤쪽에 있는 오금 쪽을 누르지 않도록 주의하면서 전완을 고객 위에 부드럽게 올려놓고 팔꿈치를 천천히 구부린 후 미끄러지듯 좌골 쪽으로 압박한다.

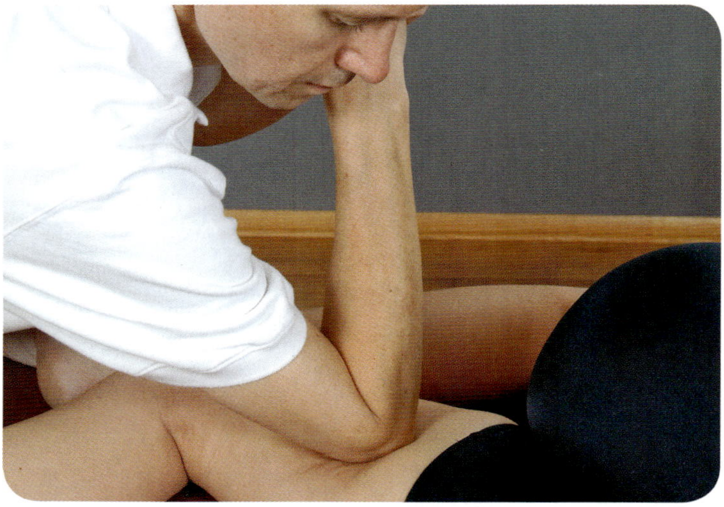

장점 이 기법으로 내전근을 마사지하면 대퇴이두근에도 쉽게 접근할 수 있는 장점이 있다.
- 고객이 안전한 위치에 있으며, 반듯이 누울 때보다 노출이 덜하다고 느낄 수 있다.

단점 테라피스트들이 자신의 자세를 유지하면서 이 기법을 수행하기 위해 마사지 베드에 몸을 낮게 구부려야 한다.

주먹을 이용한 내전근 이완

1단계: 오른쪽 내전근을 마사지하려면 고객을 오른쪽 옆으로 눕게 한 후 내전근이 노출되도록 한다. 내전근이 완전히 노출되도록 한 후 팔을 일자로 폈을 때 편할 수 있도록 마사지 베드가 충분히 낮은지 확인한다.

2단계: 주먹을 사용하고 손목과 팔꿈치를 곧게 유지한 채 조직 속으로 부드럽게 눌러 넣으며, 오금 바로 윗부분부터 좌골 쪽으로 부드럽게 미끄러진다.

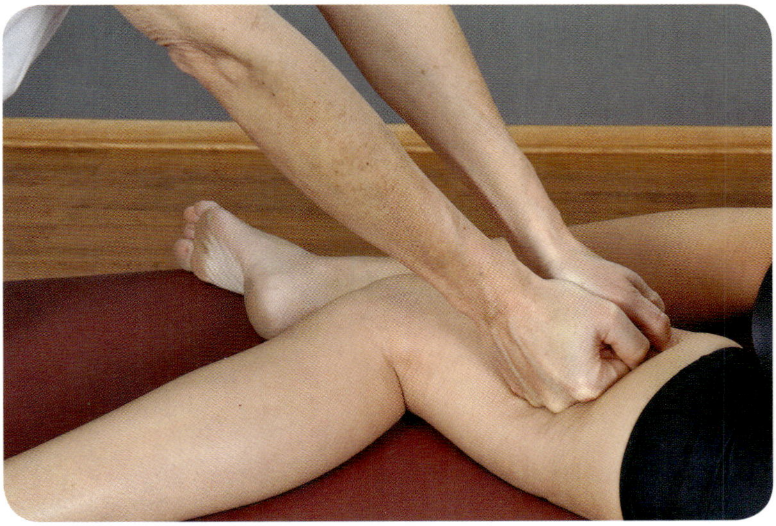

장점 이것은 전완과 팔꿈치 기법에 대한 좋은 대안이다. 이것은 더 똑바로 선 자세에서 치료할 수 있게 하지만 여전히 심부조직 마사지를 제공한다.

단점 테라피스트들은 팔을 똑바로 세우고 팔꿈치를 구부리지 않기 위해 등과 어깨를 구부리는 것을 피해야 한다.

주먹을 이용한 내측 비복근 이완

1단계: 오른쪽 종아리 근육을 치료하려면 고객을 오른쪽으로 눕혀 놓고 아킬레스건을 찾는다.

2단계: 주먹으로 종아리 근육이 아킬레스건과 만나는 곳에서 시작하여 무릎의 내측면까지 강하게 미끄러져 가면서 조직을 압박한다.

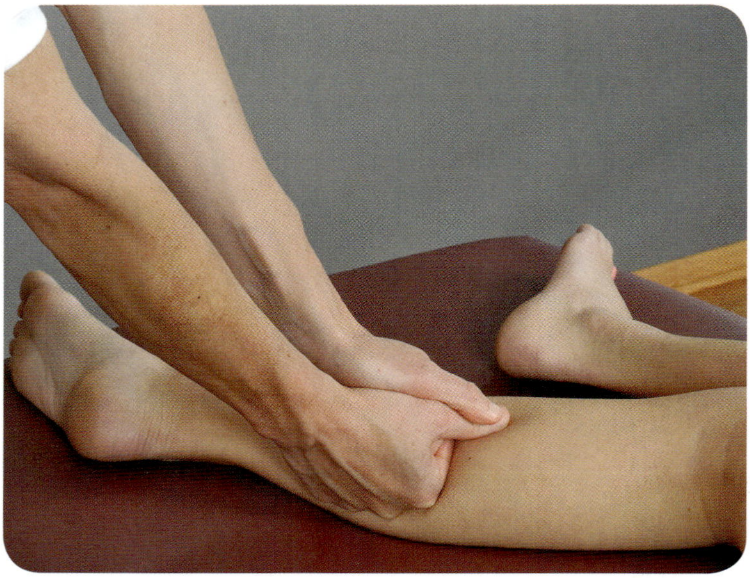

장점 이 기법은 무릎이 구부러진 상태에서 보통 엎드린 자세나 옆으로 누운 자세로만 적용되는 근육 그룹인 내측 비복근에 접근하는 데 아주 좋다.

팔꿈치를 이용한 내측 비복근 이완

1단계: 오른쪽 종아리 근육을 치료하려면 고객을 오른쪽으로 눕혀 놓고 아킬레스건을 찾는다.

2단계: 팔꿈치를 사용하여 비복근에 천천히 압력을 가한다. 천천히 내측 비복근을 따라 올라간다. 사진과 같이 마사지 베드에 몸을 기대서 자신을 지탱하는 것을 기억해야 한다.

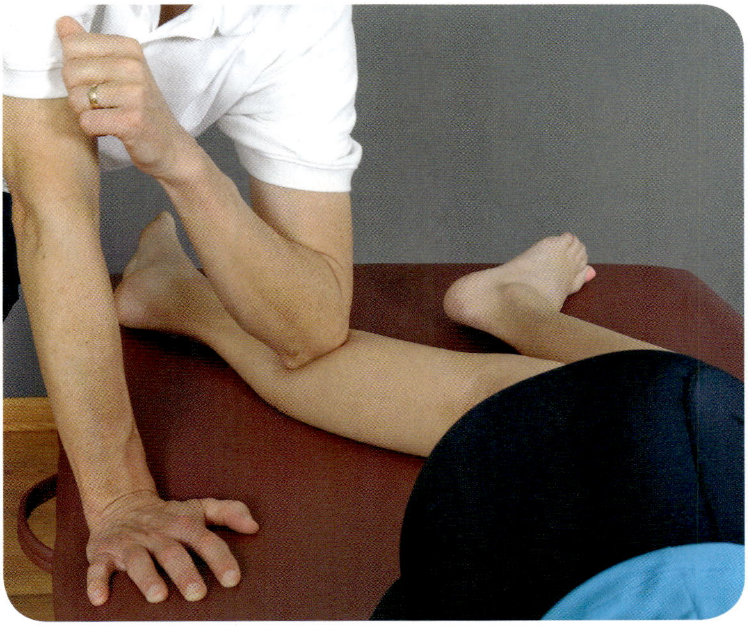

장점 이것은 아주 긴장된 비복근 마사지에 매우 유용한 기법이다. ■ 이 기법은 긴장된 특정 부위에 깊은 압력을 가하는 데 유용하다.

단점 이 기술은 매우 강력하기 때문에 너무 빨리 깊이 들어가지 않도록 주의해야 한다.

손가락을 이용한 아킬레스건 이완

1단계: 아킬레스건은 보통 누워서 마사지하는데 이 방법은 유용한 대안법이 될 수 있다. 내전근과 비복근을 마사지하는 것 같이 오른쪽 아킬레스건을 마사지하기 위해 고객을 오른쪽 면으로 눕혀 놓도록 한다.

2단계: 마사지 베드 끝에 앉아 허벅지에 발목을 받칠 수 있도록 고객의 무릎을 구부린다. 엄지 손가락을 사용하여 아킬레스건 양옆을 잡고 사진과 같이 천천히 이완한다.

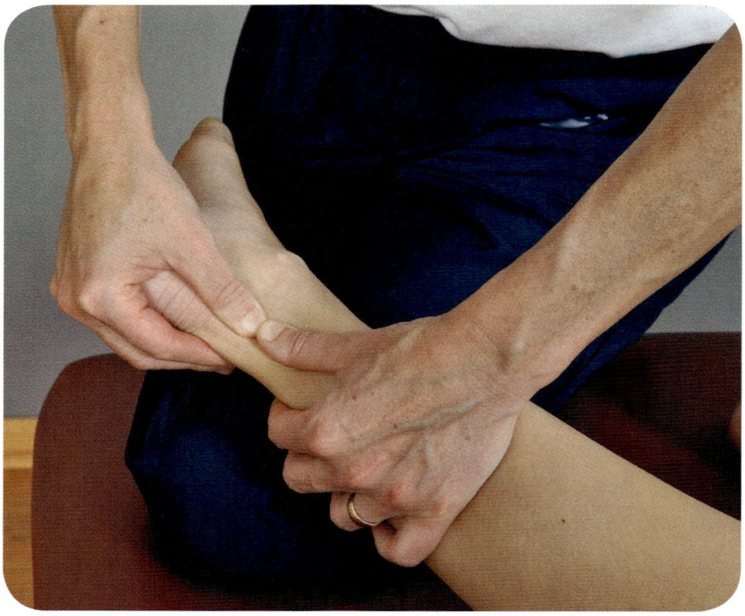

장점 이 기법은 엎드린 자세에 대한 유용한 대안이다. 발의 내측부터 힘줄까지 쉽게 접근이 가능하다.

단점 모든 고객이 이 자세가 편하다고 생각하는 것은 아니다.

치료의 사례

걷기에 열심이었던 한 여성 고객이 나를 찾아와 하지의 마사지를 요청했다. 그녀는 옆으로 누운 자세에서 내전근과 종아리에 마사지를 받는 것을 즐겼다. 나는 또한 그녀의 아킬레스건 마사지도 포함시켰다. 왜냐하면 그녀는 몇 년 전에 발목을 삐었고 이 기법이 만성적인 아킬레스 통증에 도움이 되기 때문이다.

전완을 이용한 장경인대 이완

1단계: 왼쪽 측면 대퇴부를 치료하려면 옆으로 눕힌 후 다리가 가장 위에 오도록 한다.

2단계: 이 부위에 심부조직 마사지를 하기 위해 전완을 사용할 수 있는 두 가지 방법이 있다. 고객과 마주 보고 서 있는 상태에서 전완을 무릎 바로 위에 놓고, 다른 한 손으로 손목을 잡음으로써 힘을 보강해 준다. 그리고 천천히, 깊게 측면 허벅지 위로 미끄러지면서 장경인대와 외측광근을 압박한다.

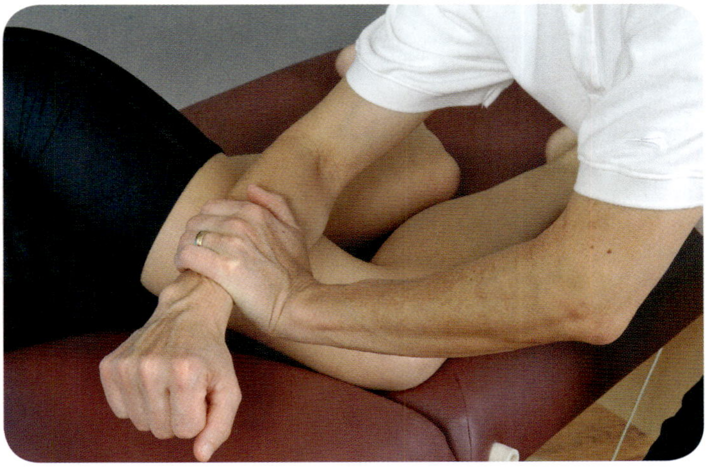

다른 방법은 고객 뒤에 서서 다시 무릎에서 허벅지까지 당신의 전완으로 허벅지 외측을 천천히 미끄러지면서 잡아당기는 것이다. 당신과 고객이 가장 효과적이라고 생각하는 방법을 두 가지 방법으로 연습하라.

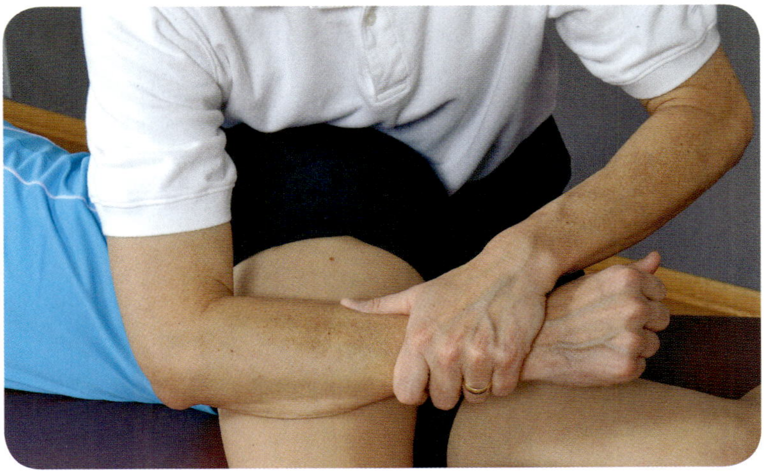

TIP 어떤 고객들은 치료하는 쪽의 무릎 아래에 접힌 작은 수건이나 쿠션을 대는 것에 편안함을 느낀다.

장점 두 가지 방법 모두 외측광근과 장경인대 마사지에 손바닥을 사용하는 기법의 좋은 대안을 제공한다.

주먹을 이용한 장경인대 이완

1단계: 장경인대에 전완을 사용하는 대신 주먹을 사용하는 것이 더 강한 압력을 줄 수 있는 기법이다. 고객을 옆으로 눕힌 후 골격 구조를 피해 무릎 근처에 주먹을 부드럽게 놓는다.

2단계: 손목과 팔꿈치를 가능한 곧게 유지한 채 엉덩이 쪽으로 천천히 미끄러진다.

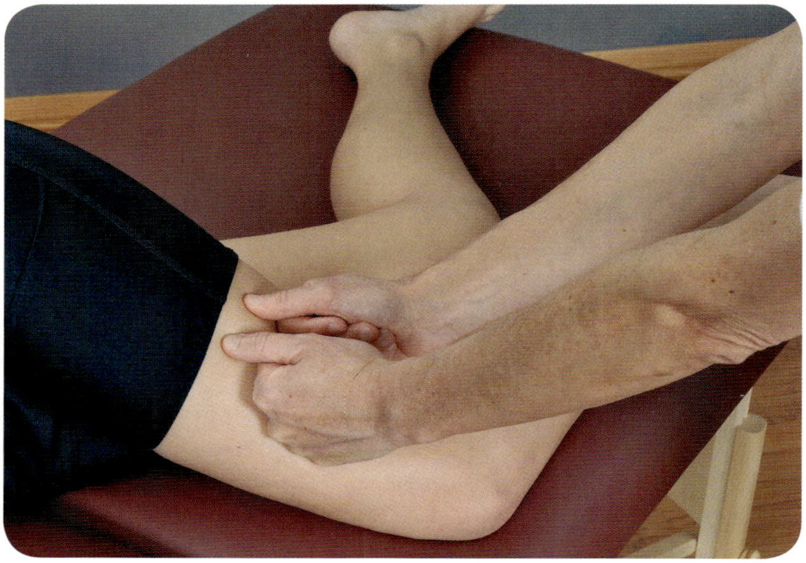

장점 이것은 장경인대와 외측광근의 정지 부분을 작업하는 데 유용한 기법이다.

단점 곧은 손목과 팔꿈치를 고관절까지 쭉 유지하는 것은 어렵기 때문에 작고 먼 부위를 다른 기법으로 마사지해야 될 필요가 있다.

이중 주먹을 이용한 장경인대 이완

1단계: 이 기법은 고객의 도움을 받을 수 있다. 고객을 옆으로 눕힌다. 이번에는 무릎을 마사지 베드 밖으로 살짝 나오게 한다.

2단계: 주먹으로 압력을 가하며 무릎에서 엉덩이 쪽으로 3인치 또는 4인치(7.5~10cm) 정도 작업하는 동안 고객에게 무릎을 천천히 구부렸다가 펴도록 요청한다. 이 기법은 외측광근과 장경인대에 동적인 스트레칭을 제공한다.

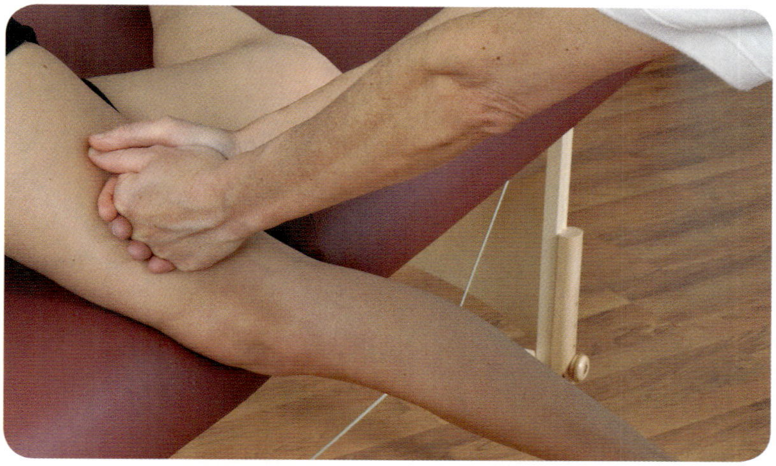

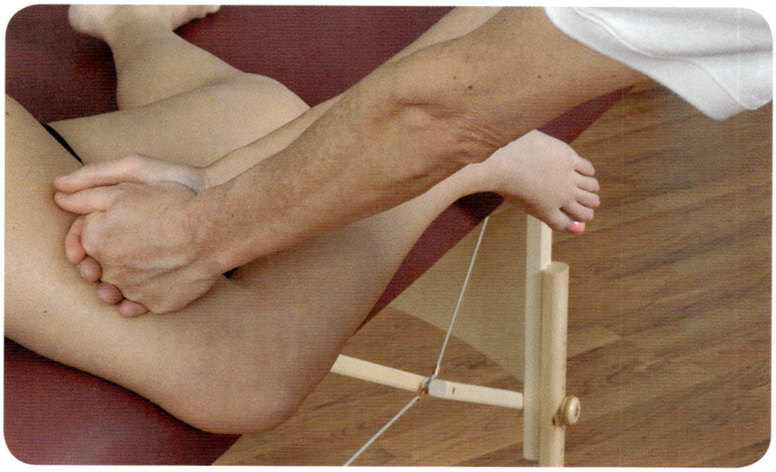

장점 이 기술은 러너스 니를 가졌거나 아주 긴장된 장경인대를 가진 고객에게 매우 유용하다.

단점 이것은 고객이 오랫동안 유지하기에 편한 자세가 아니다.

전완을 이용한 둔근 이완

1단계: 둔근 부위의 긴장을 완화하는 좋은 방법은 수건을 덮은 상태에서 조직을 천천히 압박하여 압박 부위에 집중하는 것이다. 팔꿈치 사용은 피한다. 여기서 둔근에 더 쉽게 접근하기 위해 고객은 일반적으로 옆으로 누운 자세보다 더 많이 옆으로 기울이는데, 사진에서는 잘 보일 수 있도록 수건을 제거했다.

2단계: 이런 식으로 그 부위를 계속 치료할 수도 있고, 아니면 수건을 교체하고 오일을 조금 바른 후 그 부위를 다시 작업할 수도 있다. 오일을 바르면 수건을 더욱 잘 지지하게 되어 비틀림 같은 움직임을 더욱 쉽게 할 수 있게 해 준다.

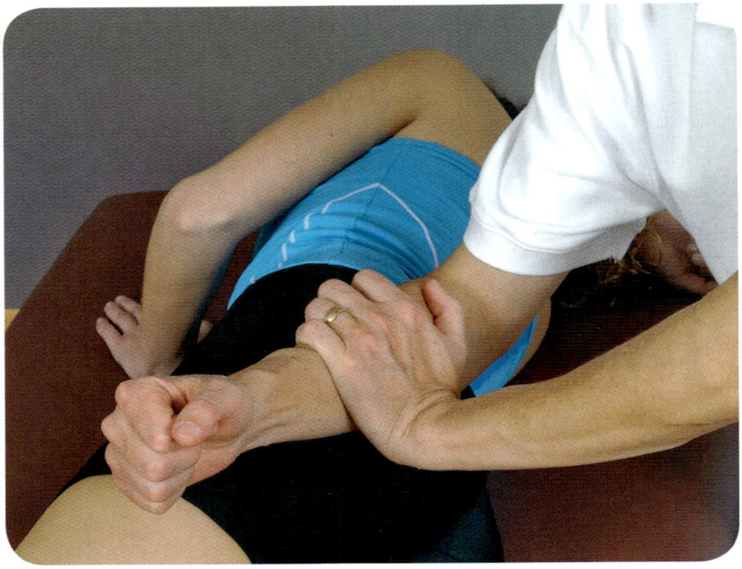

TIP 일부 테라피스트들이 둔근을 마사지할 때 실수하는 것은 너무 강한 압박을 너무 일찍 사용하는 것이다. 이 자세에서 고객은 압박감을 훨씬 더 느낄 것이다.

장점 이 기법은 엎드린 자세에서의 둔근 기법에 대한 좋은 대안법이며 외측광근, 장경인대의 마사지와도 쉽게 결합할 수 있다.

팔꿈치를 이용한 둔근 이완

1단계: 이전 기법과 마찬가지로 팔꿈치를 사용하는 것은 더 정확한 부위에 압력을 집중시키는 방법이다. 고객의 압력에 대한 민감도를 알아보기 위해 전완을 사용하여 고객에게 기대는 것부터 시작하라.

2단계: 고객이 더 깊은 압력을 요구할 경우 팔꿈치를 천천히 구부린다. 고객이 너무 불편한 압력을 느끼지 않게 하기 위해 팔꿈치를 몇 도만 구부리면 된다는 점을 기억한다.

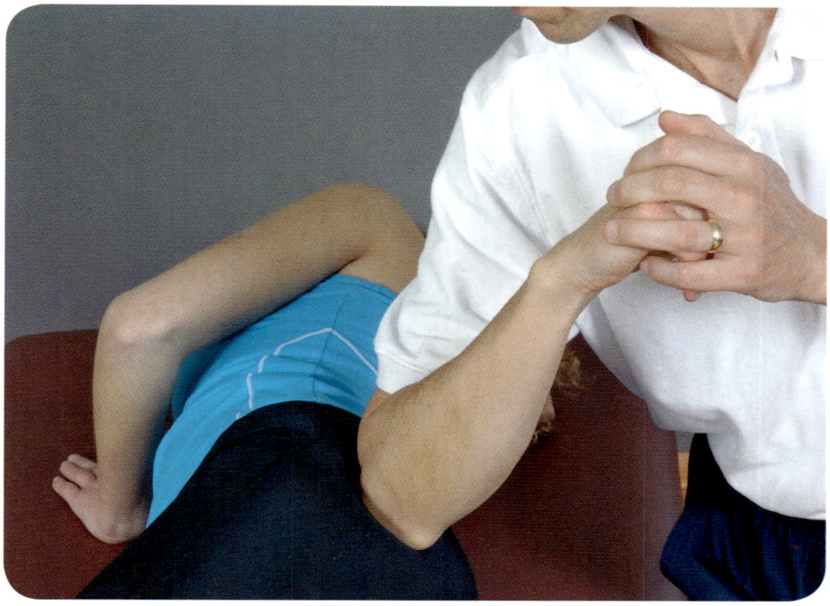

TIP 이 자세에서 이상근에 대한 깊은 압력에 주의하라. 왜냐하면 이것은 통증이 나타나고 불편할 수 있다

장점 엎드린 자세에서 둔근을 치료하는 좋은 대안이 될 수 있고 이 기법은 외측광근과 장경인대의 마사지와 결합할 수 있다. ■ 이 기법은 압력을 국소적인 부위에 집중시키는 훌륭한 방법이다.

단점 이 부위는 압력에 매우 민감하므로 주의해야 한다.

팔꿈치를 이용한 대퇴근막장근 이완

1단계: 아직 테라피스트들은 이 작은 근육을 많이 배제하고 있는 것 같다. 그러나 이 근육은 앞과 옆의 허벅지 통증과 무릎 측면 통증에 연관되어 있다. 첫 번째는 근육의 위치를 알아내는 것이다. 달리기 선수들한테서는 이 근육을 쉽게 식별할 수 있지만, 다른 고객들에게서는 그렇지 않다. 모든 근육과 마찬가지로 크기도 다양하고 모양도 약간씩 다르다.

2단계: 팔꿈치를 이용하여 근육에 정적 압력을 가한다.

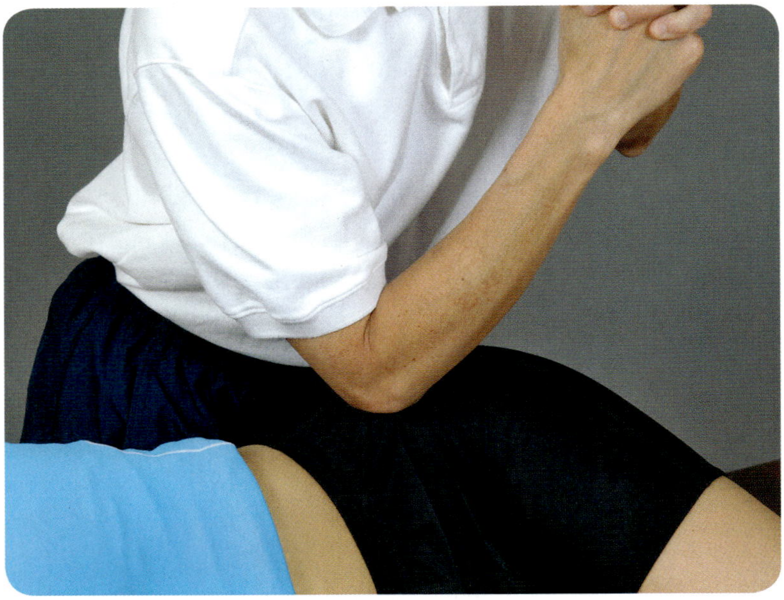

TIP 이 근육을 식별하기 위해, 고객을 바르게 눕게 한 후 근육의 기시점인 장골능을 찾는다. 그리고 다리를 살짝 들고 내회전하게 한다면 이 근육이 수축할 것이다. 서 있는 자세에서 이것을 직접 시도해 볼 수 있다. 무릎을 곧게 하고 고관절을 살짝 굴곡시킨 뒤 내회전시킨다.

장점 이 기법은 작은 근육에 정확한 압력을 가하는 안전한 방법이다.

단점 이 기법에 대해 익숙하지 않으면 근육을 식별하는 것이 어려울 수 있다.

만약 누운 자세에 있는 고객에게 대퇴부와 앞쪽 다리 부위를 마사지하는 것에 익숙하다면, 이런 식으로 내전근을 마사지하는 법도 배웠을 것이다. 여기서 엎드린 자세가 불편한 고객을 위해 누운 자세에 유용하게 사용될 수 있는 대퇴이두근과 비복근 마사지법을 소개한다.

전완을 이용한 대퇴이두근 이완

1단계: 이 기법은 특이하지만 대퇴이두근을 마사지하는 효과적인 특이한 기법이다. 고객에게 편안한 반바지를 입게 하거나 수건을 이용해서 마사지하고자 하는 부위를 제외하고 잘 덮어준다. 사진에 나온 것처럼 고객에게 다리를 잡아 달라고 한다.

2단계: 무릎 밑에서부터 시작하고, 몸을 기울여 전완을 다리에 기댄 후 좌골 쪽으로 미끄러진다.

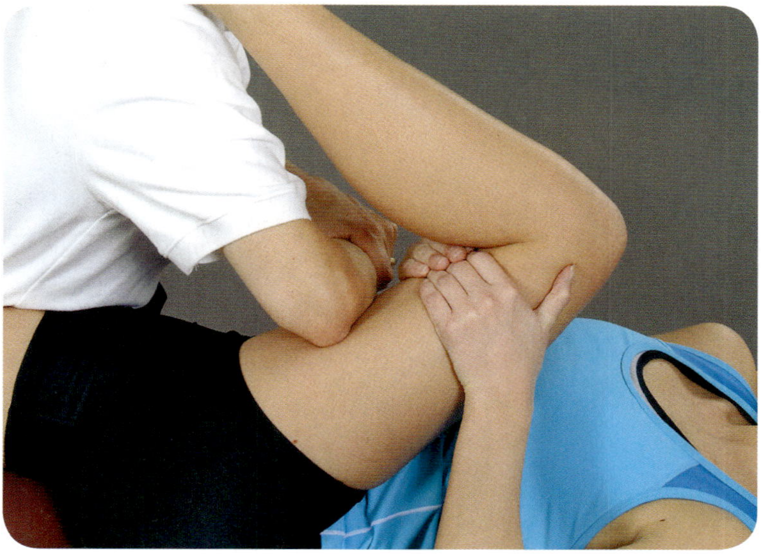

TIP 마사지를 하는 동안 고객이 다리를 곧게 편다면, 동적인 연부조직 이완법이 되고 일부 고객들은 이 방법을 선호한다.

장점 이 기술은 부상으로 엎드리지 못하는 고객에게 이상적이다.

단점 대퇴이두근의 정지부 끝에 접근하는 것은 어려울 수 있다(고객이 자신의 사지를 잡고 있을 때 무릎 근처). ■ 일부 고객이 이 자세로 다리를 잡고 싶어 하지 않을 수도 있고 모든 고객에게 적절한 것은 아니다.

주먹을 이용한 대퇴이두근 이완

1단계: 필요한 경우 마사지하는 위치를 제외한 부위가 수건으로 올바르게 감싸여 있는지 확인해야 한다. 고객이 다리를 잡고 있는 대신, 어깨 위에 다리를 올려놓는 연습을 한다.

2단계: 주먹을 햄스트링에 대고 무릎 바로 밑에서 시작해 좌골까지 천천히 미끄러지듯 한다. 손목을 내내 중립적인 자세로 유지하도록 노력한다.

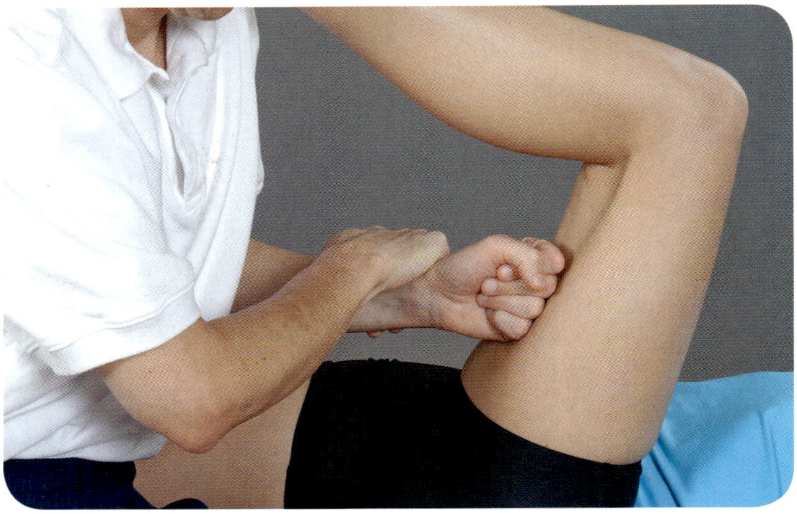

TIP 주먹을 이용해 압력을 더 높이려면 한 손으로 고객의 무릎을 잡아 고관절이 위로 굴곡되지 않도록 막아 준 후 다른 손으로 압력을 적용한다.

장점 이 기술은 부상으로 눕지 못하는 고객에게 이상적이다.

단점 깊은 압력을 가하면서 손목을 중립적인 자세로 유지하는 것은 어려울 수 있다. ■ 일부 고객이 다리를 이 위치에 놓기를 원하지 않을 수 있고 모든 고객에게 적절한 것은 아니다.

팔꿈치를 이용한 대퇴이두근 이완

1단계: 고객에게 사진과 같이 다리를 잡아 달라고 요청하고, 팔꿈치를 대퇴이두근에 부드럽게 올려놓는다.

2단계: 천천히 적용하거나, 한 지점에 압력을 가하거나, 좌골 쪽으로 천천히 미끄러진다.

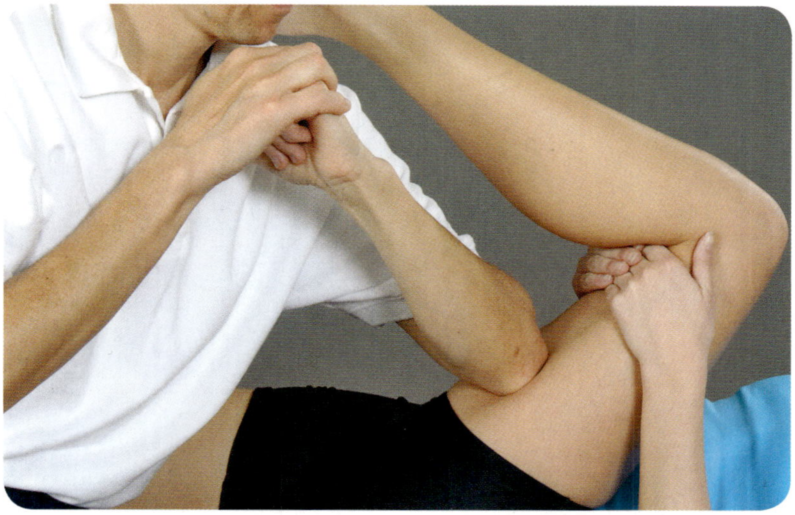

TIP 조직을 압박할 때 조직을 늘리기 위해, 고객에게 천천히 다리를 펴도록 요청한다. 고관절은 사진과 같이 구부러진 자세로 유지한다. 이 기법은 능동적 연부조직 이완법에 해당한다.

장점 이 기법은 특히 능동적인 스트레칭과 결합할 때 긴장된 대퇴이두근을 공략하는 탁월한 방법이다. ■ 이 기법은 부상으로 눕지 못하는 고객에게 이상적이다.

단점 이 기법은 고객이 자신의 다리를 잡고 있을 때 대퇴이두근(무릎 근처)의 정지점에 접근하는 것이 어려울 수 있다. 이 기술이 모든 고객에게 적합한 것은 아니다. ■ 일부 고객들은 다리를 이 자세로 잡고 싶어 하지 않을 수도 있다.

쥐어짜기를 이용한 종아리 이완

1단계: 고객의 무릎을 구부리고 사지를 지지하기 위해 부드럽게 발등 위에 앉는다(그렇지 않으면 긴장을 풀기보다는 무릎을 구부리려고 힘을 줄 수 있다).

2단계: 오일을 사용하여 종아리의 기시점 부위에서부터 양 손바닥을 이용해 부드럽게 쥐어짜 준다. 손바닥이 부드럽게 미끄러져 가며 근육을 뼈에서부터 떼어 낸다는 느낌으로 한다. 정맥과 림프의 순환을 돕기 위해서 무릎에서부터 발목까지 하기보다는 발목에서부터 무릎 방향으로 해 준다.

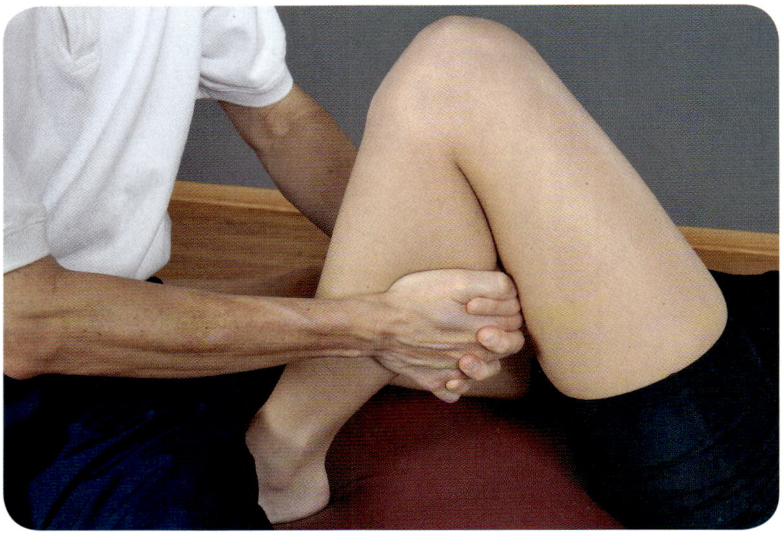

TIP 이 기법은 보이는 것보다 훨씬 더 강력한 기술이다. 그러므로 부드럽게, 그리고 점차적으로 압박한다.

장점 이 기술은 엎드리지 못하는 고객의 종아리 근육을 치료하는 좋은 방법이다. ■ 무릎이 구부러지고 발목이 저측 굴곡된 상태에서 종아리 근육은 수동적으로 짧아진 위치에 있다. 경골에서부터 부드럽게 견인하는 느낌으로 떼내 주면 대부분의 고객은 만족감을 느낀다.

전완을 이용한 종아리 이완

1단계: 고객의 무릎을 구부리고 사지를 지지하기 위해 부드럽게 발등 위에 앉는다(그렇지 않으면 무릎을 편안하게 하기보다는 무릎을 구부리려고 힘을 줄 수 있다). 전완을 이용하여 발목부터 무릎 아래 방향으로 문지른다. 전완을 이용해서 위아래로, 그리고 좌우로 활주하는 연습을 한다. 반대쪽 손으로는 고객의 무릎을 지지한다.

2단계: 반대쪽 팔도 똑같은 절차를 반복한다.

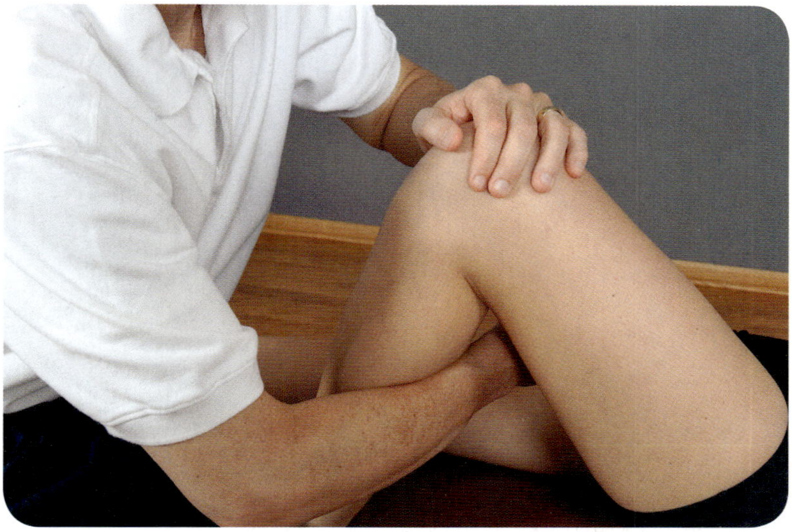

장점 이것은 눕지 못하는 고객의 종아리 근육을 치료하는 좋은 방법이다. ■ 무릎이 구부러지고 발목이 배측 굴곡된 상태에서 종아리의 근육이 수동적으로 짧아진 위치에 있다. 이 기법은 대부분의 고객들에게 만족감을 준다.

전완을 이용한 대퇴사두근 이완

1단계: 무릎 아래에 쿠션을 지지한다. 필요하다면 오일을 바르고 무릎 바로 위에 부드럽게 기대는 것으로 시작한다.

2단계: 자신의 자세를 보호하기 위해 넓은 자세를 취하면서 고객에게 천천히 기대면서 미끄러져 올라간다. 처음에는 중간 부분부터 시작하여 팔을 바꿔 외측 허벅지를 마사지한다(고객에게 짧은 반바지를 입히거나 마사지하는 대퇴부 위에는 수건이나 천을 이용해 덮어 준다).

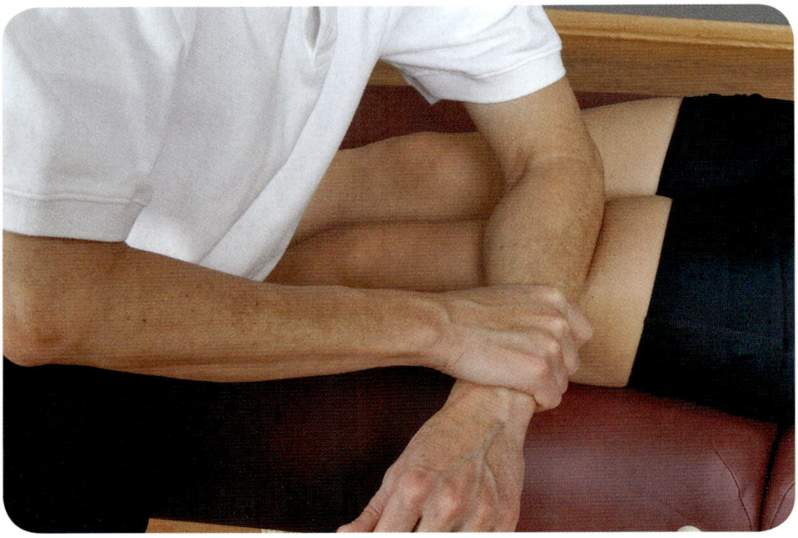

장점 이 기법은 주무르기 다음으로 할 수 있는 적절한 기법이다.

쥐어짜기를 이용한 대퇴부 이완

1단계: 무릎을 굽은 후 손바닥을 이용해 무릎 바로 위에 있는 대퇴사두근을 쥐어짜면서 미끄러지며 근육을 대퇴골에서 떼어 낸다는 느낌으로 쥐어짠다.

2단계: 고관절 쪽으로 이동하면서 이 부위를 계속 작업한다.

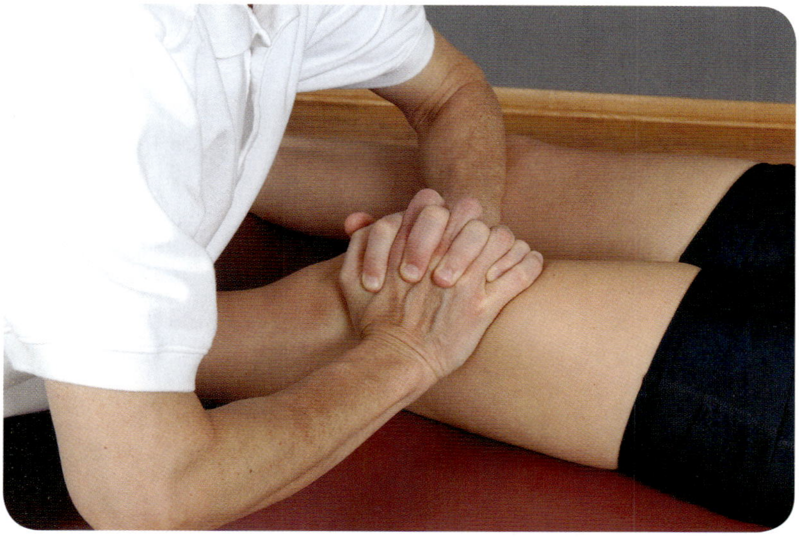

장점 당신이 할 수 있는 심부조직 마사지의 좋은 기법 중 하나가 될 것이다.

단점 당신의 안쪽 팔이 고관절 쪽으로 움직일 때 고객의 중요 부위를 건드릴 수 있기 때문에 주의해야 한다.

팔꿈치를 이용한 대퇴사두근 이완

1단계: 필요한 경우 고객의 무릎 아래에 받침대를 받친다. 사진과 같이 손과 팔꿈치를 위치시킨다.

2단계: 오일을 사용하여 팔꿈치로 압박을 가한다. 반대쪽 손은 팔꿈치가 미끄러지지 않도록 받쳐주며 팔꿈치를 천천히 골반 쪽으로 향하도록 손으로 밀어준다. 반대쪽 손으로 고객의 안쪽 허벅지를 만지지 않도록 주의한다.

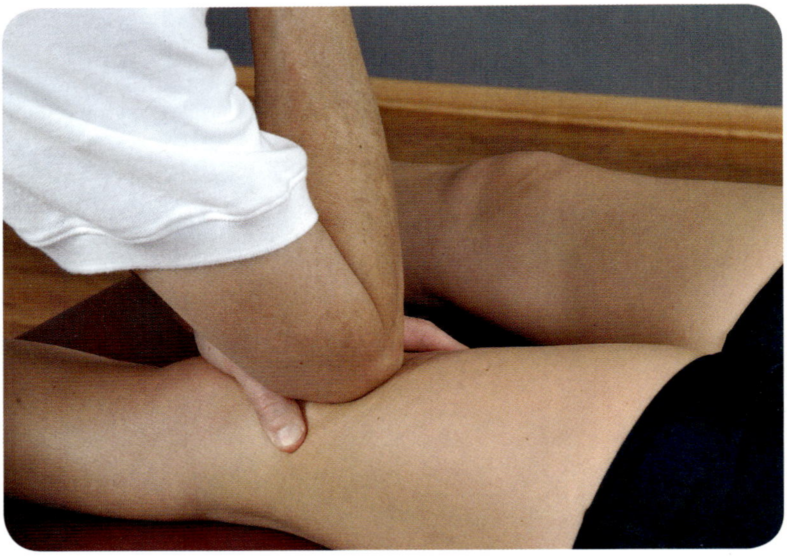

TIP 대퇴사두근은 큰 근육이므로 항상 반대쪽 손으로 미끄러지지 않게 지지해 준다.

장점 이 기법은 가장 효과적이고 정확하게 대퇴직근에 압력을 가할 수 있다.

단점 대퇴직근의 위쪽을 마사지할 때 받치는 손이 고객의 사타구니를 건드릴 수 있으므로 손가락을 구부려 조심해야 한다.

주먹을 이용한 장경인대 이완

1단계: 팔꿈치를 살짝 구부려 고정시킨 후 주먹을 무릎 바로 위에 위치시킨다.

2단계: 오일을 사용하여 고관절 쪽으로 강하게 미끄러지며 측면 대퇴부를 압박한다. 다리를 넓게 벌린 자세를 취하여 허리에 부담이 가지 않도록 하고, 반대쪽 손을 이용해 더 강한 압박을 줄 수 있다.

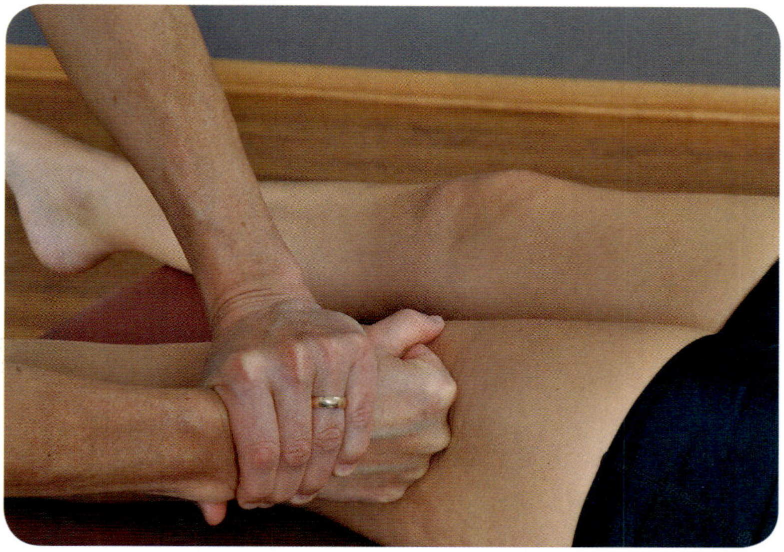

장점 이 기법은 측면 대퇴부에 깊은 압박을 줄 수 있다.

단점 마사지 베드가 올바른 높이에 있지 않을 경우 이 기법은 수행하기가 까다로울 수 있다.

전완을 이용한 장경인대 이완

1단계: 고객의 무릎을 구부리고 발에 앉거나 받침대를 고객의 다리 사이에 위치시킨다. 고객의 다리를 살짝 내전시킨다.

2단계: 오일을 사용하여 전완을 무릎 바로 위에서 골반 쪽으로 미끄러지게 한다.

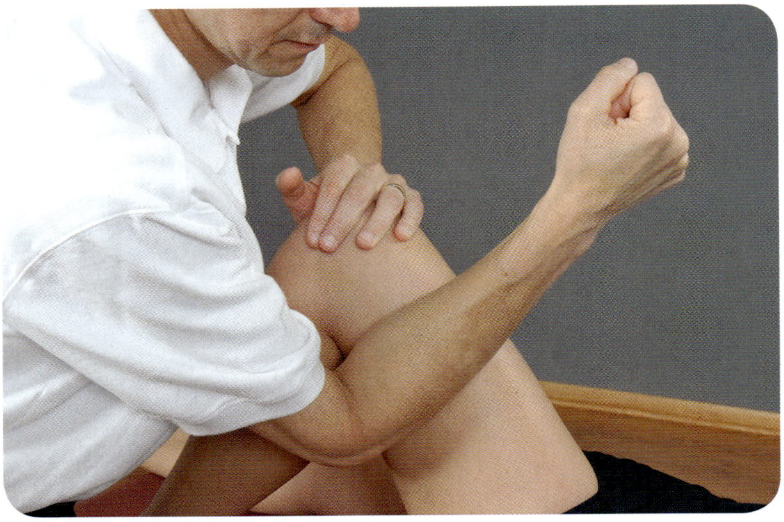

장점 이 기법은 누운 자세에서 측면 대퇴부를 대상으로 하는 기법의 좋은 대체 방법이다.

전완을 이용한 내전근 이완

1단계: 마사지 베드를 낮게 한다. 고객의 허벅지를 외전시켜 사진과 같이 무릎에 올려놓는다(사진 a). 필요하다면 수건을 사용하여 다리를 지지한다. 왼쪽 내전근을 마사지할 때는 왼팔을 사용한다.

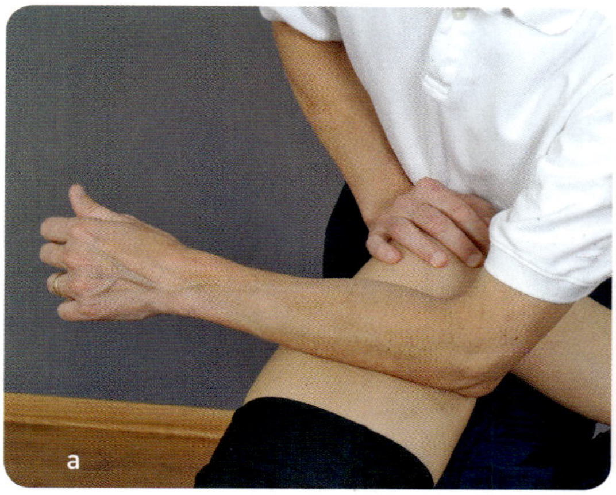

a

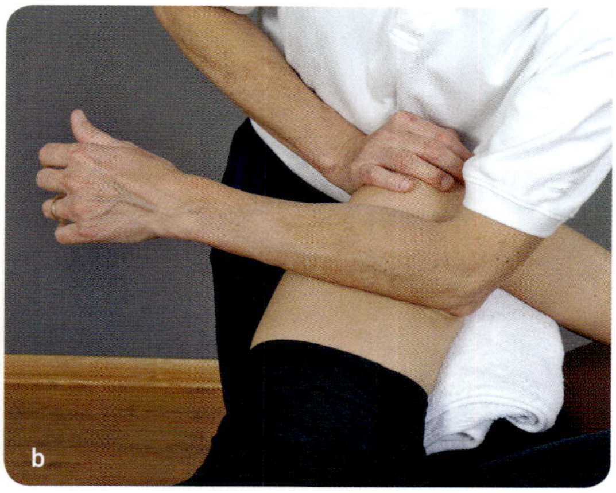

b

2단계: 무릎 바로 위에서 시작하여 천천히 내전근을 가로질러 사타구니 쪽으로 미끄러지게 한다. 어떤 자세가 편한지 알아보기 위해 오른팔도 사용해 본다. 오른팔을 사용할 때는 손이 어디로 향하는지 주의해서 한다.

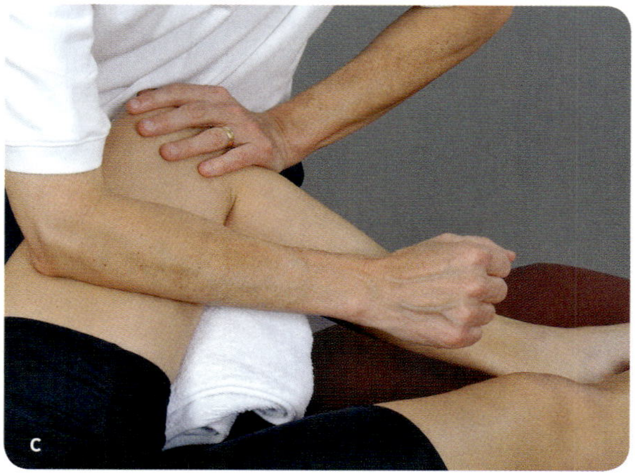

c

장점 이것은 내전근에 접근하는 좋은 방법이고, 또한 봉공근에도 접근할 수 있다.

단점 어떤 고객들은 이 위치에서 지나치게 노출되었다고 느낄 수 있다. ■ 모든 테라피스트들이 허벅지를 지지하는 자세가 편한 것은 아니다.

팔꿈치를 이용한 전경골근 이완

1단계: 마사지 베드 끝 바닥에 무릎을 꿇는다. 고객의 발을 마사지 베드 끝에 올려놓고 고객에게 발목을 움직이도록 요청하여 전경골근을 찾는다. 근육을 찾은 후 고객의 발을 안쪽으로 돌려서 근육에 더욱 접근하기 쉽게 자세를 잡는다.

2단계: 팔꿈치를 사용하여 발목 바로 위의 근육을 부드럽게 눌러서 기시점을 향해 천천히 미끄러진다. 이 부위는 대부분의 고객들에게 민감한 부위이므로 팔꿈치를 사용할 때는 압력이 거의 필요하지 않다.

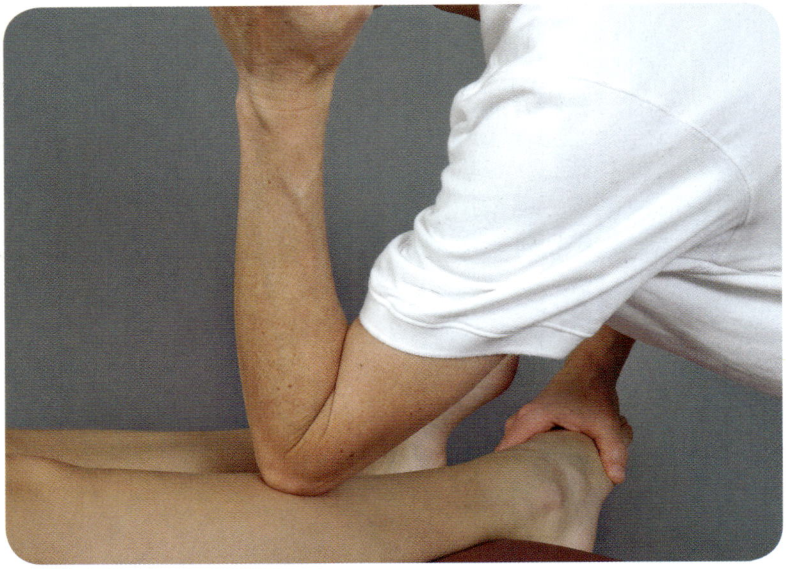

TIP 마사지 베드의 끝에 발을 올려놓음으로써, 발목을 부드럽게 움직일 수 있고 이것은 외측과 앞면 근막을 스트레칭하는 효과가 있다. 그리고 부드럽게 고객의 발목을 저측 굴곡시켜 전경골근을 스트레칭시킨다.

장점 테라피스트가 이 근육에 심부조직 마사지를 하는 쉬운 방법이다.

단점 무릎을 꿇기 싫어하는 테라피스트들도 있다.

손가락 마디를 이용한 전경골근 이완

1단계: 마사지 베드 끝에 서라. 고객의 발을 마사지 베드 끝에 편하게 위치시킨 뒤 발목을 움직여 전경골근을 찾는다. 근육을 찾은 후 다리를 안쪽으로 내번시켜 근육에 더 잘 접근할 수 있도록 한다.

2단계: 손가락 마디를 사용하여 발목 바로 위에서 근육의 기시점에 이르기까지 천천히 미끄러지게 한다. 하나 이상의 손가락 관절을 사용하여 자신에게 맞는 방법을 찾는 연습을 한다.

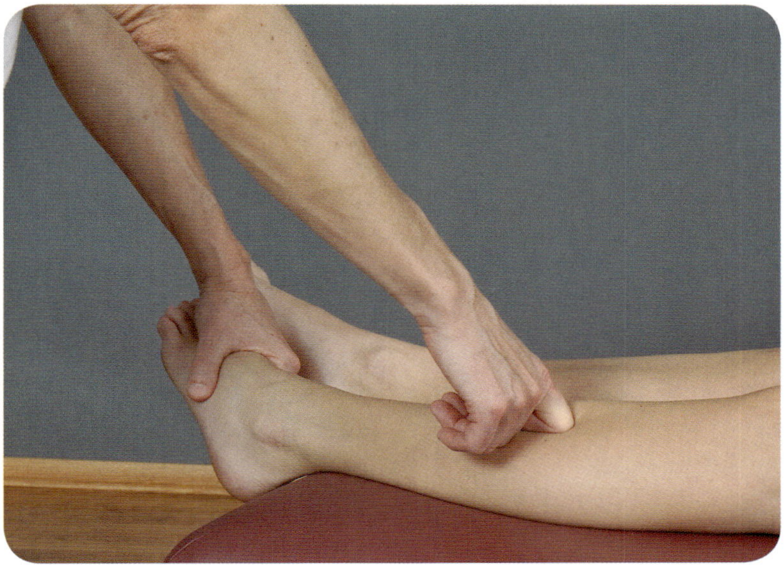

장점 테라피스트는 이 기술을 시행하기 위해 무릎을 꿇을 필요가 없으며, 이 기술은 엄지손가락을 사용하는 테라피스트에게 아주 좋은 대안법이다.

단점 주먹과 엄지손가락은 과사용될 위험이 있다.

도구를 이용한 발바닥 이완

1단계: 마사지 도구를 사용하여 발바닥에 압력을 가할 수 있다. 고객의 발등을 지지하고, 사진에서와 같이 마사지 도구를 위치시킨다.

2단계: 고객이 통증을 느끼는 부위로 알려진 지점에 부드러운 압력을 가한다.

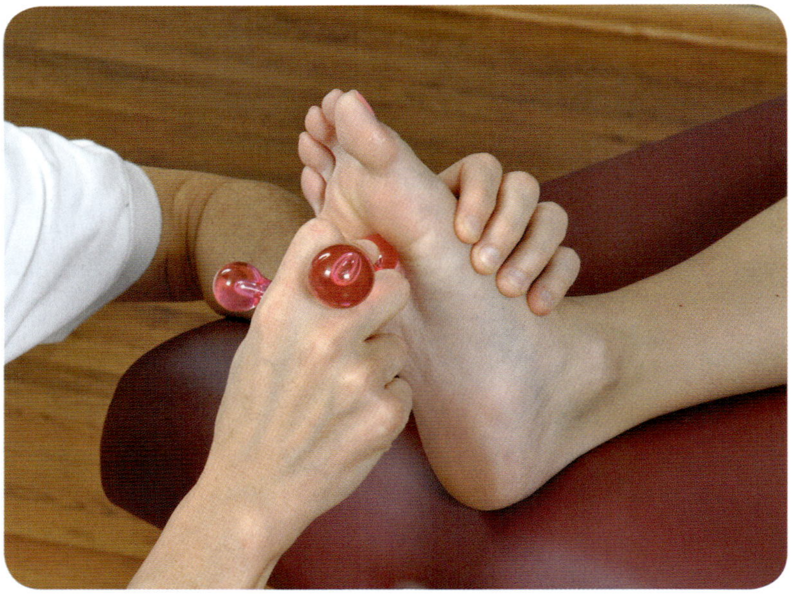

장점 이것은 테라피스트들의 엄지손가락을 보호하는 훌륭한 기법이며, 젠틀러 기법에 대한 대안으로 사용된다.

단점 마사지 도구를 안전하고 효과적으로 사용하는 것은 약간의 연습을 필요로 한다. 매우 작은 부위에 힘을 가하는 방식으로 부드럽게 눌러야 한다.

도구를 이용한 대퇴근막장근 이완

1단계: 고객이 마사지 베드에서 다리를 들어 올리도록 하여 다리를 안으로 회전시키고, 마사지 도구를 부드럽게 근육에 위치시킨다.

2단계: 근육에 단단히 눌러서 통증유발점을 찾는다. 통증이 사라지도록 60초 동안 누른다.

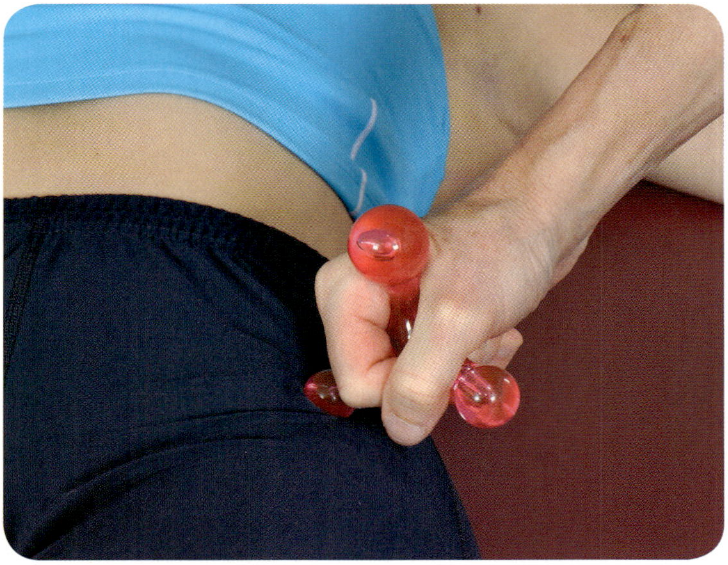

장점 이 기법은 작은 근육에 깊은 압력을 가해야 할 때 테라피스트의 엄지손가락을 보호할 수 있는 훌륭한 기술이다.

단점 마사지 도구를 안전하고 효과적으로 사용하는 것은 약간의 연습을 필요로 한다. 너무 큰 압력을 가하지 않도록 조심해야 한다.

치료의 사례

규칙적으로 마라톤을 하던 한 고객에게 누운 자세에서 대퇴근막장근에 깊은 압력을 가했다. 그는 골반의 앞부분의 느낌이 좋지 않다고 말했다. 그는 정확한 지점을 말해 줬고 그 부분을 눌렀을 때 기분이 나아진다고 했다. 그 지점은 대퇴근막장근이었다. 주변 부위를 이완시킨 후 나는 근육 전체에 깊은 압력을 가했고, 집에서 할 수 있도록 고관절 굴곡근 스트레칭을 알려주었다.

이 장에서는 고객이 엎드린 자세에서 할 수 있는 심부조직 기법을 연습할 것이다. 여기서 중요한 차이점은 고객의 발을 마사지 베드 끝에 위치시켜야 된다는 점이다.

전완을 이용한 종아리 이완

1단계: 고객의 발을 마사지 베드 끝에 위치시킨 뒤 배측 굴곡이 되도록 위치시킨다. 오른쪽 종아리를 할 때는 왼쪽 전완을 사용한다.

2단계: 오일을 사용하여 아킬레스 바로 위에서 시작하여 무릎 뒤까지 천천히 미끄러지듯 압박한다. 무릎 뒤쪽 오금 부위에 도달하기 전에 멈춘다. 안쪽에 기법을 적용하기 위해 팔꿈치 각도를 바꿀 수 있지만 바깥쪽 부위에 적용할 때는 팔을 바꿔서 적용할 수도 있다.

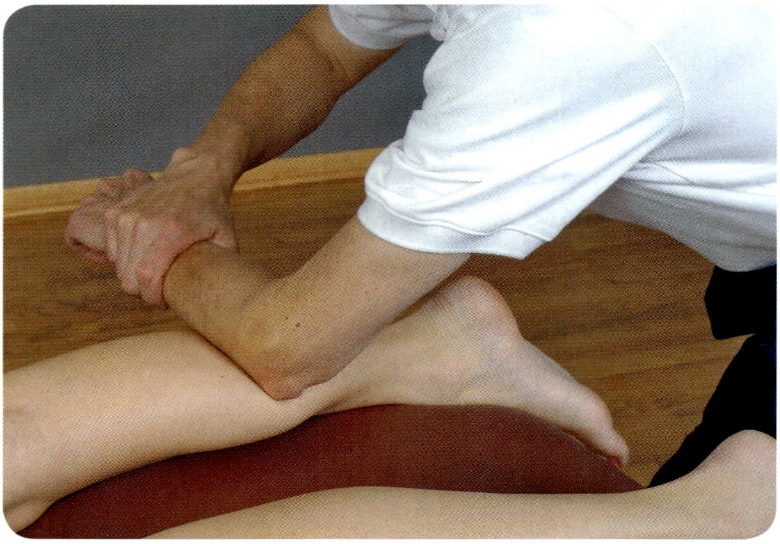

장점 이 기법은 종아리에 정말 깊은 압력을 가할 수 있게 해 준다. ■ 이 기법은 압박뿐만 아니라 스트레칭 테크닉과도 자연스럽게 연결될 수 있다.

단점 이 기법을 적용할 때는 고객의 발이 마사지 베드 밖으로 나와야 된다는 것을 기억해야 된다. ■ 테라피스트의 나쁜 자세를 예방하기 위해 다리를 넓게 벌리고 기마자세로 기법을 적용해야 한다.

팔꿈치를 이용한 종아리 이완

1단계: 고객의 발을 마사지 베드 밖으로 나오게 배측 굴곡이 가능하도록 위치시킨다. 왼팔을 사용하여 오른쪽 종아리를 마사지하며 아킬레스건을 찾고 팔꿈치를 위치시킨 후 반대쪽 손으로 팔꿈치가 미끄러지지 않게 받친다.

2단계: 비복근과 가자미근이 시작되는 움푹 들어간 부분부터 시작한다. 오일을 사용하여 단단하게 미끄러지듯 천천히 올라간다. 손을 사용하여 팔꿈치가 근육의 큰 부분에 위치했을 때 빠져나가는 것을 잡아 주며 한다.

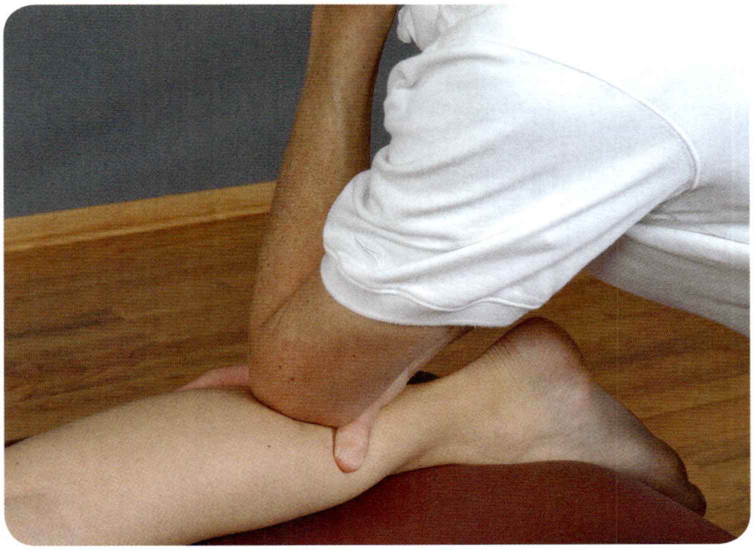

TIP 압력의 강도를 높이기 위해서, 고객에게 발을 배측 굴곡시켜 달라고 부탁한다. 이것은 당신이 작업하고 있는 조직을 늘이는 역할을 한다.

장점 이것은 깊은 압력을 좋아하는 고객들에게 정말 좋은 기법이다. ■ 이 기법이 필요할 경우 필요한 특정 지점에만 적용할 수 있다. ■ 이 기법은 쉽게 압력의 강도를 높일 수 있다.

단점 이 기법을 적용할 때는 고객의 발이 베드 밖으로 나와야 된다는 것을 기억해야 된다. ■ 테라피스트의 나쁜 자세를 예방하기 위해 다리를 넓게 벌리고 기마자세로 기법을 적용해야 한다.

주먹을 이용한 종아리 이완

1단계: 전완이나 팔꿈치 사용의 대안으로 주먹을 사용할 수 있다. 마사지 베드 끝에 발을 올려놓고 아킬레스건을 찾는다.

2단계: 비복근과 가자미근이 정지되는 움푹 들어간 부분부터 시작하여 무릎 뒤쪽으로 천천히 압박하며 이동하여 오금이 시작되는 지점에서 멈춘다. 팔꿈치와 손목을 가능한 한 곧게 유지하라. 사진 속의 테라피스트는 두 손을 사용하고 있다. 한 손으로 압박하고 한 손으로 보조한다는 느낌으로 연습한다.

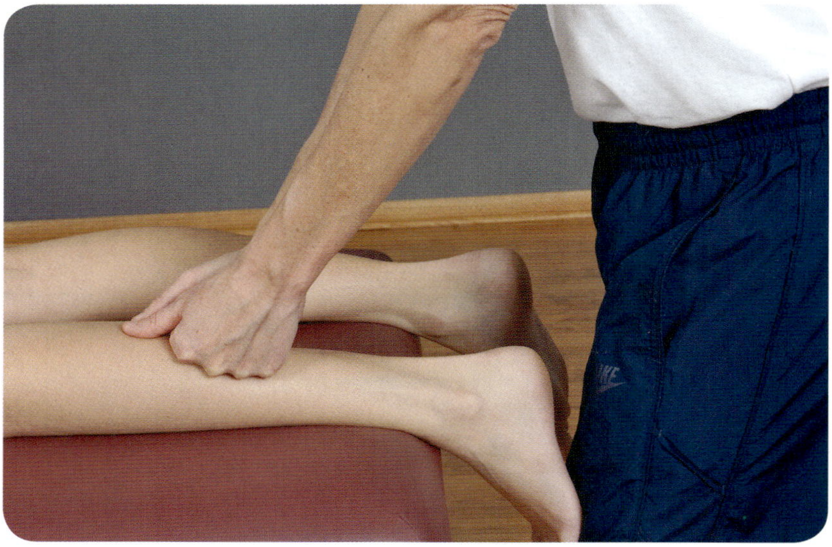

장점 이 기법은 압력 강도를 높이기 위해 쉽게 적용된다.

단점 이 기법을 적용할 때는 고객의 발이 마사지 베드 밖으로 나와야 된다는 것을 기억해야 된다. ■ 마사지 베드가 충분히 낮지 않으면 테라피스트가 팔꿈치와 손목의 중립을 유지하기 어려울 수 있다.

주먹을 이용한 종아리 배측 굴곡 상태에서 이완

1단계: 압박된 조직을 스트레칭하는 데 도움이 되는 이 주먹 기법을 사용해 본다. 사진과 같이 허벅지를 이용하여 수동적으로 고객의 발을 굴곡시켜 본다. 아킬레스건을 찾는다.

2단계: 비복근과 가자미근이 정지되는 움푹 들어간 부분부터 시작하여, 발을 배측 굴곡으로 유지하면서 종아리를 주먹으로 밀어 올려 무릎까지 서서히 움직인다. 길어진 섬유를 누르고 있기 때문에, 많은 고객들은 압력이 상당히 가벼울 때에도 깊은 압력을 가하는 듯한 느낌을 받는다.

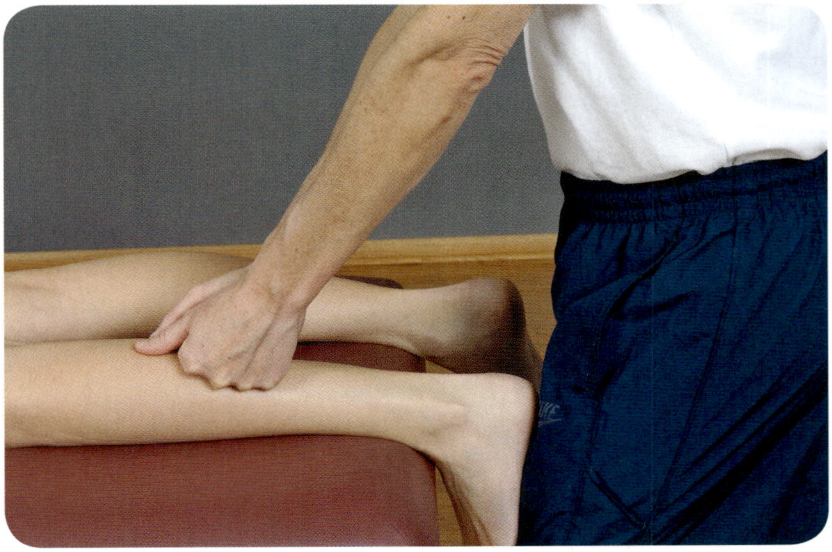

장점 이 기술은 테라피스트가 고객에게 매우 깊은 압박감을 느끼게 해 준다.

단점 손으로 압력을 가하면서 발목 굴곡 상태를 유지하는 법을 배우는 것은 처음에는 까다로울 수 있다.

전완을 이용한 종아리 이완

1단계: 이제 배를 문지르는 것과 동시에 머리를 쓰다듬어 보려는 도전과 같은 치료법에서 압박과 스트레칭을 결합한 기술을 시도해 보자. 고객의 무릎을 구부려 허벅지 위로 올린 뒤 발목을 받쳐 준다. 고객의 발목뼈를 구부리는 연습을 한다.

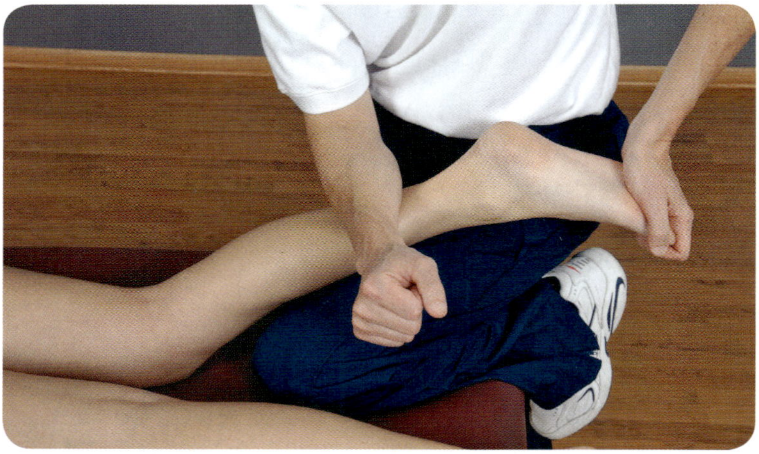

2단계: 오일을 사용하여 고객의 발목을 수동적으로 배측 굴곡하면서 전완 기법을 연습하라. 이 기법의 요령은 압박을 유지하면서 고객의 발목을 3~4번 배측 굴곡시켜 종아리 근위부로 미끄러지게 하는 것이다. 무릎 뒷면 오금 쪽의 압박은 피한다.

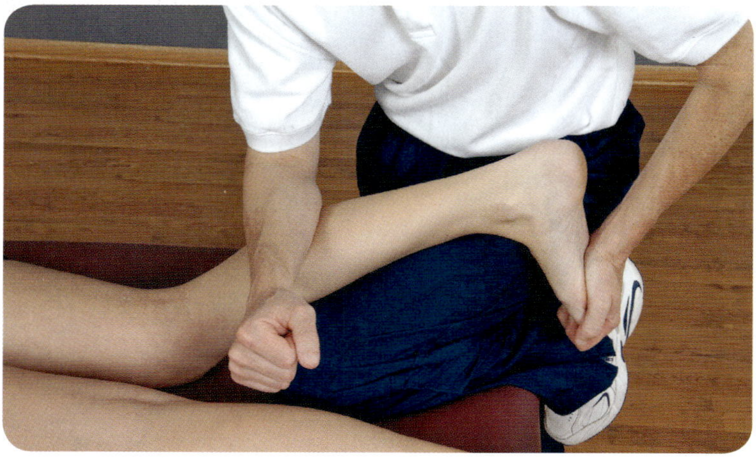

장점 이것은 다리의 정맥과 림프 순환을 돕는 위치에서 쉽게 적용할 수 있는 기법으로 정말 깊은 압력을 가하는 데도 유용한 방법이다.

단점 이러한 자세로 있는 것을 불편해 하는 테라피스트들이 있다.

종아리 쥐어짜기 기법

1단계: 고객의 무릎을 구부려 어깨에 기댄 후, 종아리 근육을 수동적으로 짧게 만드는 것부터 시작하라.

2단계: 아킬레스건 가까이에서 시작하여 발목에서 무릎 쪽으로 근육을 뼈에서 밀어내는 느낌으로 한다.

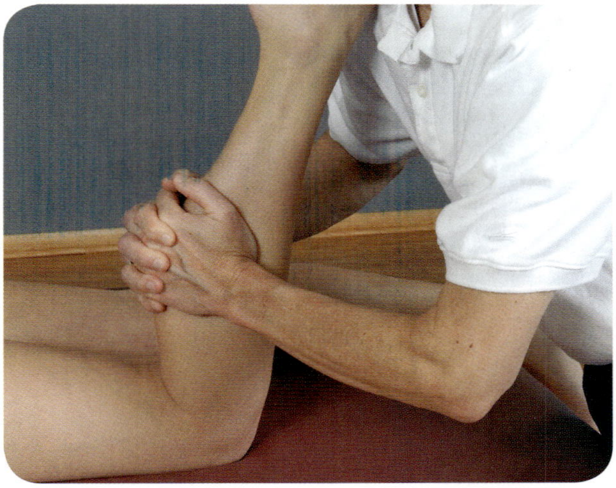

장점 이 기술은 적용하기 쉽다. ■ 이 위치에서 이 기법은 정맥과 림프 순환을 도울 수 있다.

단점 테라피스트는 비록 잠시일지라도 마사지 베드 가장자리에 앉아야 하며, 허리를 비틀어야 한다.

전완을 이용한 대퇴이두근 이완

1단계: 허리를 굽혀 무릎 바로 위에 전완을 위치시킨다. 왼쪽 전완을 사용하여 고객의 오른쪽 햄스트링을 적용한다.

2단계: 고객에게 기대어 좌골까지 천천히 미끄러진다. 스포츠 마사지에서 스트로크를 좌골에서 햄스트링의 원점까지 가는 것이 일반적이다. 이러한 근육에 완전히 접근하기 위해서는 고객이 짧은 반바지를 입어야 할 것이다. 수건으로 고객을 덮어야 될 필요가 있다.

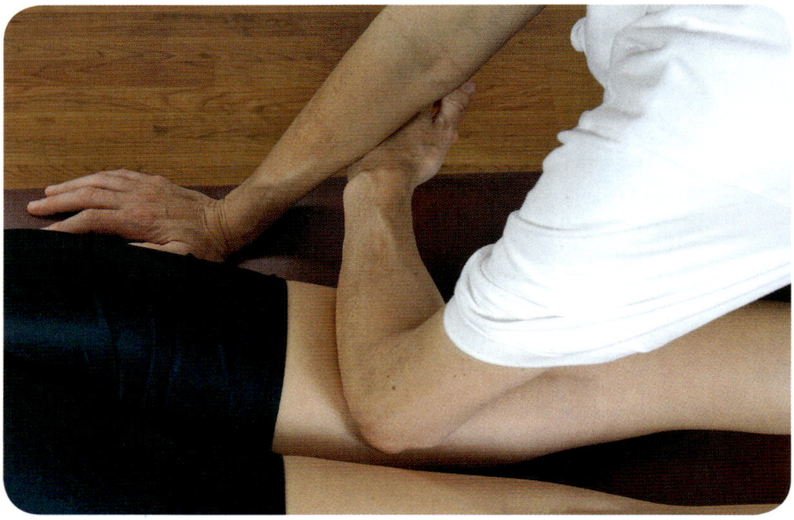

장점 이것은 엎드린 자세에서 햄스트링에 심부조직 마사지를 하는 훌륭한 방법이다.

단점 테라피스트들은 그들의 자세 때문에 다치지 않도록 다리를 넓게 벌린 후 균형을 잘 잡고 해야 한다.

치료의 사례

나는 공중그네 예술가 고객에게 엎드린 자세에서 햄스트링에 심부조직 마사지를 했었다. 그는 많은 시간을 그네에 거꾸로 매달려 있는 일이 많았다. 그렇기 때문에 햄스트링은 아주 경직되어 있었다. 그는 스웨디시 마사지를 받아 보았지만 거의 효과가 없었다. 그가 왔을 때 처음에는 경직 상태가 너무 심해서 팔꿈치를 사용할 수 없었다. 그래서 전완 기법과 스트레칭을 통해 어느 정도 완화시킨 후 팔꿈치를 사용할 수 있었다.

팔꿈치를 이용한 대퇴이두근 이완

1단계: 팔꿈치를 무릎 바로 위에 위치시킨다.

2단계: 좌골 방향으로 천천히 미끄러지듯 올라간다. 그리고 가능한 좌골까지 가서 멈춘다.

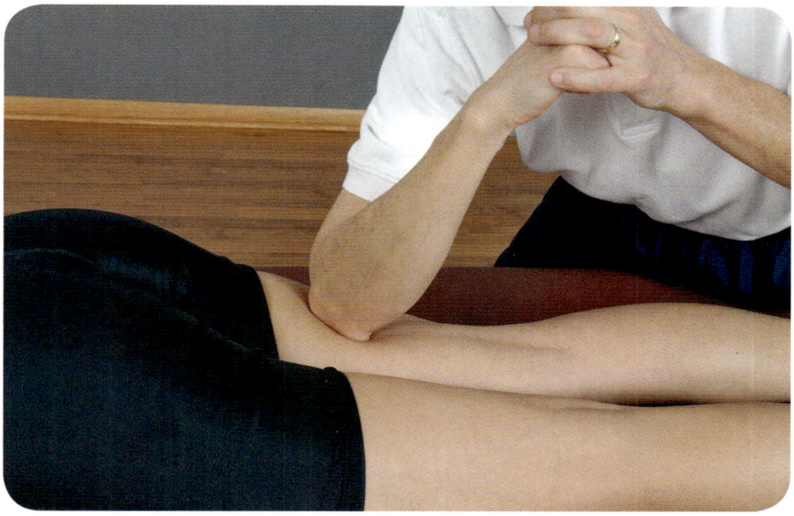

TIP 팔꿈치가 미끄러질 경우 다른 손으로 팔꿈치를 지지하되 손이 엉덩이 쪽으로 움직일 때 안쪽 허벅지에 닿지 않게 주의하라

장점 이 기법은 햄스트링 근육의 특정 부위에 깊은 압력을 가할 수 있다. ■ 팔꿈치는 장력의 특정 부위에만 압력을 가하는 데 사용할 수 있다.

단점 테라피스트들은 넓은 자세를 취하고 자신의 자세를 바르게 유지하도록 주의해야 한다.

전완을 이용한 대퇴이두근 이완(좌골 부위)

1단계: 모든 고객에게 적합한 것은 아니지만, 이 기술을 사용하여 햄스트링의 기시점에 깊은 압력을 가할 수 있다. 마사지 베드 끝에 고객을 위치시키고 고객이 무릎을 놓을 수 있는 쿠션을 제공한 후 가슴에도 쿠션을 제공한다.

2단계: 팔꿈치를 사용하여 좌골과 10cm 정도 거리를 두고 팔꿈치 아래 좌골이 느껴질 때까지 천천히 햄스트링 위로 미끄러진다. 이 위치는 2분이나 3분 이상 유지될 수 없으므로 몇 번의 스트로크만 가능하다.

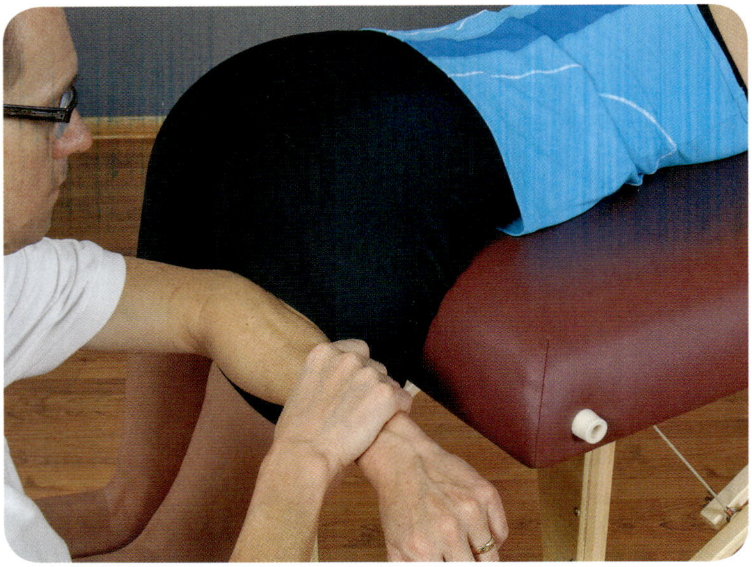

TIP 고객이 무릎을 꿇는 자세를 취할 수 있다면 보다 편하다.

장점 이것은 햄스트링의 기시점에 정말 깊은 압력을 가하는 효과적인 방법이다.

단점 이 기법은 이 자세가 편하다고 느끼는 고객에게만 사용될 수 있다.

팔꿈치를 이용한 이상근 이완

1단계: 이상근을 포함한 둔근을 늘리기 위해 팔꿈치를 엉덩이 위에 부드럽게 올려놓는다. 자세를 보호하기 위해 넓은 자세를 취한다.

2단계: 완만한 압력을 유지하면서 고관절을 내회전 · 외회전시킨다. 고객이 당신을 향해 움직일 때 고객의 고관절을 내회전시키고 있다. 고객의 고관절을 외회전시킬 때 고객의 다리는 당신으로부터 멀어진다.

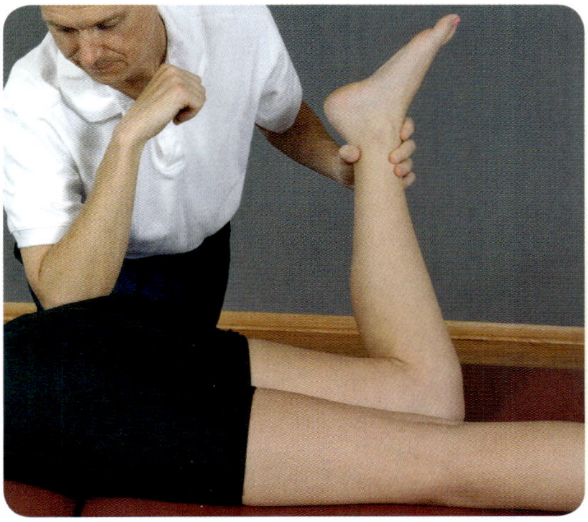

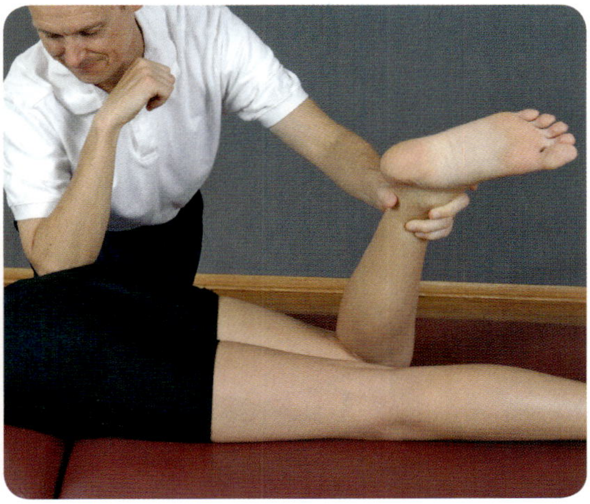

TIP 이상근 좌골신경과 근접하기 때문에 많은 고객들에게 민감하다. 물론 신경을 누르면 불편할 것이다. 압력이 너무 심하면 고객은 둔부에 힘을 줘서 팔꿈치를 밀어낸다. 이 기술을 구사하는 요령은 근육에 경련을 일으키지 않고 고객의 통증 한계치 내에서 그 부위를 작업하는 것이다.

장점 이 기술은 압박과 스트레칭을 모두 적용하는 데 효과적이다. ■ 이 기법은 쉽게 적용할 수 있다.

단점 몇몇 고객은 힙을 움직이는 데 어려움을 겪는다.

주먹을 이용한 전경골근 이완

1단계: 고객의 무릎을 구부린다.

2단계: 주먹으로 발목에서 무릎까지 마사지한다. 이것을 깊이 느끼기 위해서는 약간의 압력이 필요하다.

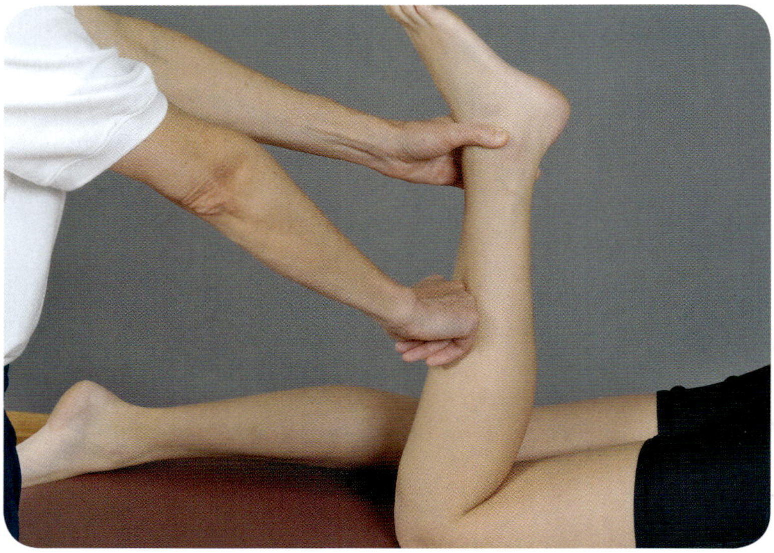

장점 전경골근 기법은 보통 누운 자세에서 활용되는데 이 기법은 엎드린 자세에서 유용하다.

주먹을 이용한 발바닥 이완

단계: 사진에 보이듯이 손을 오므려 주먹을 만든 후 발바닥을 압박한다.

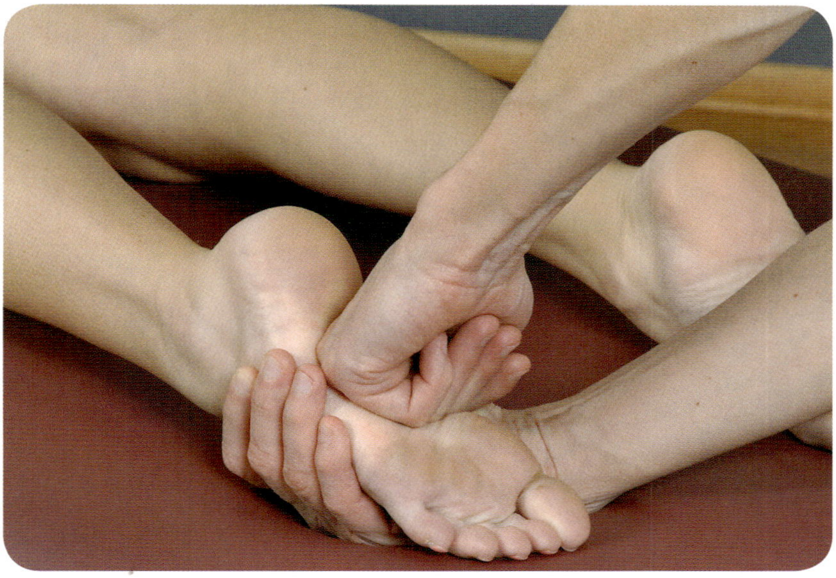

TIP 만약 이 기법을 적용하는 데 충분히 강하지 않다면, 무릎을 꿇고 팔꿈치를 이용하여 조직을 압박하는 연습을 하라.

장점 이 발바닥을 다루는 기술은 간지럼을 잘 견딜 수 없는 고객에게 특히 유용하다.

간단한 질문들

1. 옆으로 누운 자세에서 내전근육들을 적용할 때 어떤 근육들에 접근할 수 있는가?
2. 전완이나 팔꿈치를 이용하여 반듯이 누운 자세에서 햄스트링을 적용할 때 스트레치의 요소에 대해 어떻게 소개할 수 있는가?
3. 누운 자세에서 적용할 때 대퇴근막장근을 어떻게 찾는가?
4. 고객이 엎드린 상태에서 종아리에 쥐어짜기 기법을 적용할 때 왜 발목에서 시작하여 무릎으로 움직이는 형태로 일을 하는가?
5. 엎드린 자세에서 팔꿈치로 대퇴이두근을 적용할 때 어느 뼈 위치까지 기법을 적용해야 하는가?

7

상지 심부조직 마사지

옆으로 누운 자세, 반듯이 누운 자세와 엎드린 자세의 세 가지 치료법을 사용하여, 이 장의 사진과 지시사항은 극상근, 극하근, 소원근, 대원근에 심부조직 기법을 적용하는 방법을 알려줄 것이다(표 7.1 참조). 또한 삼각근, 이두근, 삼두근, 손목 신전근과 손 그리고 광배근도 여기에 포함된다. 그리고 5장에서 다룬 것과 다른 몇몇 다른 기술을 소개받을 것이다. 많은 테라피스트들이 아주 도움이 된다고 생각하는 깊은 근육인 견갑하근과 능형근 그리고 견갑골 내측연 주위와 관련된 기법부터 시작할 것이다.

표 7.1 이 장에 포함된 심부조직 마사지 기법 대상 근육

	자세		
근육	회복 자세 (옆으로 누운 자세)	누운 자세	엎드린 자세
견갑하근	V	–	–
능형근	V	–	–
삼각근	V	–	–
광배근	V	–	V
삼두근	–	V	V
소원근 · 대원근	–	V	–
이두근	–	V	–
손목 신전근	–	V	V
극상근	–	–	V
극하근	–	–	V

많은 기법들이 상지의 심부조직 마사지를 하기 위해 옆으로 누운 자세에서 사용될 수 있다. 마사지 베드에 다리를 올려 사용하는 기법도 있다. 이 기법이 독특하기 때문에 이것부터 시작할 것이다.

엄지손가락을 이용한 견갑하근 이완

1단계: 이 치료가 효과가 있으려면, 고객이 자신의 팔꿈치를 구부리고 팔에 눕거나 옆으로 누운 자세를 취한다. 어떤 고객들은 이 자세로 눕기만 해도 견갑골의 내측이 바로 나타날 것이다. 다른 고객들에게서는 견갑골의 내측이 나타나지 않을 수도 있다. 만약 고객을 이 자세로 눕힐 수 있다면, 견갑골은 수동적으로 후인되기 때문에 능형근은 수동적으로 짧아질 것이다.

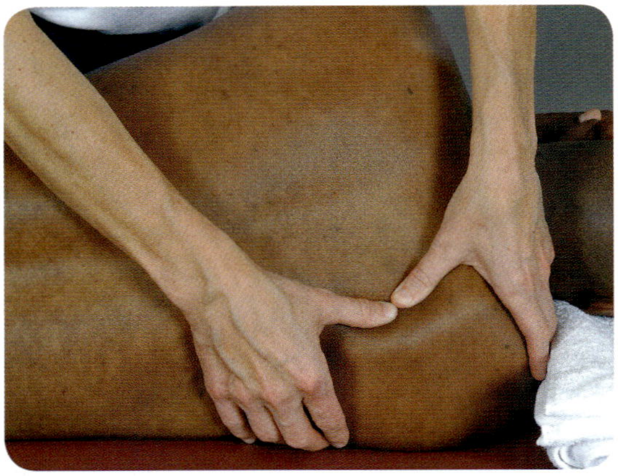

2단계: 사진에서 보듯이 견갑골의 내측 경계가 뚜렷해지면 엄지손가락을 사용하여 능형근을 누른다. 일반적으로 테라피스트가 엄지손가락 관절을 써서 누르는 것은 현명하지 못하며, 엄지손가락 관절이 과도하게 유연하다면 이렇게 해서는 안 된다. 그러나 이 자세로 할 때는 큰 압박이 필요하지 않으므로 크게 부담을 갖지 않아도 된다. 이런 식으로 능형근을 밀어 넣는 것과 동일하다. 이 기법을 176쪽에 기술된 누웠을 때 사용될 수 있는 기법과 비교해 볼 수 있다.

보통, 견갑골 기법은 고객이 엎드린 자세에서 시도된다. 그리고 많은 테라피스트들은 능형근과 중부 승모근 아래인 견갑골 내측으로 들어가면 견갑하근에 도달할 수 있다고 믿는다. 어떻게 생각하는가?

치료의 사례

나는 서로 마사지를 주고받는 2명의 테라피스트에게 이 기법을 사용했다. 한 명은 체격이 큰 보디빌더인 남성 테라피스트였고 한 명은 체격이 훨씬 작은 테라피스트였다. 큰 체격을 가진 그의 능형근에 대해 깊게 치료할 수 없다고 불평했지만 포기하지 않았고 지금 그는 이 기법을 사용하여 아주 만족하고 있다.

장점 이 기법은 능형근과 견갑골 주변 부위에 압력을 가하는 방법을 대체하는 방법이다. 다른 방법이 잘 적용되지 않았을 때 유용하게 쓸 수 있다.

단점 모든 고객이 이 자세로 누워 있는 것을 편안하게 느끼는 것은 아니다. ■ 이 자세를 오래 유지할 수 없다.

전완을 이용한 삼각근 이완

1단계: 만성 삼각근 경직은 치료하기 까다로울 수 있다. 움직임을 막기 위해 고객의 가장 위쪽 팔을 잡고, 전완을 삼각근의 정지점 위로 위치시킨다.

2단계: 상완골두를 고정하면서 근육을 정확히 미끄러지게 한다. 팔꿈치를 이용하여 근육의 긴장된 특정 부위에 압박을 가한다.

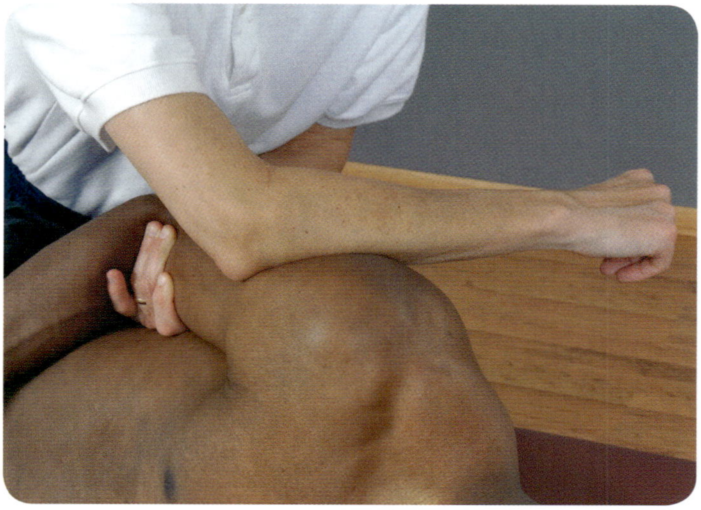

장점 이 기술은 이 근육에 힘 있게 깊은 마사지를 해 준다.

단점 고객들은 때때로 테라피스트가 너무 심하게 압박한다고 느끼고 부담을 가질 수 있다.

손을 이용한 광배근 이완

1단계: 고객의 팔을 머리 위로 가져가서 광배근을 늘이도록 한다.

2단계: 어깨에서 시작하여 손바닥에 힘을 주고 미끄러지듯이 고객 위로 몸을 기댄다. 이 위치에서는 광배근뿐만 아니라 비슷한 위치에 있는 삼두근의 기시점에 접근할 수 있으므로 주의하여 적용한다.

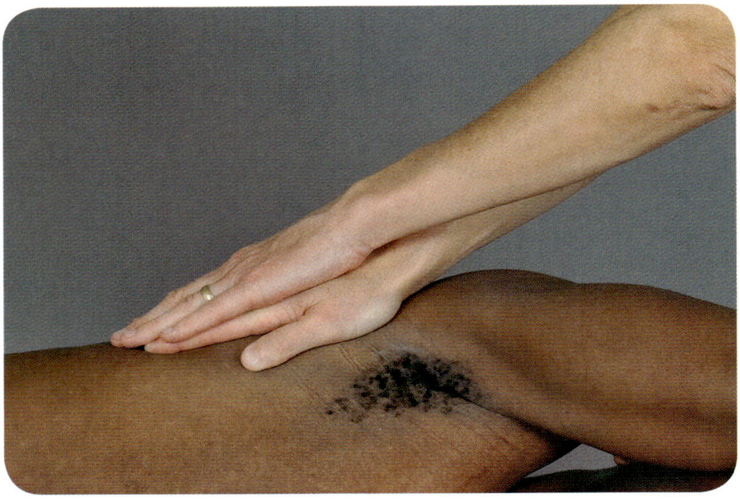

장점 이것은 강한 어깨 내전 근육을 가지고 있거나 그들의 스포츠나 취미의 일환으로 삼두근을 자주 사용하는 고객에게 심부조직 마사지를 적용하는 훌륭한 기술이다.

전완과 팔꿈치를 이용한 후면 어깨 이완

1단계: 이 영역에 보다 구체적인 압박을 가하기 위해 사진과 같이 부드럽게 팔을 잡고 지지한다.

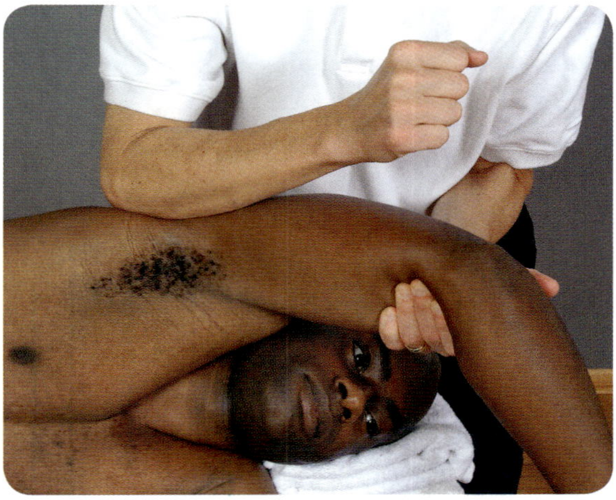

2단계: 팔꿈치를 천천히 구부려 압력을 집중시킨다. 이 부위는 마사지 치료에 거의 포함되지 않으며 민감할 수 있으므로 힘은 거의 필요하지 않다는 점에 유의한다.

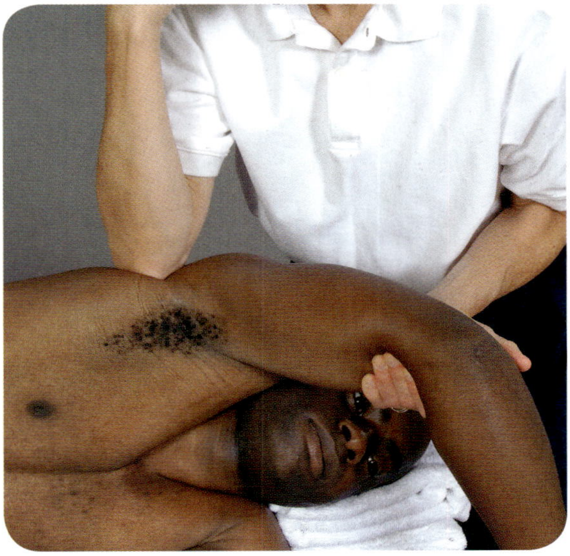

장점 이 기법은 옆으로 누운 자세에서 쉽게 통합될 수 있는 기법이다. ■ 이 기법은 많이 사용되고 있지 않지만 어깨를 치료하는 데 좋은 기법이다.

단점 무거운 팔을 가진 고객에게 적용할 때 조금 지칠 수 있다.

기존의 마사지 루틴에 쉽게 통합될 수 있는 이 기법을 사용해 본다.

전완을 이용한 삼두근 이완

1단계: 고객의 팔을 머리 위로 가져가서 허벅지 위에 팔을 올려놓는다.

2단계: 팔꿈치에서 시작하여 고객에게 체중을 실어 겨드랑이까지 미끄러지며 내려간다. 그러나 겨드랑이 자체에 대한 직접적인 압박을 피한다. 이 기술을 적용하는 가장 좋은 방법은 고객의 오른쪽 삼두근을 치료할 때 왼팔을 사용하는 것이다. 오른손을 사용하여 이 기술을 시도할 때 손 끝부분이 어디에 있는지 주의한다.

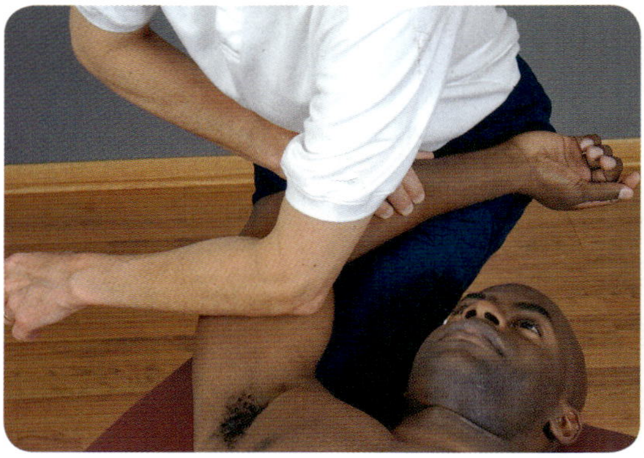

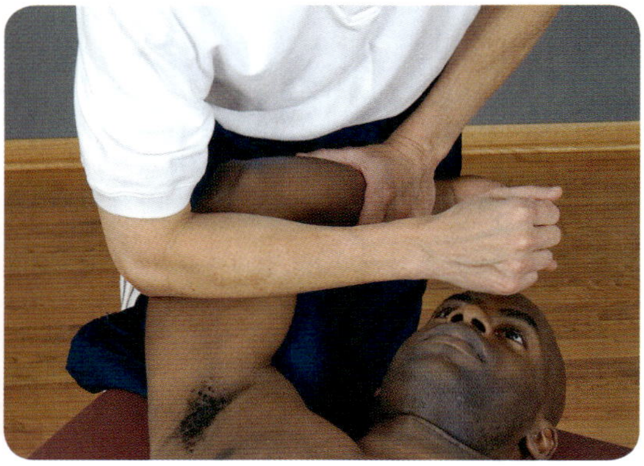

TIP 낮은 마사지 베드에서 시행한다면 더욱 쉽게 적용 가능하다.

장점 이 기법은 마사지 루틴에 쉽게 연결시켜 사용할 수 있다. ■ 삼두근에 심부조직 마사지를 하기에 적합하다.

단점 몇몇 테라피스트들은 팔을 자신의 허벅지 위에 올리는 것을 원하지 않는다.

치료의 사례

한 테니스 선수는 이 자세에서 자신의 삼두근을 이완받는 것을 선호한다. 그는 몸집이 크고 아주 큰 삼두근을 가지고 있었다. 그리고 나는 이 자세로 그 근육에 심부조직 마사지를 하는 것이 엎드린 자세에 하는 것보다 훨씬 더 쉽다는 것을 알았다. 문지르기를 이용한 근육의 이완은 크기와 긴장도가 높아져 힘들었기 때문에, 이 기법을 이용하는 것은 다행스러운 일이었다.

주먹을 이용한 삼두근 이완

1단계: 사진과 같이 고객의 팔을 잡아 팔꿈치를 지지한다.

2단계: 주먹으로 삼두근 근육을 눌러 팔꿈치에서 겨드랑이까지 적용한다. 겨드랑이 쪽으로 깊은 압력을 주는 것은 피한다.

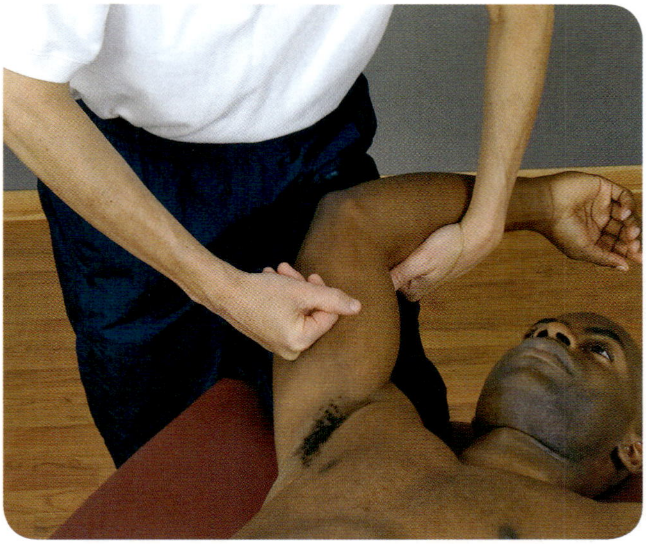

TIP 마사지하는 동안 부드럽게 견인한다면, 마사지와 동시에 근육을 이완시키는 효과를 볼 수 있다.

장점 이 방법은 일반적인 마사지 방법에 응용할 수 있다. ■ 손의 위치에 따라 다양한 방법으로 대흉근에 접근할 수 있다.

단점 팔 근육이 발달된 사람에게 적용하기엔 체력적인 소모가 있다.

손가락 마디를 이용한 견갑골 이완

1단계: 사진과 같이 고객의 팔을 외전된 상태로 두고, 견갑골 측면의 대원근과 소원근의 기시점이 있는 방향으로 위치시킨다.

2단계: 손가락 관절의 뼈를 이용하여 대원근과 소원근을 꾹 누른다. 견갑하근에 접근하기 위해선 견갑골의 전면을 꾹 누른다. 한 부위에 집중된 마사지는 피하는 것이 좋다. 골격을 따라 적당한 압박을 가하는 것이 좋다.

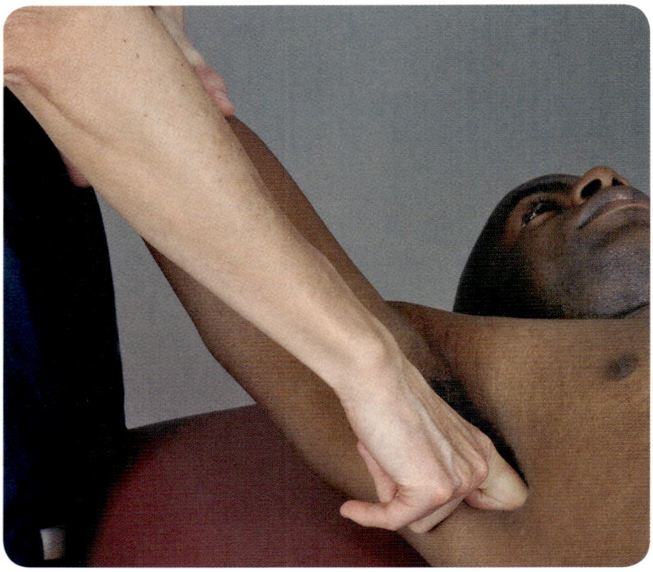

장점 마사지 과정에서 사소하게 여겨질 수도 있는 대원근 및 소원근에 깊은 자극을 줄 수 있다. ■ 이 방법이 견갑하근 치료에 효율적이라고 주장하는 의견이 있다.

단점 손가락 관절의 가지런함을 유지하기 힘들기 때문에 이 방법은 이상적이지 않다.

주먹을 이용한 이두근 이완

1단계: 이두근에 강한 자극이 필요한 사람들에게 유날법으로 피부, 피하조직, 근육을 주무르거나, 척추를 사이에 두고 등 전체의 피하조직과 근육을 잡고 들어 올리는 마사지 기법과 함께 사용할 수 있다. 고객의 손목을 잡고 팔꿈치 바로 위쪽부터 문지른다.

2단계: 주먹으로 이두근을 어깨 방향으로 꾹 누른 채 문지른다. 여기서 고객의 팔을 부드럽게 견인하게 되면, 이두근이 이완되는 효과를 동시에 볼 수 있다. 그러나 이 방법을 사용하기 위해서는 손목이나, 그 위쪽을 잘 잡고 있어야 한다.

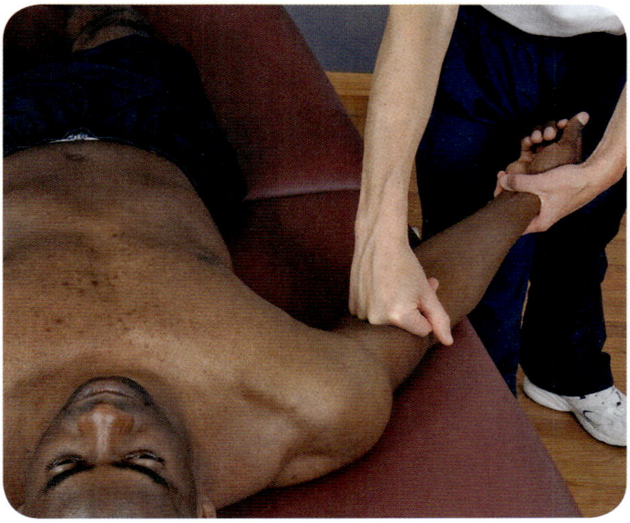

장점 유날법을 하기 어려운, 잘 발달된 이두근에 응용하기 좋다. ■ 견인이 잘 전달된다.

단점 테라피스트는 고객의 손목을 잡은 손 때문에 팔꿈치의 견인에 집중이 흐트러져선 안 된다.

주먹을 이용한 손목 신전근 이완

1단계: 고객의 전완 부위 위에 주먹을 위치시킨다.

2단계: 손목부터 팔꿈치까지 주먹으로 신근을 꾹 누르며 쓸어 올린다. 주먹의 부위를 다르게 하여 근육에 주는 자극을 바꿀 수 있다. 사진에서는, 테라피스트가 주먹을 이용하여 피부에 평평한 자극을 주고 있다. 주먹을 더 꽉 쥔 상태로 손등 쪽의 뼈를 이용하여 마사지하게 되면 더 깊은 자극을 줄 수 있다.

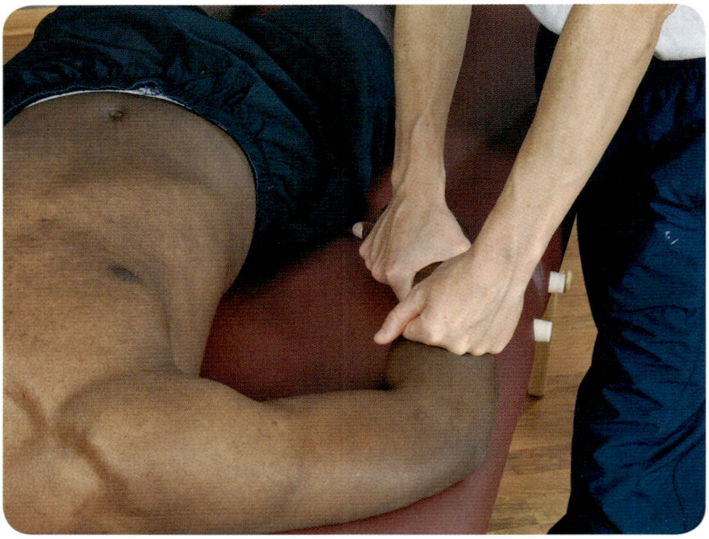

TIP 고객을 마주하고 무릎을 꿇어(또는 넓은 보폭으로 서서), 전완에 체중을 싣고 고객의 전완을 가로지르는 방법을 써도 좋다.

장점 일반적인 마사지와 병행하여 사용하기 쉽다.

주먹을 이용한 손바닥 이완

1단계: 일반적으로, 손바닥을 마사지할 때에는 손가락을 사용한다. 하지만 더 나은 방법을 찾고 연습하기 위해서는 다른 방법을 적용하고 시도해 볼 필요성이 있다. 손바닥 마사지가 좋은 예시이다. 테라피스트와 고객이 서로 편한 정도로 고객의 손을 둥글게 쥔다. 사진에서는 테라피스트가 마사지 베드 가장자리에 앉아 고객의 손을 수건 위에 얹어 두고 있다.

2단계: 사진과 같이, 고객의 손등을 한 손으로 움켜쥔다. 반대쪽 손으로 손바닥 안을 지그시 누른다. 이때 피부를 주먹으로 문지르며 섬유 조직에 자극을 준다. 손바닥을 마사지할 때에는 오일을 거의 사용하지 않는다. 엄지손가락과 새끼손가락 사이의 손바닥을 마사지하며, 고객의 엄지를 외전시켜 엄지손가락 근육에 가해지는 자극을 늘린다. 다른 방법으로는, 마사지를 하는 도중에 고객에게 손바닥을 최대한 펴도록 요청하는 것이 있다. 손가락뼈나 관절에 직접적인 자극을 피해 손바닥 근육이 위치해 있는 부분에만 마사지를 하도록 한다.

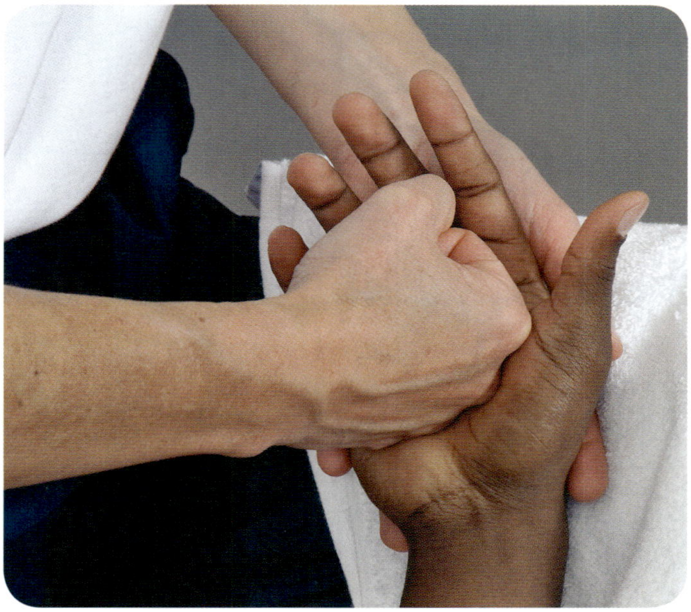

장점 손가락을 사용하지 않은 채 좁은 부위의 마사지 기술을 연습하기 좋다.

손바닥 꽉 쥐기

1단계: 고객의 손바닥을 양손으로 꽉 쥐는 연습을 한다. 꽉 쥐는 부위는 관절 부위를 피한다.

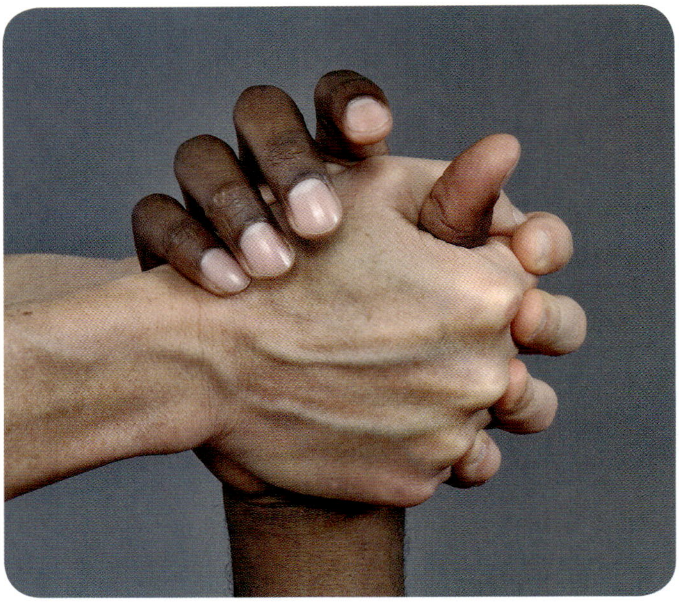

장점 손가락을 이용하지 않은 마사지 방법을 연습할 수 있다.

이제는 엎드린 자세에서 상지를 관리하는 추가적인 심부조직 테크닉을 소개한다.

손가락과 도구를 이용한 극상근 이완

1단계: 이 방법은 목과 어깨 근육에 부분적인 자극을 주기에 좋은 방법이다. 예를 들어 극상근을 마사지할 때, 누르는 부위에 따라 승모근 상부의 근섬유까지 동시에 다룰 수 있다. 극상근 중 마사지가 필요한 부분에 마사지 도구를 사용하면 된다. 이 도구는 승모근 마사지에도 이용할 수 있다.

2단계: 가장 마사지가 필요한 부분을 누른다. 고객이 참을 수 있을 정도의 '통증'을 느낄 정도로 누르면 된다. 마사지 도구를 뗀 후에는 그 부위를 손가락 끝에 약간 힘을 넣어 문지르는 방법이나 유날법을 해 준 후 다른 부위를 다시 마사지해 주면 된다.

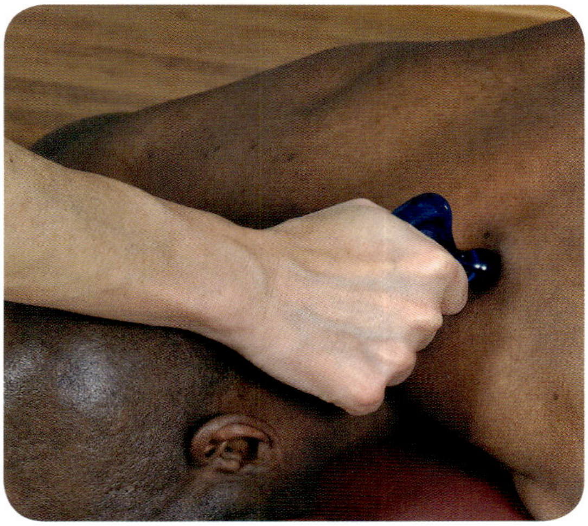

TIP 바로 누운 자세에서 극상근을 찾으려면, 견봉과 견갑극이 만나 V자 모양을 그리는데, 그 사이를 찾으면 된다.

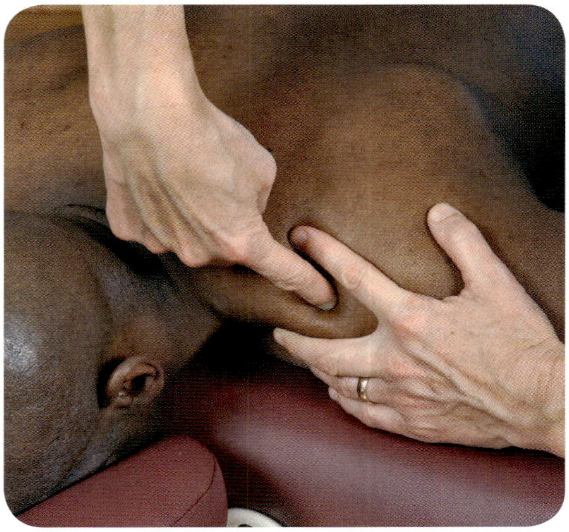

장점 엄지손가락을 이용하지 않고도 마사지를 시행할 수 있다. ■ 대부분의 고객들은 엄지손가락과 마사지 도구를 구별해 낼 수 없다.

단점 마사지 도구를 사용하는 방법을 숙달하려면 시간과 노력이 필요하다.

엄지손가락을 이용한 대 · 소원근 이완

1단계: 엎드린 고객의 옆에 앉아, 견갑골의 측면 부위를 마사지하는 연습을 한다. 이때 고객은 팔을 외전된 상태로 유지한다. 이 상태에서 극상근, 극하근, 삼두근과 후면 삼각근을 관리할 수 있다.

2단계: 견갑골 주위를 부드럽게 엄지손가락으로 누른다.

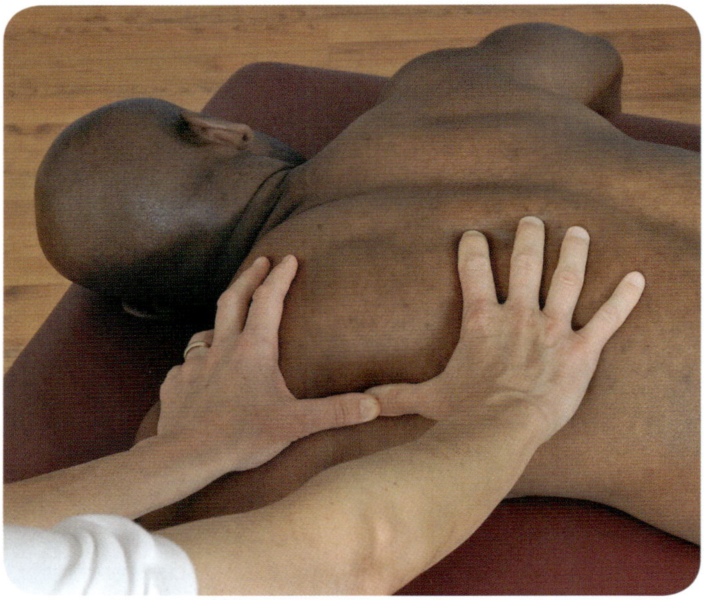

장점 적은 힘만으로 흔히 무시되어 왔던 중요한 근육군들을 관리할 수 있다.

단점 이 자세에서 엄지손가락 관절에 지속적인 부하가 오는 것은 좋지 않기 때문에 고객의 상태에 따라 선별적으로 사용하여야 한다. ■ 모든 테라피스트들이 이 기술을 적용하기 위해 무릎을 꿇고 싶어 하는 것은 아니다.

팔꿈치를 이용한 후면 삼각근 이완

1단계: 고객의 팔을 부드럽게 외전시킨다.

2단계: 오일을 바르고, 삼두근 위쪽부터 어깨 뒤쪽을 가로질러 누른 채 쓸어 올린다. 팔꿈치를 사용한 마사지만으로도 고객은 큰 통증을 느낄 수 있다(삼두근 전체를 가로지르는 심부 경찰법을 사용하여도 된다).

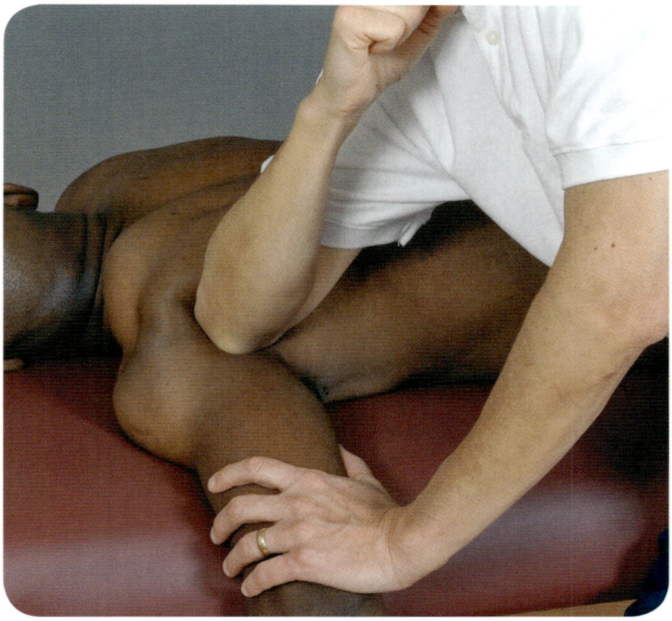

장점 일반적인 마사지에 응용할 수 있다. ■ 팔꿈치나 전완 부위로 시행할 수 있다. ■ 근섬유를 자극할 때 부드럽게 견인하는 방법을 쓸 수도 있다.

단점 일부 테라피스트들은 이 자세로 마사지를 시행하는 데에 불편함을 느낄 수도 있다.

상완관절에 견인과 압박

1단계: 상완관절 주위의 근섬유를 자극하거나 늘이는 데에 좋은 방법이다. 마사지 베드 옆에 무릎을 꿇고 앉아 고객의 팔을 외전시킨다.

2단계: 손바닥으로 누르면서 동시에 관절을 견인시킨다. 팔꿈치를 시작으로 팔 관절 뒤쪽까지 삼두근을 손바닥으로 쓸어 올리는 방법으로 연습할 수 있다. 물론 이 상태에서도 견인은 유지해야 한다.

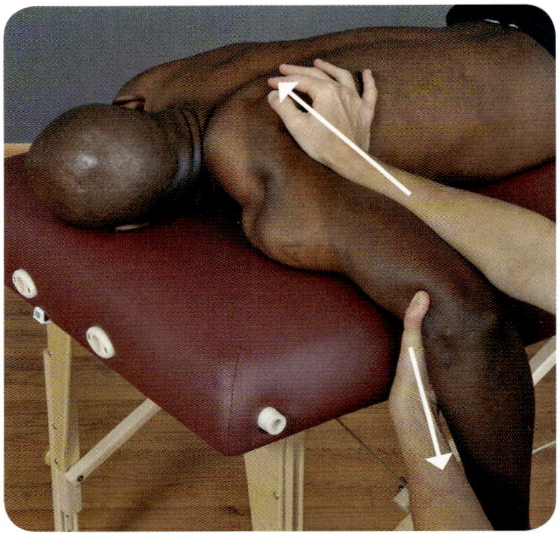

TIP 심층 마사지를 위해서는 오일을 조금 바르고 이 부위에 수건을 덮는다. 수건 위로 마사지를 시행하면서, 근육 지압과 동시에 손목을 돌리면서 근육을 이완해 준다.

장점 어깨 근섬유를 늘리고 자극하기에 좋다.

단점 무릎 꿇는 자세가 일부 테라피스트들에게는 불편할 수도 있다.

전완을 이용한 손목 신전근 이완

1단계: 마사지 침대 위쪽에 앉아 사진과 같이 고객의 손목을 마사지 베드 가장자리에 위치시킨다.

2단계: 전완을 이용하여 팔꿈치에서 손목까지의 신전근 근섬유를 부드럽게 누른다. 고객이 팔이 굽혀진 각도에 따라 마사지를 하면서 압박 강도를 조절한다. 이 방법은 160쪽에 사용된 방법(엎드린 자세에서 고객의 종아리를 마사지하는 방법)과 비슷하다.

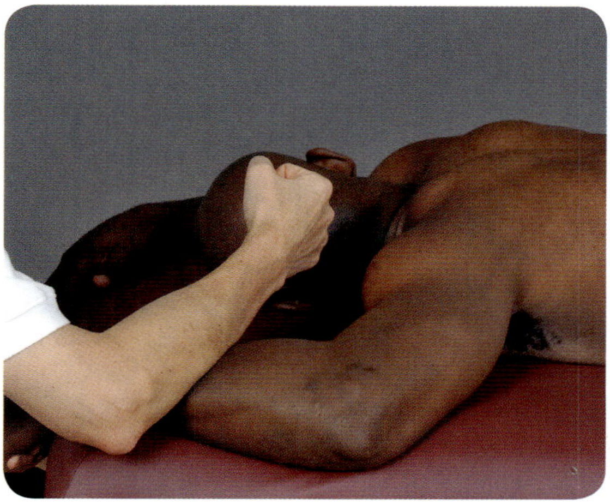

장점 신전근에 강한 자극을 줄 수 있다.

단점 이 자세가 일부 테라피스트들에겐 불편할 수도 있다.

치료의 사례

고객이 엎드린 상태에서 예민한 모터사이클 운전자였던 고객을 치료할 때 손목 신근 근육을 치료하는 이 방법을 사용했다. 그는 모터사이클을 타고 몇 마일을 여행했으며 종종 승차에 필요한 자세 때문에 전완의 긴장으로 고생했다. 그는 자신의 전완에 심부조직 마사지를 받는 것을 선호했으며, 그것이 누워서 치료를 받을 때보다 더 유익하다고 느꼈다.

팔꿈치를 이용한 극하근 이완

1단계: 극하근은 견갑골 뒤쪽의 어깨뼈가시 사이 아래 오목에 이어져 있다. 보통 사람들은 이 부위에 통증유발점을 가지고 있으며, 특히 이 근육 정중앙에 위치하는 경우가 많다. 그중 한 지점을 팔꿈치로 누르면 된다.

2단계: 체중을 싣지만 아주 약한 강도로 누른다. 통증유발점의 통증이 완화될 때까지 몇 분간 계속 눌러 준다. 압박이 끝나고 같은 부위를 진정시켜 준다. 이 방법을 같은 부위에 반복하거나 다른 부위에 시행해도 된다. 만약 고객이 여전히 긴장하고 있다면, 압박의 강도가 너무 강했다는 것을 의미하기 때문에, 진정시켜 주고 나서 다시 압박을 시행한다.

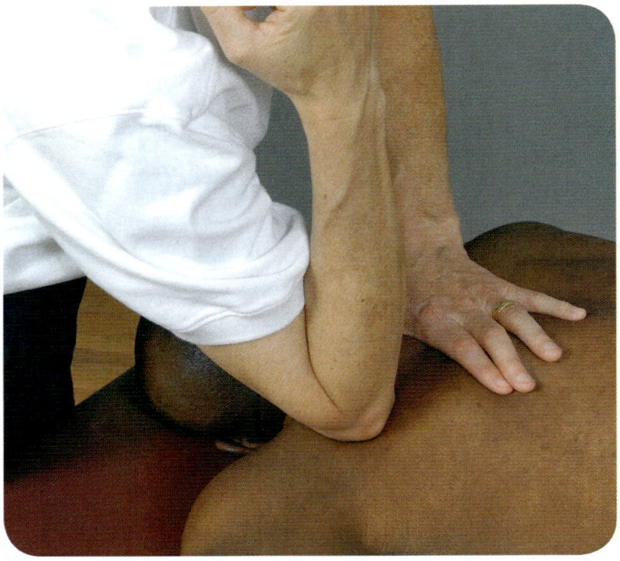

장점 일반적으로 가벼운 마사지로 다루어지는 근육에 심부조직 마사지를 응용할 수 있는 가장 좋은 방법이다.

단점 통증유발점을 압박하려면 연습이 필요하다.

간단한 질문들

1. 옆으로 누운 자세(회복 자세)에서 견갑하근에 접근하기 위해서는 어떤 근육을 추가적으로 눌러 줘야 하는가?
2. 누운 상태에서 전완이나 주먹을 사용해 삼각근을 다룰 때 어떻게 해야 특정 부분에만 심부 지압이 되는 것을 피할 수 있는가?
3. 누워 있는 고객의 손을 다룰 때 손가락을 이용하지 않는 두 가지 방법을 설명할 수 있는가?
4. 엎드려 있는 고객의 극상근을 어떻게 접근해야 할 것인가?
5. 엎드려 있는 고객이 극상근을 마사지하는 동안 심한 긴장감을 느낀다면 테라피스트는 무엇을 해야 하는가?

PART IV

심부조직 마사지 순서와 프로그램

여러분이 배워왔던 기술들은 마사지 연습과 연관되어 있다. 이제 그것들을 현실적으로 응용하는 단계에 이르렀다. 이전 장에서 나왔던 선택적인 지압과 이완 방법들은 이제 연습을 위한 단계로 이어진다. 세 장에 걸쳐, 누운 자세나 엎드린 자세에서 전신 마사지에 새로운 기술을 어떻게 적용할지 좋은 예시들을 살펴보았다. 세 종류의 케이스 스터디를 통해 이 마사지의 사용법을 훑어볼 수 있다. 이 장에서 나와 있는 루틴들은 자세한 설명보다는 5, 6, 7장에서 배웠던 기술들을 응용할 수 있는 방법들을 간략하게 설명할 뿐이다. 이 부분을 통해 자신만의 마사지 기술과 방법을 익히고 스스로에게 가장 도움이 되는 기술을 선택적으로 익히길 바란다.

8

심부조직 마사지 루틴 만들기

마지막 장에서는 심부조직 마사지가 과연 고객들에게 적절한 치료 방법인지를 확실히 알아내기 위한 질문들로 시작한다. 그다음, 적절한 시간 내에 이러한 유형의 마사지를 시행하는 데에 적절한 손 모양을 사용하는 것을 도와줄 수 있는 몇 가지 핵심 포인트들을 살펴볼 것이다. 장 전체적으로 엎드린 자세, 누운 자세 및 옆으로 누운 자세에서 고객을 관리하는 방법을 살펴볼 것이다. 여러분들은 이 방법을 심부조직 마사지를 시작하는 수단으로 사용할 수도 있고, 준비가 되었다면 앞서 나온 장에서 몇 가지를 선택하여 변형하여 사용하면 된다. 여성 보디빌더, 마라토너, 손목 부상으로부터 회복이 필요한 경우 등을 통해 일상생활에서 심부조직 마사지가 어떻게 이용될 수 있을지를 살펴볼 것이다.

초기 질문

이 장을 보면 알 수 있듯이, 모든 고객들이 심부조직 마사지를 요구하는 것은 아니다. 대다수는, 고객들보다 테라피스트가 이 심부조직 마사지를 일반적인 스웨디시 마사지보다 훨씬 더 나은 결과를 가져올 것이라는 판단을 하게 된다. 만약 고객이 심부조직 마사지를 요청한 경우, 고객의 과거 병력과 일반적으로 물어보는 질문을 하기 전에 가장 먼저 물어봐야 할 사항들이 있다. 모든 고객들에게 다 물어볼 수는 없지만, 상황별로 응용하여 질문해야 한다. 아래 질문들 중에서 골라 고객의 상황에 맞게 응용하길 바란다.

TIP 고객들이 과거 병력 사항을 위장하는 방법을 알려면, 『연부조직과 통증유발점 이완법』을 참고하길 바란다.

처음 6가지 질문은 심부조직 마사지 경험이 있는 고객들을 대상으로 하는 질문들이다. 7번째 질문 사항은 심부조직 마사지를 받고 싶어 하는 모든 고객들을 대상으로 질문해야 한다.

1. 이전에 심부조직 마사지를 받았던 이유가 무엇입니까?
   이 질문으로 고객이 왜 심부조직 마사지를 다시 받는지, 그리고 당신의 관리에 어떤 것을 기대하는지 알아야 한다. 이전 마사지에 만족해서, 또는 단지 이러한 마사지를 받아 와서, 혹은 이전 테라피스트가 이러한 관리가 그들에게 특별히 좋은 관리라고 하였기 때문인가? 마지막 이유는 운동 중 부상으로 재활을 원하는 고객들의 일반적인 이유이다. 종종 다른 테라피스트들은 매우 긴장된 근육이나 장경인대에 적절한 해결책은 오직 심부조직 마사지라고 이야기한다.

2. 누구한테 받았으며 왜 받았습니까?
   누구에게서 어떠한 이유로 관리를 받았는지를 아는 것은 유용하다. 제한된 관절의 움직임이나 긴장된 근육과 같은 상태에서 관리를 받았는가? 그렇다면 이것이 고객이 다시 관리를 받고자 하는 이유인가? 또는 단순히 심부조직 마사지가 이전 테라피스트의 선택일 뿐이었는가?

3. 어떤 마사지를 받았습니까?
   다른 테라피스트의 스타일과 루틴을 정확하게 따라하지 못하고 그것을 원하지 않더라도 잘 수행된 일을 아는 것은 유용하다. 오일 마사지가 시행되었거나 고객이 의자에 앉았을 때는 옷을 입은 채로 진행이 되었는가?

4. 최근에 받은 것입니까, 아니면 오래전에 받은 것입니까?
   고객은 최근 언제 관리를 받았는가? 지난 주, 지난 달, 작년 등 만약 관리를 받은 것이 1년 이상으로 오래전이라면 고객은 왜 그 이후로는 관리를 받지 않은 것일까? 아주 바빠서, 아프거나 금기사항이 있어서 아니면 고객이 마사지를 받지 않게 하는 다른 이유가 있어서? 고객이 첫 심부조직 마사지를 통증은 감수해야 되는 것이라는 생각을 하는 테라피스트에게 받았다면 고객들은 아마 마사지가 너무 깊게 들어온다고 느낄 것이다. 심지어 고객들은 타박상을 입었을 수도 있다. 만약 그렇다면 그들이 그러한 관리가 필요하다고 느끼는 것과 상관없이 다시 그런 경험을 하는 것을 꺼리는 것이 이해가 된다. 다른 테라피스트로부터 관리를 받기에는 수개월 또는 그 이상이 필요하다. 이러한 경우에 고객에게 마사지는 아플 필요가 없다는 것을 말하여 안심시키며 고객과의 관계를 쌓고 유지하는 것이 반드시 필요하다는 것을 알아야 한다. 반대로 심부조직 마사지를 즐기는 고객을 만날 수도 있다. 이 경우에는 관리에 대한 정보를 더 필요로 하게 될 것이다.

5. 전에 받은 마사지의 느낌은 어땠습니까? 좋았습니까?
   만약 고객이 예전의 심부조직 마사지에 만족한다면 그 관리를 반복하거나 개선할 수 있다.

예전의 관리에 관한 정보를 많이 얻을수록 좋다. 충분히 깊게 시행되었는가? 어떤 점에서는 지나치게 깊지 않았는가? 고객이 좋아하거나 좋아하지 않은 특별한 점이 있는가? 고객이 '저는 전체적으로 만족했지만 다리에 통증이 있었습니다'라고 응답한다면 추가적인 질문을 해야 한다. 고객이 다리라고 한 부분이 해부학에서 정의되듯 무릎부터 발목까지인지 아니면 하지 전체를 의미하는 것인가? 통증이 있던 부분이 다리의 앞쪽 또는 뒤쪽인가 또는 한쪽 또는 양쪽인가? 고객은 보통 한 번의 대답에 많은 정보를 제공한다. 예를 들면, 그들은 '제 다리의 여기 앞쪽이 아프고 테라피스트가 말하길 이번 주 제가 달리기를 많이 해서 그렇답니다. 그리고 그 부분을 약하게 마사지했고, 그 후에는 괜찮았습니다.' 이런 정보에는 수집할 만한 정보가 많고 미래에 유용할 것이다.

6. 직전의 마사지 테라피는 어땠습니까?
우리의 고객들이 아래의 관리를 받으며 '굉장히 만족스럽습니다. 모든 게 나아졌고 제 어깨는 더 이상 뻣뻣하지 않습니다'라고 말하며 긍정적인 반응을 보이길 바란다. 고객들을 유도할 필요는 없지만 그들이 타박상이나 지연성 근육통 또는 가벼운 현기증과 같은 부정적인 효과를 봤다면 그것을 알 필요가 있다. 만약 그들이 '괜찮았습니다만 며칠 동안 통증이 있었습니다'라고 한다면 몇 가지 질문을 해야 한다. 왜 다시 심부조직 마사지를 받고 싶어하는가? 통증이 있는 느낌을 좋아하는가? 효과를 보기 위해서는 통증을 감수해야 한다고 생각하는가? 또는 이후에는 심부조직 마사지의 느낌을 통증 없이 느끼기를 바라는가?

7. 심부조직 마사지를 받고 싶은 이유가 무엇입니까?
고객은 전신에 심부조직 마사지를 받고 싶어하는가? 아니면 받고 싶지 않는 부위가 있는가? (이러한 선호가 있는 고객의 예는 213쪽 A 사례 참조) 41쪽의 안전수칙을 읽음으로써 심부조직 마사지가 적용되어서는 안 되는 부분이나 조직을 알게 될 것이다. 고객은 대퇴사두근에 마사지를 받는 것을 싫어한다고 할 수 있지만 햄스트링에 받는 것을 좋아할 수도 있다.

테스트

만약 관절의 가동범위를 개선하기 위한 프로그램의 일부로 심부조직 마사지를 사용한다면, 처음에 가동범위를 측정하고 심부조직 마사지(추가적으로 다른 관리도 가능함)로 관리를 하고 난 후 관절의 가동범위를 재측정하라. 당신이 수행한 이 테스트는 명백히 당신이 관리한 관절의 가동범위에 달려 있다. 예를 들어 그것이 무릎 관절이라면 굴곡과 신전을 테스트해야 한다. 발목 관절이라면 내번과 외번뿐만 아니라 저측 굴곡과 배측 굴곡을 테스트해야 한다.

근골격계 평가에 관한 대부분의 서적들이 관절을 테스트하는 정보를 담고 있다. 일반적인 관절 평가 방법을 알고 싶다면 『The Clinical Measurement of Joint Motion』(Walter B. Greene and James D, Heckman, the American Academy of Orthopaedic Surgeons)을 참고하라.

타이밍에 관한 참고 사항

대부분 스웨디시 마사지를 하는 데에는 한 시간 정도가 소요된다. 심부조직 마사지의 경우, 예를 들어 5장(몸통), 6장(하지), 7장(상지)에서 나오는 기술을 적용할 경우 훨씬 더 많은 시간을 필요로 한다. 만일 스웨디시 마사지와 같은 속도로 근육을 문지르거나 다루게 되면, 비효율적일 뿐만 아니라 고객들에게 통증만 유발하게 될 수도 있다. 그렇다면 시행 속도는 어떻게 조절해야 하는가? 적어도 다음 세 가지 상황이 존재한다.

- 전신을 한 번에 관리하는 것에 동의하지만 다리의 뒤쪽 같은 몸의 특정한 부분에만 심부조직 마사지를 하기 위해서 관리의 첫 시작에 여러 기술들을 혼합하는 것은 좋은 방법이다.
- 각각의 관리 시간에는 한 부분만 관리하라. 이것은 고객이 한 부분만 관리받고 싶어할 때 또는 해결하기 어려운 특정한 부분(뻣뻣한 목이나 어깨 같은)이 있을 때 유용하다. 그러나 이러한 부분을 지나치게 하지 않도록 주의하라.
- 마사지를 길게 하라. 이것은 고객 또는 테라피스트에게 항상 가능하지는 않지만 고객에게는 좀 더 값어치를 느끼게 한다. 게다가 긴 관리는 생리학적 측면에서 이로울 수 있다. 90~120분이나 되는 심부조직 마사지는 고객에게 편안함이 아닌 기력을 다 소진한 느낌이 들게 할 수 있다. 하지만 몇몇의 테라피스트들은 고객에게 더 매력적이고 유용한 긴 관리를 제공한다.

이미 2장에서 배웠듯이(48쪽 고객 치료에 있어 중요한 팁들) 고객이 즉시 긴장감이 풀리거나 또는 관리가 진행되면서 점차 긴장이 풀리든, 시작과 비교해서 관리의 마지막에는 근육 긴장의 명백한 감소가 있을 것이다. 관리의 끝으로 갈수록 조직은 명백히 유연해지기 때문에 더 강한 압력을 사용할 필요는 없다.

두 가지 흥미로운 연구가 있다. 첫째 고객은 몇 번의 관리 후에 심부조직 마사지에 압력 증가에 대한 내성에 적응한다는 것이다. 둘째 그들의 몸이 좀 더 호의적으로 반응한다는 것이다. 예를 들어 통증유발점을 압박할 때, 근육 긴장도의 감소는 처음 고객에게 압력을 가했을 때보다 훨씬 자연스럽게 일어난다.

TIP 고객들에게 집에서 할 수 있는 동적 스트레칭을 가르쳐 주고 그들이 잘 시행한다면 마사지의 효과가 훨씬 더 두드러질 수 있다. 이때 고객들이 올바른 자세로 스트레칭을 꾸준히 시행할 수 있도록 지속적인 관리가 필요할 것이다.

루틴 연습

마사지는 유동적으로 신체를 다루는 치료법이다. 그러므로 틀에 박힌 루틴으로 모든 테라피스트를 '기만'하는 것은 현명하지 않다. 여러분의 마사지 방법은 동료들과 다르기도 하고, 본인에게 맞는 개별적인 마사지 시행 자세가 있을 수도 있다. 여기에서 소개되는 루틴들은 각각 개별적이거나 분리되지 않고, 서로 연관되게끔 기술을 습득하고 연습하는 것을 도와주도록 한다. 각각의 루틴을 익힐 때마다 각각의 기술을 응용하는 것을 연습하고, 또한 일반적으로 여러분이 사용하는 마사지 기술에 응용하는 것을 연습해야 한다. 이 기술들에 대한 모든 내용은 5, 6, 7장에 나와 있음을 다시 한 번 기억하기 바란다.

많은 테라피스트들은 심부조직 마사지에서 부드럽게 지속적으로 움직이는 동작에 익숙하지 않다. 왜냐하면 많은 마사지 기술들은 고객들의 팔다리를 움직이는 것에 익숙하지 않고, 대부분의 테라피스트들은 누워 있거나 엎드려 있는 자세의 고객들을 거의 움직임 없이 다루는 것에 익숙하기 때문이다. 여기서 어떻게 해야 여러분과 여러분의 고객 모두가 편안하게 마사지에 접근할 수 있게 될지를 알게 될 것이다.

여러분은 루틴 안에서 각각의 단계에 얼마나 시간이 소요되는지를 알고 싶을 것이다. 그러나 이상적인 시행 시간은 포괄적인 단계에서만 존재한다는 것을 알아야 한다. 196~197쪽에 나와 있는 루틴 체크리스트를 이용하면 많은 도움이 될 것이다. 체크리스트를 완성하게 되면, 어떤 기술을 기존의 기술에 응용할지를 정할 수 있게 되고, 선별적으로 고객들에게 응용할 수 있게 되는 자료가 된다.

TIP 수건과 오일을 항상 가까이에 두자. 마사지를 시행할 때 무릎에 작은 쿠션을 깔고 하게 되면 자세에 불편함이 줄어들게 된다.

루틴 체크리스트

각각의 연습 루틴을 실행할 때 196~197쪽에 있는 체크리스트를 작성하는 것이 도움이 될 것이다. 마사지를 마쳤을 때 좋아하는 기술과 줄이고 싶은 기술, 다른 기술보다 더 오래 적용하고 싶은 기술 등을 명확히 하라. 기록을 위한 여유 공간을 몸의 왼쪽과 오른쪽으로 나눠 놓은 것을 주목하라. 이는 기술을 적용할 때 어느 한쪽의 몸이 다른 쪽과 다른 것을 알 수 있기 때문이다. 이 경우에 스스로 다음 시간에는 어떠한 것을 다르게 진행할지 의문을 가져야 한다.

위치 및 자세	소요 시간	의견
회복 자세(옆으로 누운 자세)		
1. 승모근 상부에 전완 사용		왼쪽: 오른쪽:
2. 견갑거근에 팔꿈치 사용		왼쪽: 오른쪽:
3. 광배근 이완		왼쪽: 오른쪽:
4. 후면 삼각근 치료		왼쪽: 오른쪽:
5. 요방형근에 전완 사용		왼쪽: 오른쪽:
6. 요방형근에 팔꿈치 사용		왼쪽: 오른쪽:
7. 아킬레스건 치료		왼쪽: 오른쪽:
8. 안쪽 종아리에 주먹 사용		왼쪽: 오른쪽:
9. 안쪽 종아리에 팔꿈치 사용		왼쪽: 오른쪽:
10. 내전근에 전완 사용		왼쪽: 오른쪽:
11. 장경인대에 전완 사용		왼쪽: 오른쪽:
12. 둔근에 전완 사용		왼쪽: 오른쪽:
누운 자세		
1. 전경골근에 팔꿈치 사용		왼쪽: 오른쪽:
2. 대퇴사두에 전완 사용		왼쪽: 오른쪽:
3. 장경인대에 전완 사용		왼쪽: 오른쪽:
4. 내전근에 전완 사용		왼쪽: 오른쪽:
5. 종아리 꽉 쥐기		왼쪽: 오른쪽:
6. 종아리에 전완 사용		왼쪽: 오른쪽:
7. 햄스트링에 전완 사용		왼쪽: 오른쪽:
8. 손바닥 꽉 쥐기		왼쪽: 오른쪽:
9. 이두근에 주먹 사용		왼쪽: 오른쪽:

위치 및 자세	소요 시간	의견
10. 삼두근에 전완 사용		왼쪽: 오른쪽:
11. 흉근에 주먹 사용		왼쪽: 오른쪽:
12. 승모근에 도구 사용		왼쪽: 오른쪽:
13. 목 근육에 손가락 끝 사용		왼쪽: 오른쪽:
14. 후두부 근육에 손가락 끝 사용		왼쪽: 오른쪽:
엎드린 자세		
1. 종아리에 전완 사용		왼쪽: 오른쪽:
2. 부드러운 조직 이완에 전완 사용		왼쪽: 오른쪽:
3. 종아리에 팔꿈치 사용		왼쪽: 오른쪽:
4. 종아리 꽉 쥐기		왼쪽: 오른쪽:
5. 전경골근에 주먹 사용		왼쪽: 오른쪽:
6. 햄스트링에 전완 사용		왼쪽: 오른쪽:
7. 햄스트링에 팔꿈치 사용		왼쪽: 오른쪽:
8. 이상근 접근		왼쪽: 오른쪽:
9. 손목 신전근에 전완 사용		왼쪽: 오른쪽:
10. 후면 삼각근 적용		왼쪽: 오른쪽:
11. 상완관절(견인)		왼쪽: 오른쪽:
12. 척추 기립근 횡측 이완		왼쪽: 오른쪽:
13. 승모근 당기기		왼쪽: 오른쪽:
14. 승모근에 전완 사용		왼쪽: 오른쪽:
15. 극상근 접근		왼쪽: 오른쪽:
16. 목 근육에 손가락 끝 사용		왼쪽: 오른쪽:

From J. Johnson, 2011, 『Deep tissue massage』 (Champaign, IL: Human Kinetics).

옆으로 누운 자세(회복 자세)

이 루틴에서는 상체 6가지, 하체 6가지를 알아볼 것이다. 상체는 목부터 허리까지, 하체는 발목부터 둔근까지 알아볼 것이다. 한 부위당 연습 시간을 5분만 잡아도, 모든 루틴을 연습하는 데에 1시간이 소요된다. 그러나 이 경우 몸의 양쪽 모두가 아닌 한쪽만을 고려한 것이며, 연습 시에는 신체의 양쪽 모두를 해 보는 것이 좋다. 예를 들어 오른손잡이 테라피스트가 오른팔을 이용해 마사지를 할 때는 자세가 편하겠지만 고객들의 반대쪽 몸에 왼손을 이용해야 하는 경우, 불편함을 느낄 것이다. 그러므로 고객에게 요청하여 각각의 기술을 몇 분만이라도 양쪽 모두에 연습하는 것이 좋다. 결론적으로, 대략 필요한 연습 시간은 신체 좌우에 각각 한 시간이라는 것이다. 시작 전에 시작 시간을 체크해 두기 바란다.

1. 전완을 이용한 상부 승모근 이완

고객의 상부 승모근의 가장 두꺼운 부분을 누르는 것으로 시작한다. 전완으로 눌러 가며, 어느 부위가 가장 느낌이 좋은지 고객에게 질문을 한다.

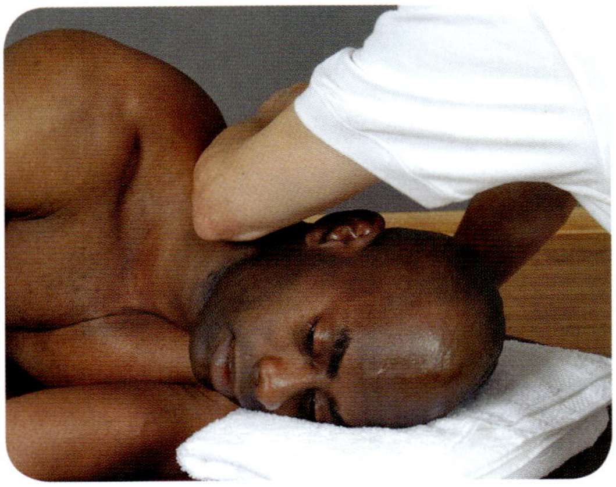

Q: 이 마사지법을 사용할 때 체중을 어떻게 지탱하는가? 한 손을 올려놓는가? 앉아 있는 자세인가 무릎을 꿇는 자세인가?

Q: 테라피스트의 자세가 마사지를 시행할 때 영향이 있나?

그다음, 상부 승모근과 삼각근에 오일을 바르고, 기존의 마사지 방법과 더불어 이 방법을 응용하여 시행한다. 오일을 펴 바르면서, 경추와 견갑골의 봉우리, 견봉의 위치를 파악한다. 이 부분이 지압을 할 때 지나치게 세게 누르지 않도록 주의해야 할 부분이다. 준비가 되면, 경찰법을 시작한다.

Q: 머리에서 견갑골 방향으로 마사지하는 것과 반대 방향으로 하는 것 중 어느 것이 좋은가?

2. 팔꿈치를 이용한 견갑거근 이완

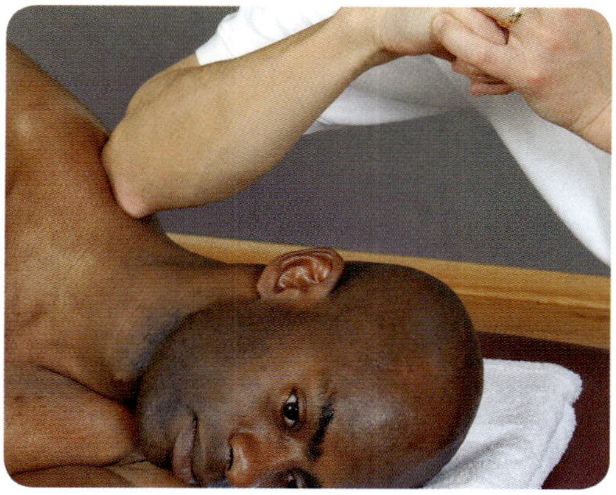

견갑거근이 위치해 있는 곳에 얼굴을 덮을 만한 작은 수건이나 보통의 수건을 둔다. 그리고 팔꿈치를 이용해 이곳을 지그시 누른다(사진에서는 지압점의 위치가 쉽게 구분이 되도록 수건을 없앴다).

> Q: 팔꿈치로 누르는 각도에 따라 어떤 일이 발생하는가?

수건을 걷고 그 부위를 마사지로 진정시켜 준다.

3. 손을 이용한 광배근 이완

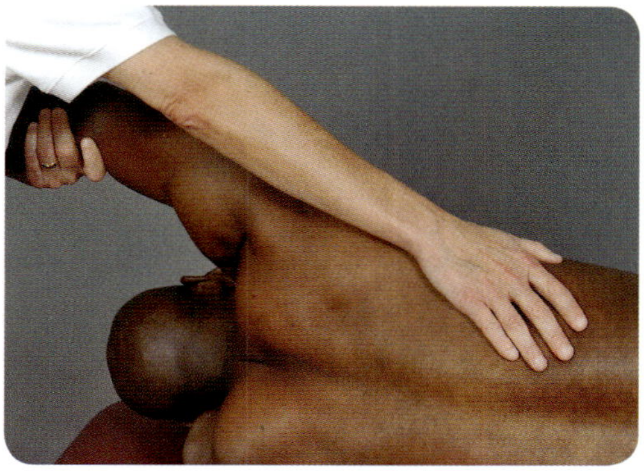

어깨 부위와 손에 오일을 약간 바른다. 처음 연습 시에는 고객의 몸 쪽에 오일을 추가적으로 바르지 않고 시도해 본다. 그러고 나서 전체적으로 수건을 덮고 나서 그 위로 눌러간다.

> Q: 수건을 사용하는 것과 오일만 바르고 하는 것 중 어떤 방법이 효과가 좋았나?

4. 팔꿈치를 이용한 어깨 후면 이완

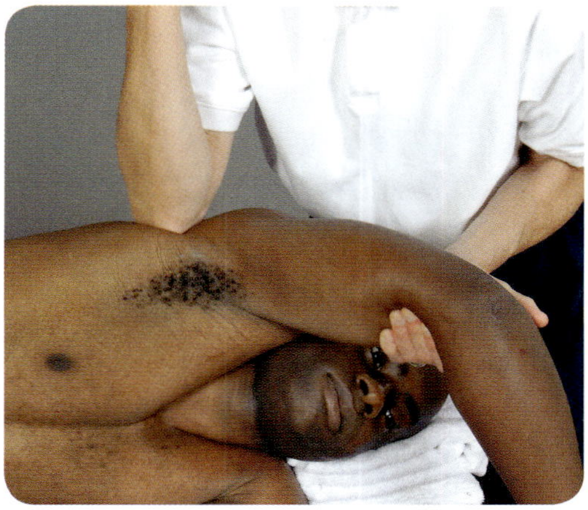

전체적으로, 부드러운 마사지를 하여 체온을 올려 준다. 수건을 덮은 채 그 위를 팔꿈치로 지압하는 연습을 한다.

> Q: 이 마사지를 할 때 고객의 팔을 움직이게 되면 어떤 일이 발생하는가?

수건을 걷고 그 부위를 부드럽게 마사지로 진정시켜 준다.

5. 전완을 이용한 요방형근 이완

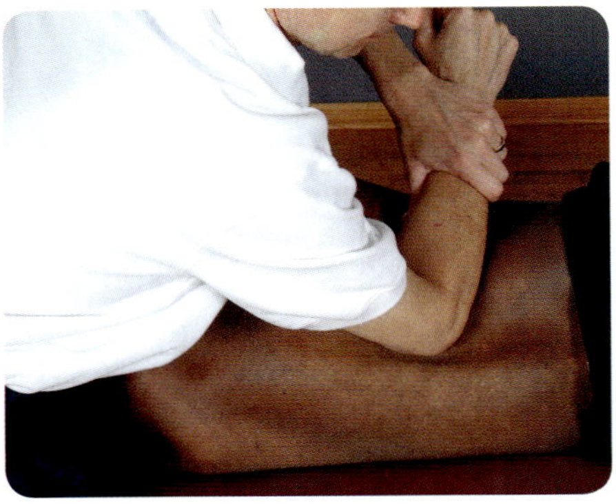

흉부를 시작으로 허리까지 전체적으로 마사지를 한다. 오일을 바르고, 전완으로 마사지하는 연습을 한다. 한 손 전완으로 장골능선까지 쓸어내리거나, 양팔로 가위의 움직임처럼 마사지를 한다.

Q: 이 마사지를 할 때 서 있는 위치는 어디인가?
Q: 넓은 보폭으로 서야 하는가?

6. 팔꿈치를 이용한 요방형근 이완

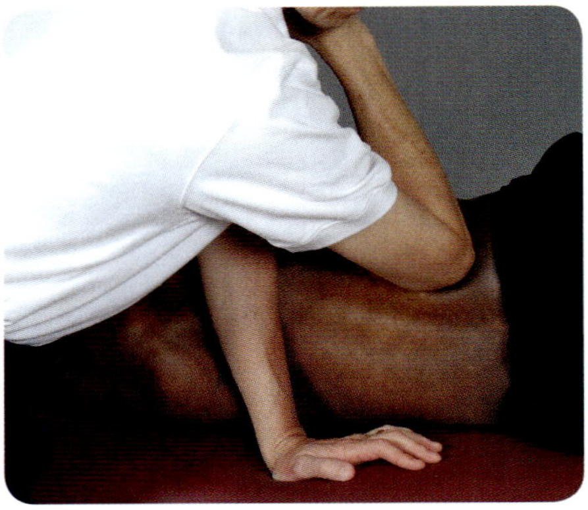

전체적으로 이 부위에 체온이 올라갔다고 생각된다면, 수건을 덮어 미끄러짐을 방지하고 그 위로 요방형근을 누른다. 지압을 한 후, 그 부위를 진정시켜 주는 것을 잊지 말자(사진에서는, 지압점의 위치가 쉽게 구분이 되도록 수건을 없앴다).

만약 필요하다면, 고객의 상체를 수건으로 덮고 하체 마사지로 넘어가도록 한다.

Q: 이 6가지 모두를 시행하는 데에 걸린 시간은?

이제 고객의 하지에 집중한다.

7. 손가락을 이용한 아킬레스건 이완

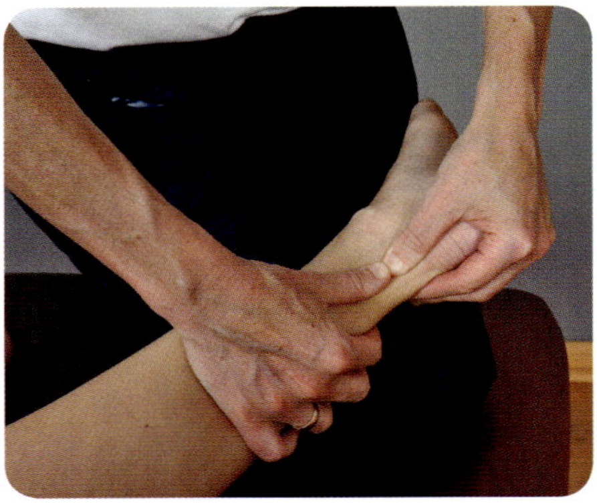

마사지 베드 가장자리에 앉아, 발목을 잡고 아킬레스건의 위치를 파악한다. 이 자세에서 어떻게 아킬레스건의 위치를 찾고 아킬레스건부터 종아리까지 어떻게 마사지할 것인가를 고민한다.

Q: 이 자세에서 발도 마사지가 가능한가? 종아리는 어떠한가?

8. 주먹을 이용한 종아리 중앙 이완

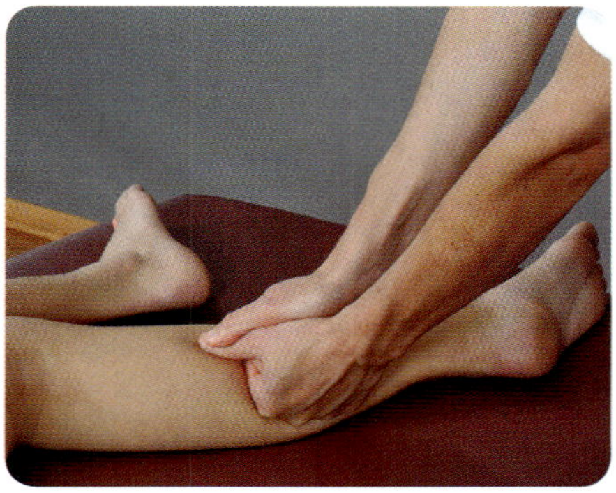

침대 가장자리에 서서, 종아리 중앙을 주먹으로 침대 수직 방향으로 천천히 누르는 연습을 한다. 누르는 위치가 비골의 수직 방향이 되어서는 안 된다.

Q: 주먹으로 누를 때, 오른손을 왼손으로 감싸 쥐는 것과 그와 반대로 감싸 쥐는 것 중 어느 것이 시행하기 편한가?

Q: 이 방법으로 종아리 중앙 전체를 잘 마사지할 수 있는가?

이 부분을 가볍게 쓰다듬으면서 마사지를 해 준다.

9. 팔꿈치를 이용한 종아리 중앙 이완

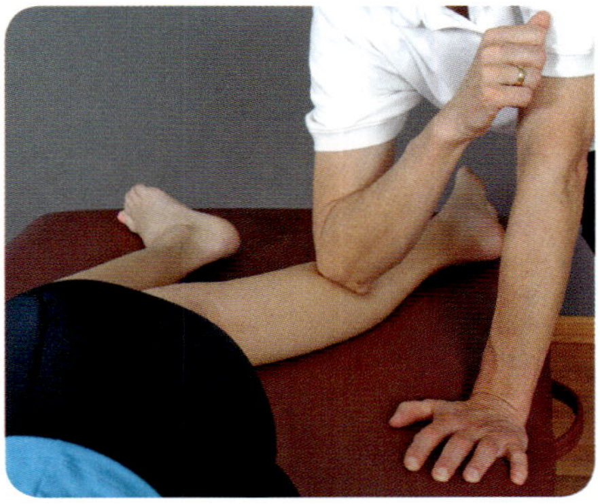

오일을 바르고, 천천히 조심히 팔꿈치로 종아리 중앙을 쓸어 올린다. 필요하다면, 157쪽에 나온 것처럼 반대쪽 손의 엄지와 검지 사이로 팔꿈치가 빗겨 나가지 않도록 지지대 역할을 해 주면 된다.

Q: 이 방법을 사용할 때, 자세가 어떤가? 그것에 대해 무엇을 할 수 있는가?

이 부위를 부드럽게 진정시켜 주고, 무릎에서 허벅지까지 부드럽게 쓸어 올린다. 허벅지 안쪽을 가볍게 쓰다듬으면서 마사지를 통해 이완시켜 준다.

10. 전완을 이용한 내전근 이완

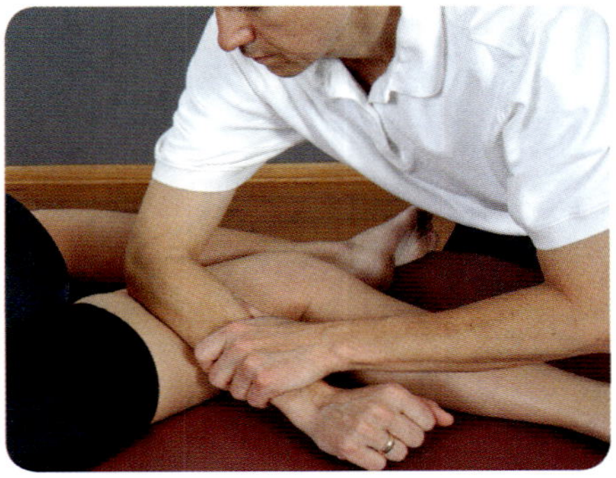

내전근을 베드 수직 방향으로 전완근을 이용해 누르며 미끄러지면서 마사지하는 연습을 한다. 대퇴골의 내측상 관절 융기를 너무 세게 누르지 않도록 유의한다.

Q: 전완을 사용해서 경찰법을 적용할 때 어떻게 서 있어야 하는가?

Q: 발목으로 돌아가 발목에서 종아리, 허벅지 안쪽으로 이완하는 방법을 찾을 수 있는가? 이

를 위해 마사지 베드를 움직여야 하는가?

필요한 경우, 지금 가장 높은 허벅지로 움직일 것이므로 마사지하고 있는 하지를 가린다(베드에 기대어 놓는 것).

11. 전완을 이용한 장경인대(ITB) 이완

일반적인 마사지 방법으로 허벅지 옆쪽을 마사지한 후, 전완을 사용한다. 이때 대퇴골의 외측상관절융기를 너무 세게 누르지 않도록 유의한다.

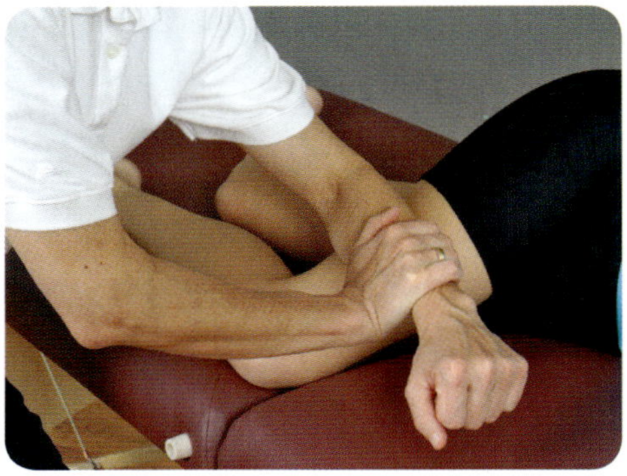

Q: 왼쪽과 오른쪽 중, 어느 전완을 사용하는 것이 좋은가?
Q: 반대쪽 손으로 전완을 세게 눌러 주면, 어떤 일이 발생하는가?
Q: 이 방법을 사용할 때 런지 자세로 서 있어야 하는가?

12. 전완을 이용한 둔근 이완

둔근을 마사지한 후 그 부위에 수건을 올리거나, 수건을 덮은 채 마사지를 하는 방법 모두를 사용해도 된다.

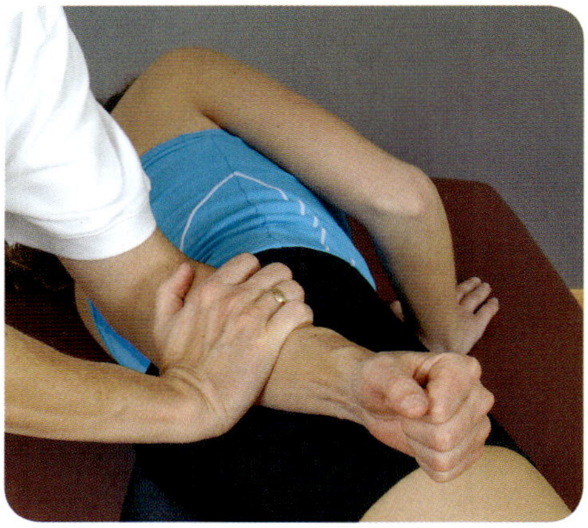

Q: 고객에게 마사지 효과가 더 큰 특정 부위를 구분할 수 있는가? 또는 이 자세에서 고객이 편안함을 느끼는 위치를 찾을 수 있는가?
Q: 이 하체 옆쪽을 마사지하는 데에 시간이 얼마나 소요되었는가?

이제 고객이 돌아눕도록 유도하고, 1단계로 돌아가 반대쪽을 마찬가지로 시행하도록 한다.

엎드린 자세

7가지의 상체, 7가지의 하체로 총 14가지 단계가 있다.

1. 팔꿈치를 이용한 전경골근 이완

다리 앞쪽을 마사지한 후, 팔꿈치를 이용해 전경골근을 천천히 쓸어 누른다. 필요하다면, 반대쪽 손으로 지지대 역할을 해 주면 된다.

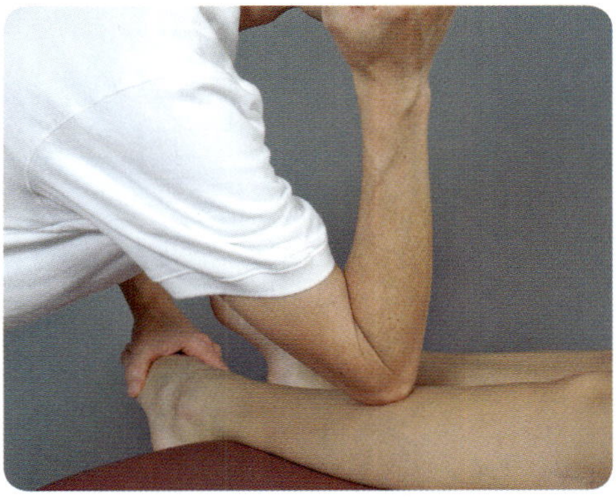

Q: 이 마사지를 시행할 때, 고객이 발목을 움직이게 되면 어떤 차이점이 생기는가?

Q: 전경골근 근육을 얼마나 정확히 누를 수 있는가?

Q: 어느 부분에서 고객이 가장 통증을 호소하는가?

부드럽게 안정시켜 주고 허벅지까지 가볍게 미끄러지면서 마사지를 해 준다.

2. 전완을 이용한 대퇴사두근 이완

일반적인 마사지 방법으로 다리의 체온을 올린 후, 전완을 이용하여 마사지하는 것을 연습한다.

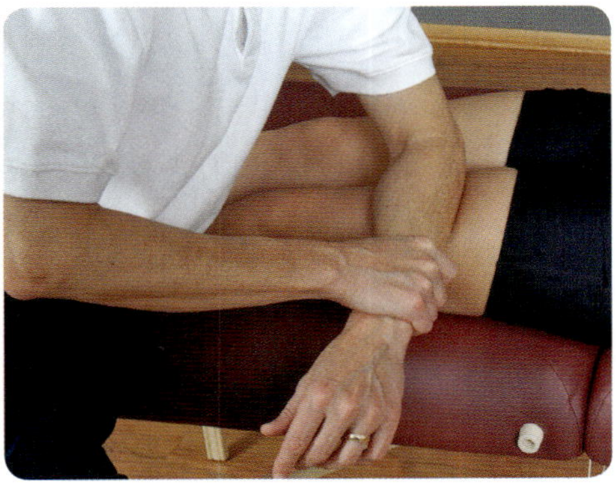

Q: 어느 쪽 팔이 편한가? 양팔을 자유자재로 사용할 수 있는가?

3. 전완을 이용한 장경인대(ITB) 이완

고객의 다리를 구부려 한쪽 팔로 무릎을 잡아 고정시키고, 전완을 이용하여 누르고 부드럽게 장경인대와 허벅지 측면을 부드럽게 쓸어내린다.

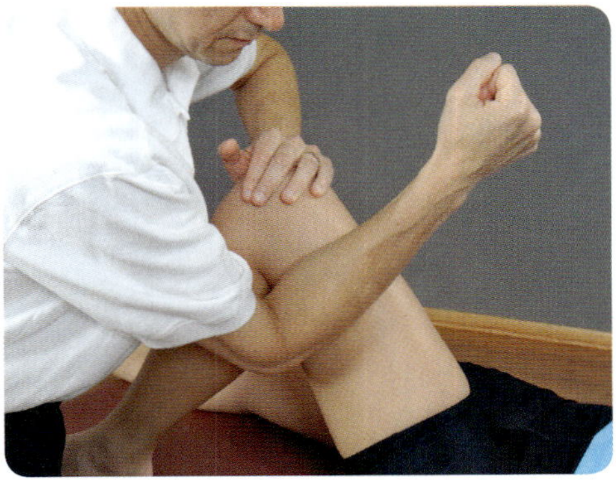

4. 전완을 이용한 내전근 이완

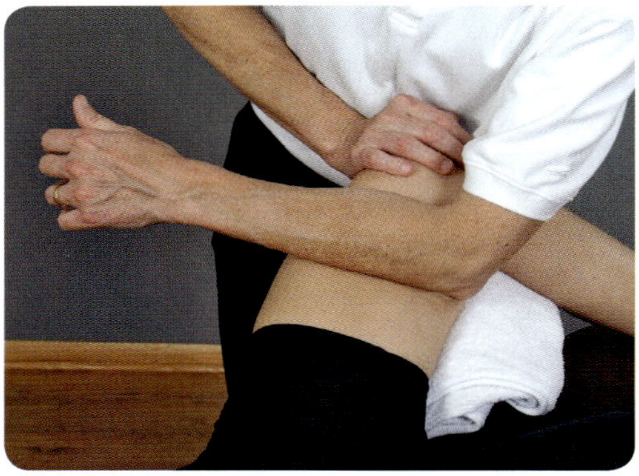

다리를 외전시켜 허벅지를 테라피스트 무릎에 고정시키거나 긴 베개로 고정시킨다. 대퇴골의 내측상 관절 융기를 너무 세게 누르지 않도록 유의하면서, 고객에게 적절한 강도로 천천히 미끄러지듯이 경찰법을 전완으로 시행한다.

Q: 이 근육군을 마사지하기 위해 어떤 자세를 취했는가?

Q: 이 자세에서 등의 느낌은 어떤가? 등을 보호하기 위해서 할 수 있는 방법이 있는가?

Q: 고객은 어떠한 기술을 선호하는가? 이 기술인가, 아니면 옆으로 누운 자세에서 시행한 내전근 마사지 기술인가?

Q: 이 근육군을 마사지하기 위해서 이 자세들 중 어떠한 것을 선호하는가?

5. 종아리 꽉 쥐기

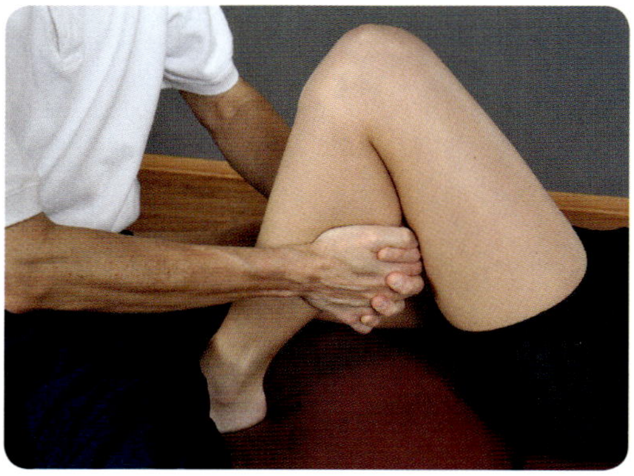

고객의 다리는 구부러진 상태를 유지하고, 고객의 발 위치에 걸터앉아 다리를 고정시킨다. 그리고 부드럽게 고객의 종아리 근육을 양손으로 꽉 쥔다. 다리에 털이 많은 고객이라면 오일을 충분히 발라 줘야 한다.

6. 전완을 이용한 종아리 이완

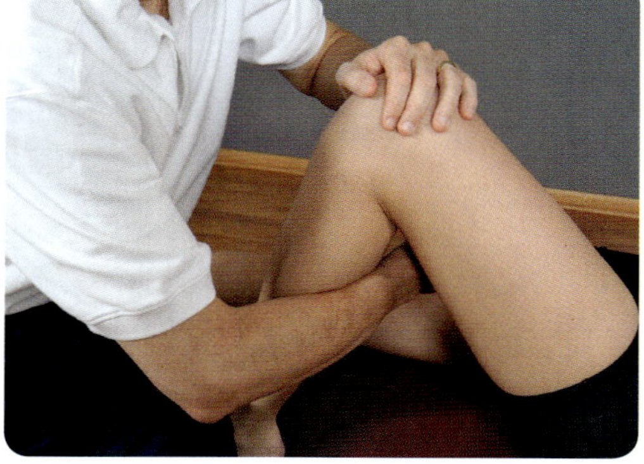

발목부터 무릎 아래쪽까지 누른 채 천천히 쓸어 올리는 연습을 한다. 필요에 따라 한 손으로 무릎을 고정하고 양손을 번갈아 가며 사용한다.

7. 전완을 이용한 햄스트링 이완

침대에 앉은 채로, 고객이 무릎 위를 잡은 상태에서 둔근까지 전완으로 햄스트링을 마사지한다.

Q: 이때 다리를 들어 올리면 고객은 어떤 반응을 보이는가?

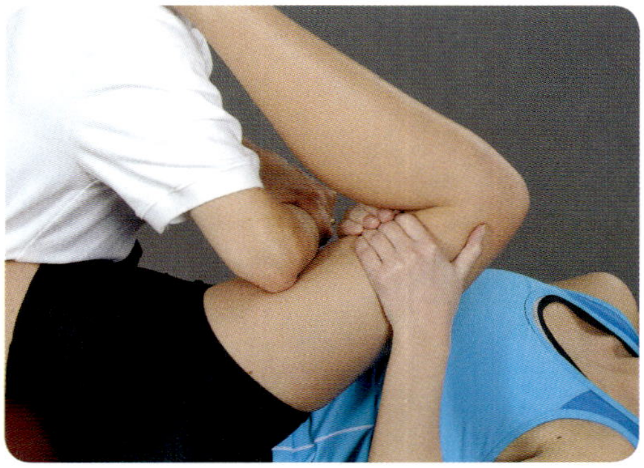

이때 마사지를 마무리하는 방법으로 다리 앞쪽 전체의 두 구간, 전경골근과 대퇴사두근을 나누어 마사지하는 방법을 사용할 수 있다. 고객의 신체 양쪽에 균일한 자극을 주는 것을 연습하는 것이 중요하기 때문에 앞서 마사지했던 다리를 수건으로 덮고 반대쪽을 똑같이 실시하도록 한다. 다리 마사지가 끝나고, 상체 마사지를 위한 준비를 한다.

Q: 하체 마사지를 모두 시행하는 데에 걸린 시간은?

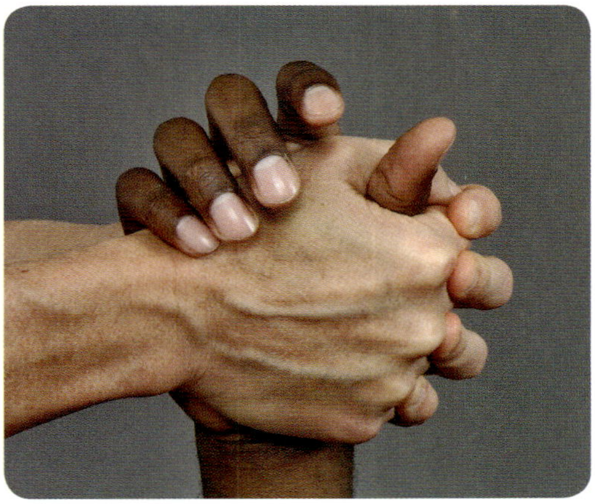

8. 손바닥 꽉 쥐기

엄지손가락 아래부터 새끼손가락 아래까지, 손바닥 전체가 지압되도록 하는 것이 중요하다.

Q: 이 동작을 시행할 때, 서서 하는 것보다 앉아서 할 때 어떤 느낌이 드는가?

팔 위쪽 전체를 가볍게 쓰다듬으면서 마사지해 준다.

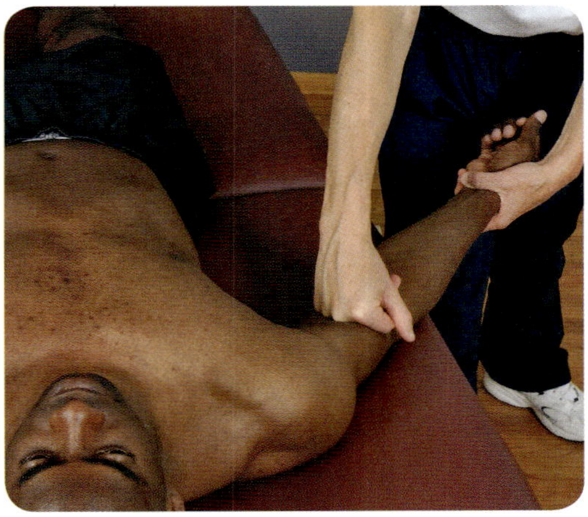

9. 주먹을 이용한 이두근 이완

사진과 같이 한 손으로는 고객의 손목을 잡고, 주먹으로 천천히 이두근 전체를 마사지한다. 팔꿈치 안쪽 관절을 누르지 않도록 조심한다.

10. 전완을 이용한 삼두근 이완

삼두근을 마사지하기 좋은 위치를 찾아, 사진과 같이 고객의 팔을 고객의 머리 위로 향하게 한다. 오일을 바르고, 삼두근에 경찰법을 한다. 그 후, 고객의 팔을 다시 제자리에 둔다.

Q: 어느 쪽 팔을 사용하는 것이 편한가?

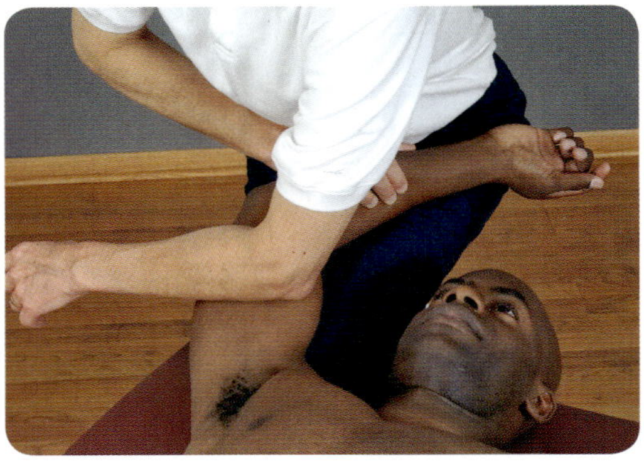

11. 주먹을 이용한 흉근 이완

흉부에 오일을 조금 바르고, 주먹으로 흉부를 누른다. 이때 고객의 팔이 오일 때문에 미끄럽다면, 수건을 덮은 채 마사지를 하면 된다(사진에서는 수건을 덮지 않았다).

이 마사지가 끝나면, 그대로 8, 9, 10, 11단계를 연습하도록 한다.

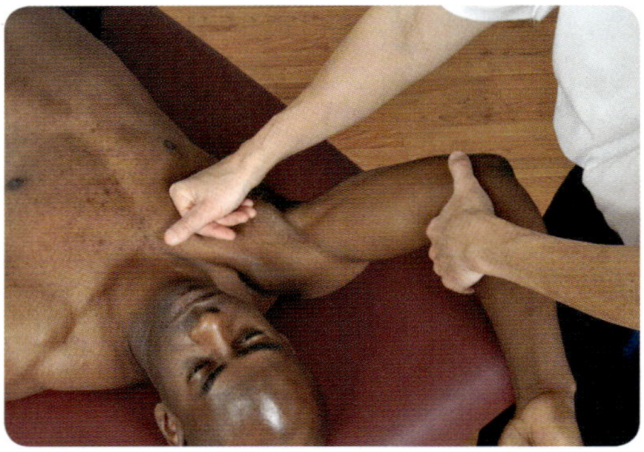

12. 도구를 이용한 승모근 이완

이 단계를 진행할 때는, 상체의 좌우 모두 마사지를 마친 상태여야 한다. 적절하다고 생각되는 어떤 방법으로든 목에 경찰법을 시행하면 된다. 체온이 올라가고 고객의 긴장이 풀리면, 작은 수건으로 상부 승모근 주변을 덮고 마사지 도구로 상부 승모근을 마사지해 주면 된다.

Q: 어떤 자세로 이 마사지를 시행했는가? 무릎을 꿇은 자세인가?

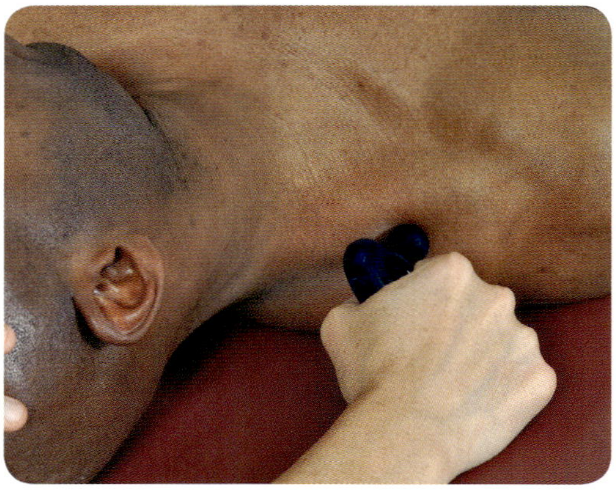

13. 손가락 끝으로 경추 근육 이완

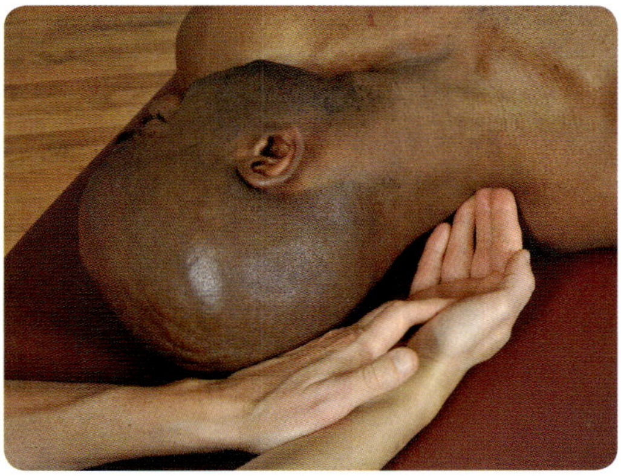

고객의 측면 목 근육을 마사지하는 것부터 시작하는데, 이때 척추의 횡돌기 부분을 깊게 누르지 않도록 한다. 이 방법은 처음 시도하는 것이기 때문에, 마사지하는 동안 고객에게 어느 부위를 누르는 것이 가장 좋은지를 질문한다.

Q: 무릎을 꿇고 이 방법을 시행하게 되면 어떤 일이 발생하는가?

12, 13단계를 고객의 반대쪽 몸에 연습한다.

14. 손가락 끝으로 후두부 근육 이완

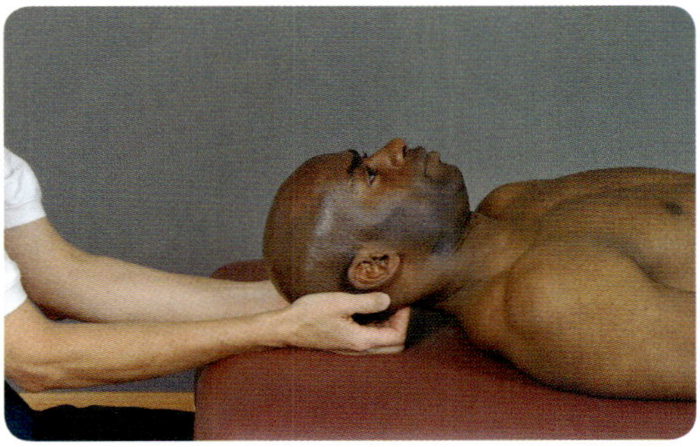

마지막으로, 양손으로 고객의 목 뒤쪽 근육을 잡는다. 이때 목 근육 섬유 방향을 따라 손가락으로 목 근육을 부드럽게 당긴다. 이때 목 척추뼈가 있는 부분을 누르지 않도록 주의하며, 목 근육만을 마사지하도록 한다. 고객의 머리는 손가락 전체로 지탱하도록 한다. 경찰법로 마무리한다.

Q: 누운 자세에서 상체 마사지를 모두 시행하는 데 소요된 시간은?

Q: 이 14가지 마사지를 좌 우 모두 시행했을 때 걸린 시간은?

엎드린 자세

하체 8가지, 상체 3가지, 몸통 5가지로 총 16가지가 있다.

1. 전완을 이용한 종아리 이완

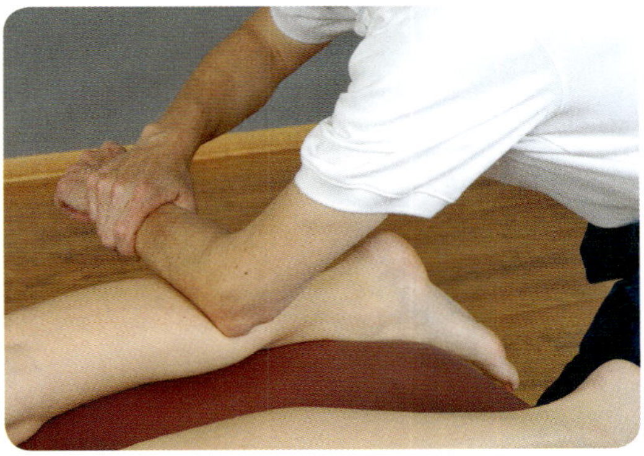

경찰법과 유날법으로 종아리의 체온을 충분히 올려 준 후, 전완으로 경찰법을 시행하는 연습을 한다.

Q: 이 마사지를 할 때 양손을 모두 사용했는가?

2. 전완을 이용한 종아리 수동적 이완

고객의 무릎을 고정하고, 발목이 능동적인 배측 굴곡과 수동적인 배측 굴곡된 상태 모두를 연습한다.

Q: 고객은 이번 마사지에서 첫 번째 단계와 어떤 차이점을 느끼는가?

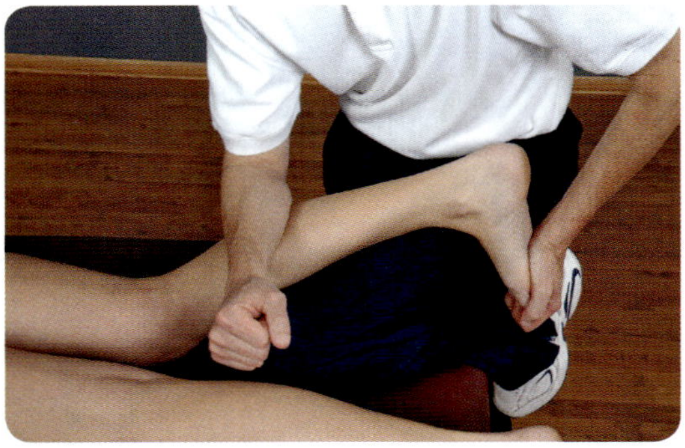

3. 팔꿈치를 이용한 종아리 이완

체온이 충분히 올라갔다면, 반대쪽 손의 엄지와 검지로 팔꿈치의 가이드 역할을 해 주고 종아리를 누른다. 오금과 관절을 누르지 않도록 한다.

Q: 이 마사지 자세를 안정적으로 유지하기 위해 어떤 자세를 취했는가?

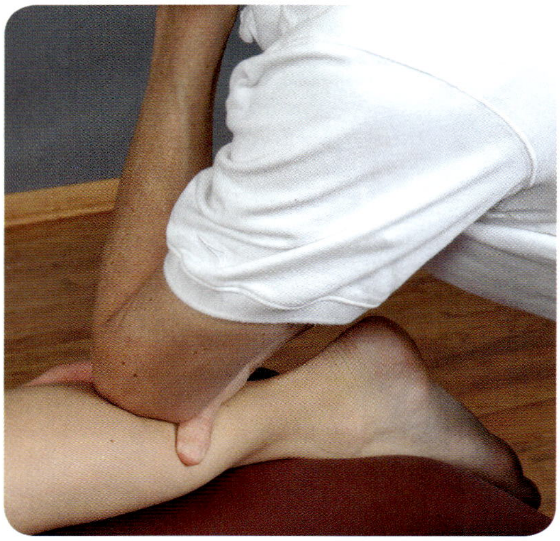

4. 종아리 꽉 쥐기

침대에 걸터앉아, 종아리의 긴장을 풀어 준 후, 종아리를 꽉 쥔다.

Q: 이 마사지를 하기 위해 오일을 발라야 하는가?

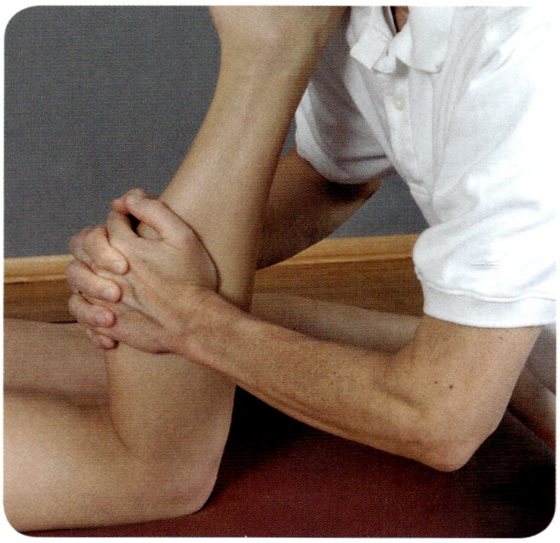

5. 주먹을 이용한 전경골근 이완

앞서 마사지했던 고객의 다리 위치 그대로, 오일을 바르고 전경골근을 주먹으로 누른다. 그 후, 다리를 제자리로 놓는다.

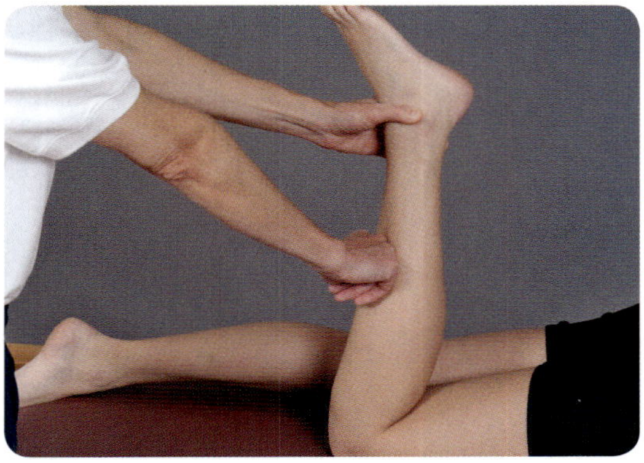

6. 전완을 이용한 햄스트링 이완

다시 발목을 잡고, 발목부터 종아리까지 경찰법을 한다. 그 후, 전완으로 햄스트링에 경찰법을 한다.

Q: 뒤쪽의 피로도를 덜기 위해 어떤 자세를 취해야 하는가?

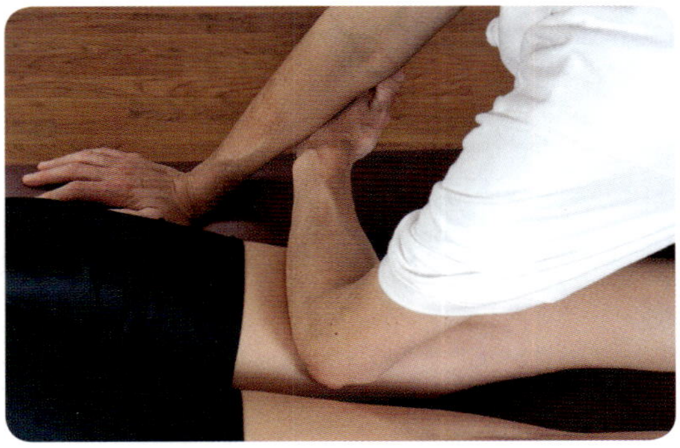

7. 팔꿈치를 이용한 햄스트링 이완

사진에서 보이는 것처럼, 팔꿈치로 햄스트링을 누르는 연습을 한다. 반대쪽 손의 엄지와 검지로 팔꿈치가 미끄러지는 것을 방지해 주는 가이드 역할을 해 주면 도움이 된다.

햄스트링을 부드럽게 진정시켜 주고, 다시 한 번 다리를 전체적으로 경찰법을 해 준다.

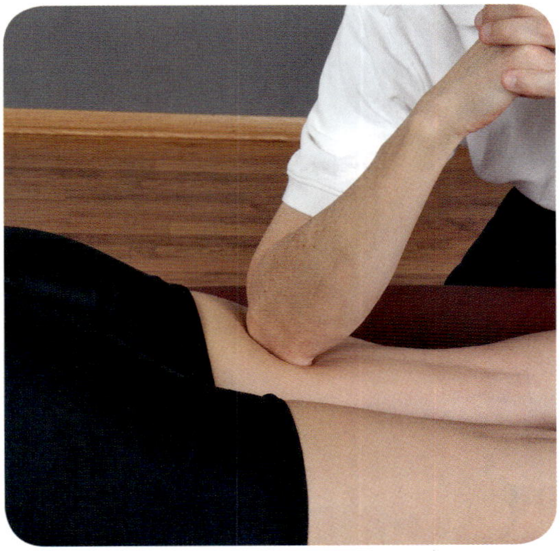

8. 팔꿈치를 이용한 이상근 이완

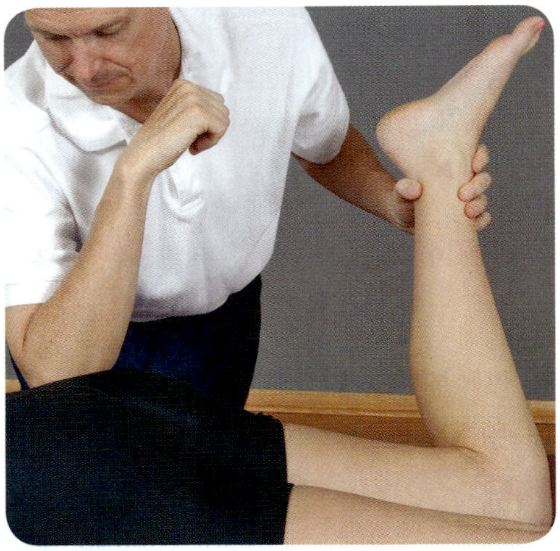

마사지를 한 후 수건으로 덮거나, 수건을 덮은 채 그 위로 마사지하는 방법 중 하나를 선택하여 하면 된다. 시작 시 누르는 강도는 최소화한다.

부위를 진정시켜 주고 수건으로 덮은 후, 반대쪽도 마찬가지로 연습한다.

Q: 엎드린 자세에서 하지를 마사지하는 기술들을 얼마나 오래 연습했는가?

마사지를 끝낼 때 하지를 수건으로 덮고 상지를 위한 다음 준비를 한다.

9. 전완을 이용한 손목 신전근 이완

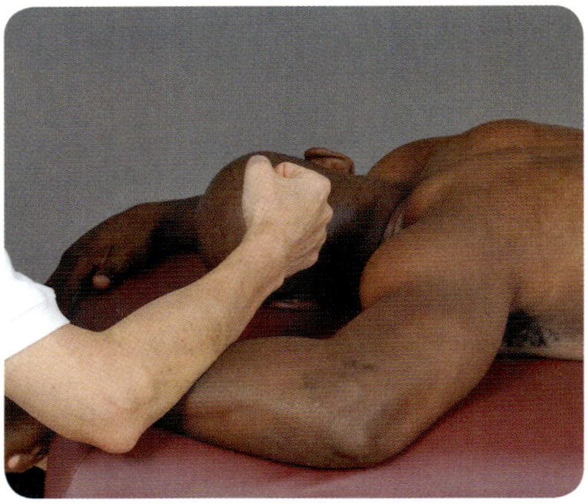

사진과 같이 고객의 팔을 위치시키고, 전완으로 마사지하기 전 부드럽게 경찰법을 한다.

Q: 마사지 중 고객이 손목을 움직이게 되면 어떤 차이점이 발생하는가?

손으로 어깨 뒤쪽까지 부드럽게 마사지해준다.

10. 팔꿈치를 이용한 어깨 후면 이완

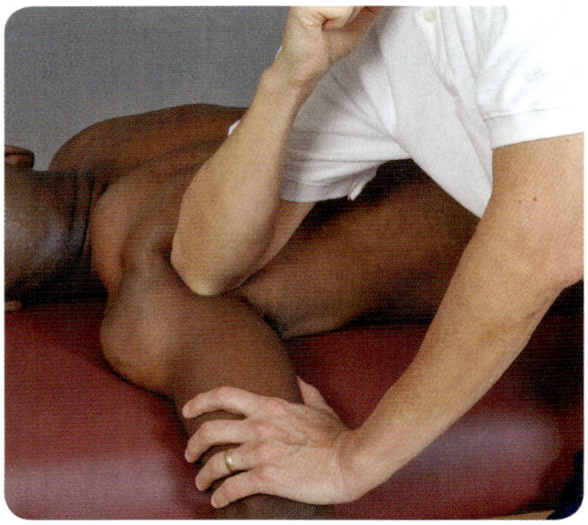

고객의 팔을 외전시킨 뒤, 천천히 눌러 준다.

Q: 이 방법을 사용하기 위해 어떤 자세를 취했는가?

11. 견관절 견인법

고객의 팔을 잡고, 천천히 관절을 견인한다. 이때, 악력의 보조가 필요하다면 고객의 팔에 수건을 감고 그 위로 팔을 잡는다.

반대쪽 팔에 9, 10, 11단계를 연습한다.

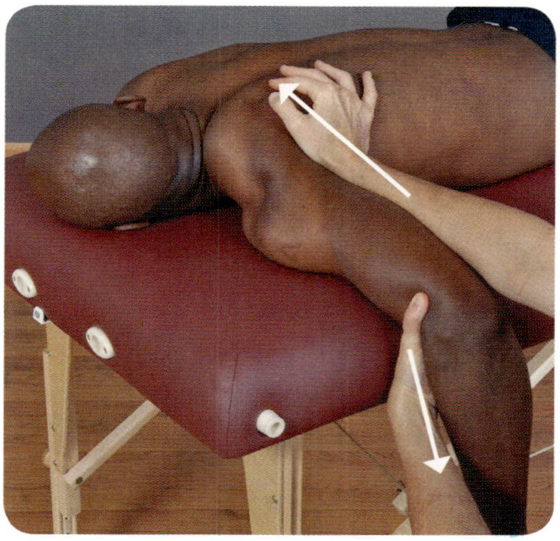

12. 척추기립근의 횡축 이완

고객의 등에 오일을 적당히 바른다. 그리고 수건을 덮은 채 그 위로 척추기립근을 가로 방향으로 밀어 늘려 준다. 수건을 걷고 그 부위를 진정시켜 준다(사진에서는 손의 위치를 정확하게 보여 주기 위해 수건을 덮지 않았다).

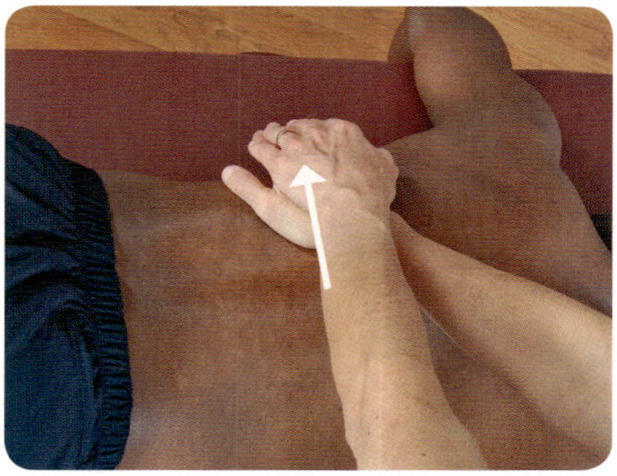

13. 승모근 당기기

일반적인 마사지 방법으로 승모근의 체온을 높여 준다. 그리고 손에 힘을 주고 승모근을 당긴다. 이때 최대 역학을 위해 체중을 뒤로 싣는다.

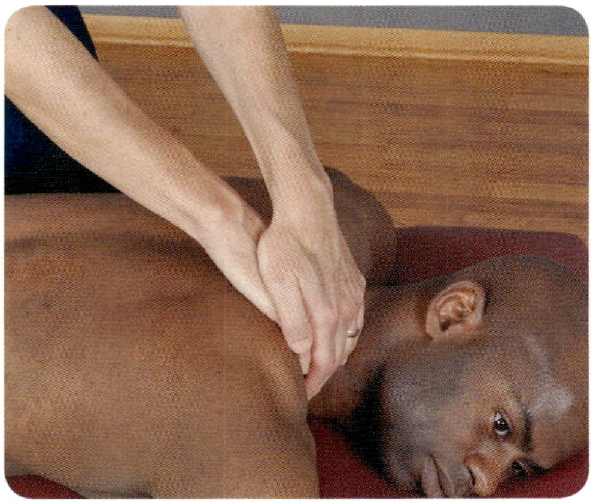

14. 전완을 이용한 승모근 이완

새로운 방법을 사용해 보자. 고객의 팔 아래에 수건을 깔아 팔을 지지해 주고, 전완으로 견갑골 중앙 주변을 마사지해 준다. 차이점을 알아보기 위해, 수건이 없는 상태와 있는 상태 모두를 연습해 본다.

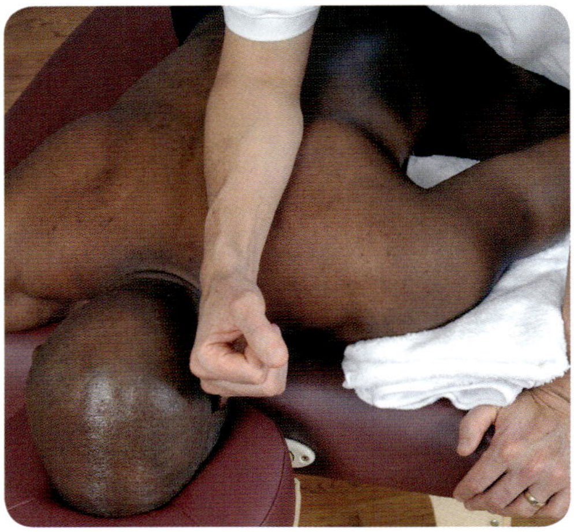

Q: 고객이 수건이 있는 것과 없는 것 중 무엇을 더 선호했는가?

Q: 여러분은 어떤 것을 더 선호하는가?

15. 도구를 이용한 극상근 이완

상부 승모근 위에 수건을 덮는다. 그리고 마사지 도구를 이용해 상부 승모근과 극상근을 천천히 누른다. 지압이 끝나고 이 부위를 진정시켜 준다 (사진에서는 마사지 도구의 위치를 정확히 알려주기 위해 수건을 덮지 않았다).

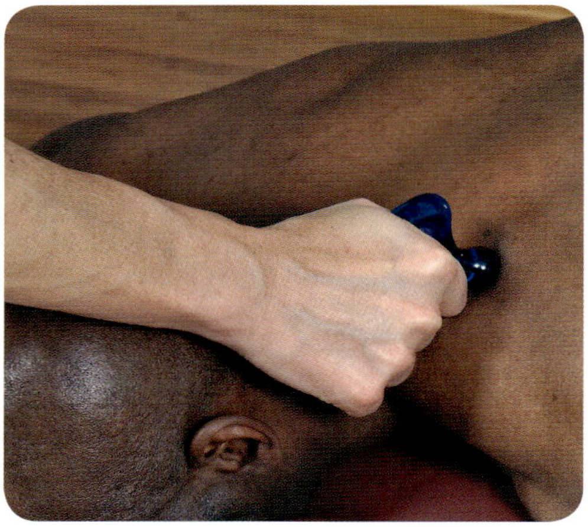

16. 손가락 끝을 이용한 목 근육 이완

마지막으로, 목 뒤쪽 근육에 접근할 차례이다. 목 근육 중 어느 부위가 가장 두꺼운가? 그 동안 해 왔던 마사지들과 다르게 목의 어느 위치에서 더 깊은 부위의 마사지를 할 수 있는가?

이제 12~16단계를 몸의 반대쪽에 연습한다. 다 끝나면 등과 목에 전체적으로 경찰법을 해 준다.

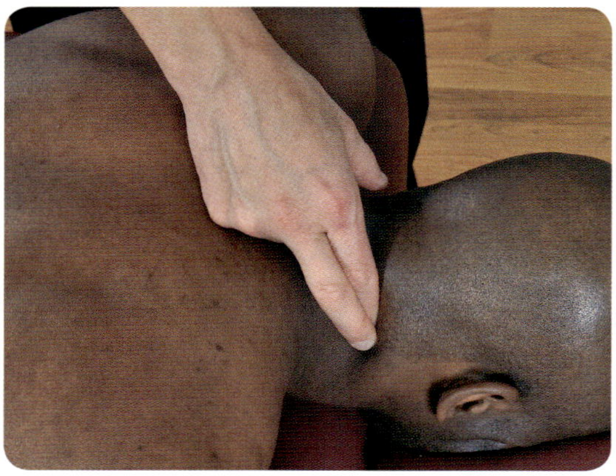

Q: 엎드린 자세에서 시행하는 마사지를 모두 끝낼 때까지 시간이 얼마나 걸렸는가?

케이스 스터디

심부조직 마사지는 다양한 증상을 가진 고객들에게 넓은 범위에 걸쳐 사용된다. 여기서 나오는 3가지의 경우를 사례로, 각각 서로 다른 증상과 서로 다른 치료 접근법을 전체적으로 훑어보게 된다. 첫 번째 고객은 심부조직 마사지를 받지 말아야 할 여성 보디빌더이다. 두 번째 고객은 무릎의 통증을 호소하는 마라토너인데 주원인은 장경인대의 경직성으로 추측된다. 세 번째 고객은 테니스를 하던 도중 손목이 골절된 어린 남성이다. 이 세 케이스 스터디를 통해 심부조직 마사지의 적절성 여부를 판단하고, 이를 바탕으로 여러분이 어떤 고객들에게 심부조직 마사지를 처방하는 것이 적합한지를 알았으면 좋겠다.

A 고객: 여성 보디빌더

이 고객은, 퍼스널 트레이너이자 30세 여성 보디빌더이다. 놀랍게도 부상 이력이 한 번도 없었다. 이 고객은 일주일에 한 번만 등과 뒤쪽 하체에 일반적인 심부조직 마사지를 요구했다. 여러 명의 테라피스트들로부터 여러 종류의 마사지를 받아 왔기에, 이 고객은 각기 다른 근육군에 대한 마사지 선호도가 있었으며 이를 통해 복근, 앞쪽 하체 및 상체를 제외한 근육군의 마사지를 요구했다. 이 근육군들을 제외하고, 1시간 동안 등 아래쪽, 햄스트링 그리고 등 위쪽에 집중적으로 심부조직 마사지를 받는 게 더 효과적이라고 생각했기 때문이다. 이 고객은 등 아래쪽과 햄스트링이 항상 경직되어 있다고 했으며, 등 위쪽의 느낌은 괜찮지만, 만족스러운 치료를 받아 보지 못했다고 한다. 그리고 특히 승모근 상부와 능형근에 마사지를 받아 보고 싶다고 강조했다. 이 고객은 이 부위에 전해지는 마사지 통증이 좋다고 했으며, '충분히 깊은' 자극으로 인해 통증이 발생하는 것이 심부조직 마사지가 효과가 있다는 증거라고 생각했다.

이 고객은 해부학이나 생리학을 잘 알고 있어 통증과 치료의 효과를 동일시하는 경향이 있었다. 이 고객은 치료를 하고자 하는 목적이 뚜렷했으며, 마사지를 받고자 하는 신체 부위를 정확히 알고 있었다. 처음 이 고객은 통증을 참고 견디는 것이 치료의 효과를 보는 것이라고 생각했다. 하지만 그 통증이 고객이 생각했던 것과는 다른 것이라는 것을 나중에 알게 되었다.

치료 계획이 세워졌다. 치료 첫째 날에는 A 고객이 어떤 강도와 방법을 가장 선호하는지를 찾아보았다. 또한, 한 시간 동안 계속 엎드려 있는 것이 어떤 느낌이었는지를 알아보았다. 많은 고객들이 오랜 시간 동안 엎드려 있는 자세를 불편해하고, 요추의 전만으로 인해 아치를 경험했을 가능성이 크다. A 고객은 작은 베개를 하복부 아래에 넣어 요추 전만을 완화하기로 했다.

첫 번째 치료가 끝나고, 나와 A 고객은 치료의 목적이 무엇인지를 확실히 알 수 있었다. 매주 거의 동일한 패턴으로 치료를 받기 시작했고, 나중에 대퇴사두가 치료에 포함되었다. 그러나 거의 1년 동안 치료를 잘 받은 후, 어느 날 등 아래쪽에 통증을 호소하며 찾아왔다. 평소와 같은 치료를 원하면서도, 통증에 대한 진단이 정확히 밝혀지기 전까지 치료를 연기했다. 나중에 척추에 너무 무거운 무게가 실려 척추의 상태가 매우 좋지 않다는 것이 밝혀졌다. 결국 등 아래쪽의 마사지와 엎드린 자세를 취하는 것이 금지되었다.

이 경험으로, 이 고객은 다른 부위에도 어떠한 형태의 마사지를 받는 것을 거부했다. 결국 심부조직 마사지를 하지 않기로 했다. 이 고객은 실망했지만 마사지를 하지 않기로 한 나의 의견을 받아들이기로 했다.

B 고객: 마라토너

이 고객은 빈번하게 풀코스 및 하프코스 마라톤에 참가하던 여성이었다. 왼쪽 무릎 측면에 신경이 쓰일 정도의 통증이 발생하여 마사지를 통해 치료하고 싶어 했다. 허벅지 옆쪽 마사지로 이전에는 효과를 보았으나 더 이상 효과가 없었다고 한다. 이 고객은 '충분하지는 않지만' 장경인대와 둔근의 동적 스트레칭을 이미 하는 중이었다. 일반적인 무릎 측정 테스트가 이루어졌고, 대부분 부정적인 결과를 보였다. 그러나 오버(Ober) 테스트 결과 장경인대가 매우 경직되어 있음을 알 수 있었다. 이로 인해 고객이 통증을 느끼는 허벅지 옆쪽에 마사지를 함으로써 경직된 장경인대가 고객이 느끼는 통증과 연관되어 있음을 추측할 수 있게 되었다. 이 고객에게 장경인대와 그 주변에 있는 대둔근, 대퇴근막장근을 보여 주었다. 그리고 인대를 이완하려면 이 근육들과 더불어 대퇴사두근을 치료해야 한다고 설명해 주었다.

이 고객은 오른쪽 다리까지 같이 치료받는 것에 동의했다. 3번에 걸쳐, 1회당 40분(좌우 각각 20분)에 대퇴근막장근을 지압하는 치료까지 포함했으며, 5일에 한 번씩 치료를 받았다. 그리고 치료를 받는 동안, 고객은 운동량을 줄이기로 했다. 고객은 마사지에는 익숙하지 않았으나, 동적인 치료를 받는 것을 좋아했다. 또한, 옆으로 누운 자세에서 전완을 이용한 허벅지 옆쪽 마사지를 좋아했다. 이 자세에서 고객은 자유롭게 무릎을 이완, 수축할 수 있었기 때문이다. 나는 이 자세에서 대퇴근막장근과 둔근의 마사지까지 병행 처방하였다.

3회의 심부조직 마사지 치료 후에 통증이 많이 줄었고, 고객에게 한 달에 한 번씩은 치료를 꾸준히 받을 것을 권했다. 또한 대퇴근막장근을 지압할 수 있는 방법 또한 알려주었다.

C 고객: 손목 부상

테니스를 하다 넘어져 왼손 손목이 부러진 남성이었다. 깁스를 6주 동안이나 하고 있었다. 깁스를 풀고 나서, 피지컬 테라피 2번을 받기로 하고 그동안 운동은 전혀 하지 않기로 했다. 손목에 통증은 없었지만 경직되어 있었고, 테니스를 다시 하고 싶다는 바람이 있었다. 운 좋게도, 이 고객이 왼손잡이는 아니었다. 가동범위를 테스트해 보았으나 손목의 외전, 내전, 굴곡, 이완 모두 가동성이 떨어져 있었다. 손가락을 완전히 이완할 수는 있었으나 모든 손가락 관절의 수축이 제대로 되질 않았다. 이 고객은 상체, 특히 전완의 굴근과 신근에 중점적으로 심부조직 마사지를 받는 것에 동의했다. 치료는 1주일 간격으로 6주 동안 진행되었고 손목과 손가락 관절의 가동범위는 치료 전후로 측정되었다. 6주가 지나고, 관절의 가동범위가 현저히 개선되었고 테니스 복귀를 성공적으로 마쳤다.

마치며

여러분은 전체적인 루틴을 짜는 형식으로 마사지 기술들을 연습해 왔고, 심부조직 마사지를 직접 응용하고 연습할 수 있는 수많은 아이디어를 얻었을 것이다. 다양한 심부조직 마사지의 세계는 점점 더 진화하고 있다. 이 책에 실린 수많은 아이디어들은 나 스스로에게도 도움이 많이 되었고, 독자 여러분에게도 큰 가치가 있기를 바란다. 내가 더 나은 테라피스트가 될 수 있도록 의견이나 질문, 제안이 있는 다른 테라피스트들은 기꺼이 나에게 전달해 주었으면 한다. 심부조직 마사지에 대한 경험을 공유하고 싶다면, 언제든지 환영이다.

간단한 질문에 대한 답

1장

1. 이 책에서 다루고 있는 심부조직 마사지의 2가지 주요 기술은 압박과 신장이다.
2. 고객이 원하는 심부조직 마사지의 느낌을 높이기 위해서 아래의 방법으로 할 수 있다.
   - 더 많은 압력을 가한다.
   - 같은 압력을 유지하지만 적용하고 있는 표면의 범위를 줄인다.
   - 더 많은 압력을 가하면서 적용하는 표면의 범위를 줄인다.
   - 관리하는 근육의 반대쪽으로 고객이 위치하게 한다.
   - 스트레칭을 추가해서 물리적 압박 없이 조직에 깊은 느낌을 받게 한다.
3. 스포츠 마사지와 심부조직 마사지는 같지 않다. 심부조직 마사지 테크닉은 스포츠 테라피스트들이 사용하는 기술 중 하나지만 깊은 자극을 원하는 다른 테라피스트들 또한 사용하는 기술이다.
4. 이 질문에 대한 답은 독자 여러분에게 달려 있다.
5. 의자에 앉아서 하는 마사지가 안정적일지라도 이를 포함하여 심부조직 마사지를 적합하게 하는 조건들은 다음과 같다.
   - 의자에 앉아서 하는 마사지 루틴은 스웨디시 마사지 루틴보다 지속 시간이 짧은 경향이 있다.
   - 의자에 앉아서 하는 마사지의 의도는 일반적으로 심부조직 마사지가 아니다.
   - 의자에 앉아서 하는 루틴은 종종 고객에게 업무 환경에 적응하도록 돕기 위해 몇 분의 가벼운 두드림으로 끝난다.

2장

1. 통증이 있어야 효과가 있다는 명제와 관련한 3가지 질문들
   - 윤리적으로 문제가 없는가?
   - 법적으로 문제가 없는가?
   - 통증이 없는 마사지보다 정말 효과적인가?
2. 심부조직 마사지 관리는 목표는……
   - 경련의 완화
   - 통증유발점의 촉진
   - 관절 가동범위의 증가
   - 편안함의 증가

- 특정 근육군의 긴장감 완화
- 근골격계의 불균형 개선
- 자세 교정의 향상

3. 마사지 전에 의도를 알아채야 하는 긍정적인 감정 상태는 다음과 같다.
   차분한
   배려하는
   인정 많은
   자신감 있는
   성실한
   창조적인
   효과적인
   기운을 주는
   근거 있는
   낙관적인
   긍정적인
   섬세한
4. 심부조직 마사지를 촉진할 수 간단한 한 가지 방법은 깊이를 5cm 정도 깊게 하라는 것이다.
5. 심부조직 마사지의 가능한 부작용
   - 현기증과 방향감각 상실
   - 타박상 그리고
   - 지연성 근육통(DOMS)과 비슷한 느낌

3장

1. 전완을 사용한 마사지를 할 때 전완부의 주먹을 움켜쥔다면 고객은 강한 압박을 경험할 것이다.
2. 테라피스트가 주먹을 이용한 마사지를 할 때의 어려움은 팔꿈치를 곧게 펴는 동안 손목의 중립을 유지하는 것이다.
3. 고객에게 무게중심을 기댄 채로 팔꿈치를 어느 정도 구부리는 것은 고객이 받는 압력을 상당히 높인다.
4. 팔꿈치를 이용하여 경찰법 기술을 할 때 팔꿈치가 미끄러지는 것을 방지하기 위해서 반대쪽 손바닥을 이용해 팔꿈치를 보조하는 것이 필요하다.
5. 여기에 서술한 기술들 중에서 전완을 사용하는 것이 가장 넓은 범위에 적용이 가능하고 상대적으로 압력을 줄일 수 있는 반면 마사지 도구(또는 팔꿈치)를 사용하는 것은 좁고 특정한 부위에 더 적합하다.

4장

1. 건조한 부분을 스트레칭할 때 적은 양의 오일 사용으로 압력을 강화시키고 그 후에 천이나 작은 수건을 사용해 스트레칭한다.
2. 견인 기술은 아래의 고객들에게 적합하지 않다. 관절이 과신전되거나 과신전증후군 진단을 받은 고객들, 관절이 탈구된 적이 있거나 불안정한 고객들, 관절에 염증이 있는 고객들, 강직성 척수염이 있거나 관절 굳음증이 있는 고객들, 민감한 피부를 가진 고객들에게는 적합하지 않다.
3. 오일을 이용한 스트레칭을 할 때 고객에게 능동적으로 움직이라고 요청하는 것은 근육을 경직도를 낮추고 신장되게 하는 장점이 있다.
4. 손목 신전근을 관리할 때는 마지막 단계에서 고객의 손목을 마사지 베드에서 떨어지게 하여 관절을 굴곡할 수 있게 하라.
5. 테라피스트가 압력을 이용한 마사지에 제한적인 부분을 가지고 있다면 수동적인 관절을 관리하는 데 어려움이 있다.

5장

1. 팔꿈치를 이용하여 옆으로 누운 자세를 한 고객의 요방형근을 관리할 때는 갈비뼈와 신장 부위에 강한 압력이 가해지지 않게 하는 것이 중요하 다.
2. 고객이 엎드려 누운 자세에서 상부 승모근을 관리할 대는 조직을 압박하는 데에 30초 정도 마사지 도구를 사용한다.
3. 횡경막을 관리할 때는 고객이 숨을 내쉴 때 압력을 가한다.
4. 고객이 엎드린 자세에서 척추기립근을 가로로 관리할 때 악력을 높이려면 간단히 적은 량의 오일을 피부에 바르고 천이나 작은 수건을 이용해 누른다.
5. 고객이 엎드린 자세에서 능형근이나 상부 승모근을 관리할 때 수건이나 베개를 어깨 아래에 두는 것은 상부 승모근과 때때로 능형근을 짧게 하여 이 근육들을 쉽게 관리할 수 있게 한다.

6장

1. 고객이 옆으로 누운 자세에서 내전근을 관리하는 것은 햄스트링도 쉽게 관리할 수 있게 한다.
2. 고객이 반듯이 누운 자세에서 전완이나 팔꿈치를 사용하여 햄스트링을 관리할 때는 고객에게 무릎을 펴도록 요청한다.
3. 대퇴근막장근을 반듯이 하게 하기 위해서 고객에게 다리를 들고 고관절을 내회전하도록 요청한다.
4. 고객이 엎드린 자세에서 종아리 쥐어짜기를 할 때는 발목부터 무릎까지 관리하여 정맥과 림프구 순환을 돕는다.

5. 고객이 엎드린 자세에서 팔꿈치를 이용하여 햄스트링을 관리할 때 가능하면 좌골에서 마무리하도록 한다.

7장

1. 고객이 옆으로 누운 자세에서 견갑하근에 접근하려면 중부 승모근과 능형근을 근막과 같이 압력을 가해야 한다.
2. 고객이 반듯이 누운 자세에서 전완이나 주먹으로 삼두근을 관리할 때는 겨드랑이 쪽에 한정되어 압력을 가하는 것을 피해야 한다.
3. 고객이 반듯이 누운 자세에서 손을 관리하는 두 가지 방법은 움켜쥐는 것과 쥐어짜는 것이다.
4. 고객이 엎드린 자세에서 극상극을 찾기 위해서는 견갑골과 견봉이 교차하는 곳에서 V자 모양을 찾아라. 극상근은 상부 승모근 안의 극상와에 위치하고 있다.
5. 고객이 엎드린 자세에서 극하근에 압력을 받을 때 긴장을 한다면 진행을 잠시 멈추고 그 부분을 진정시키고 다시 진행한다.

사진 찾아보기

엎드린 자세

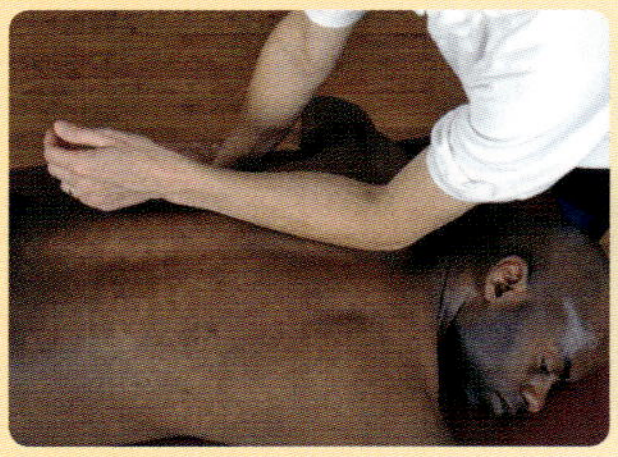

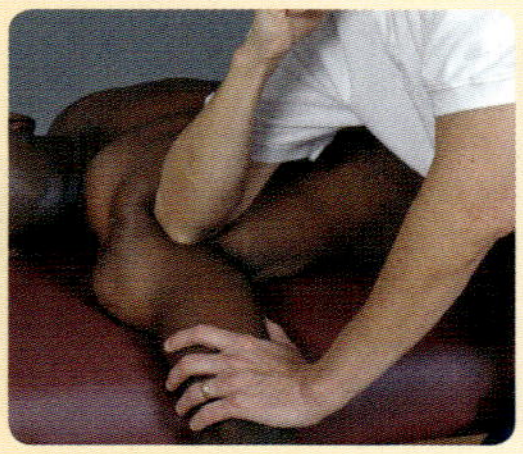

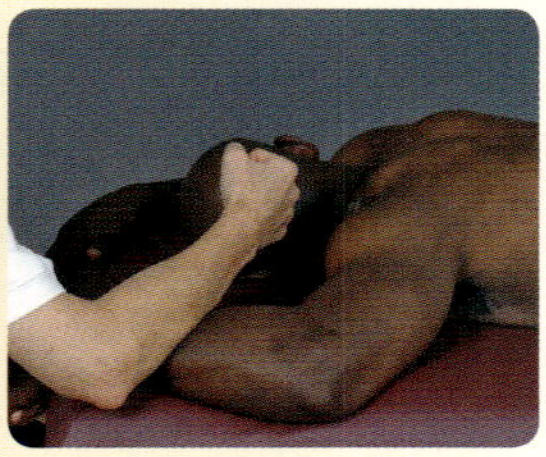

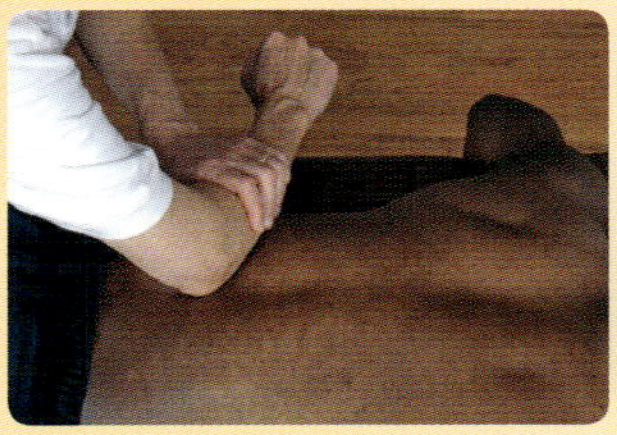

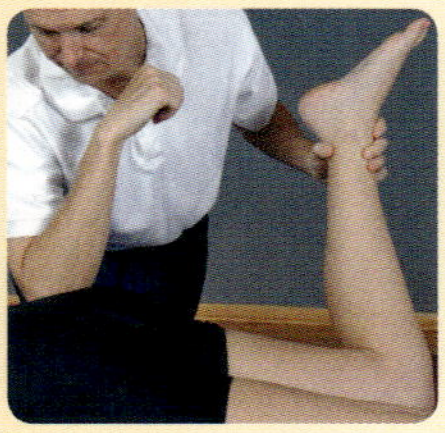

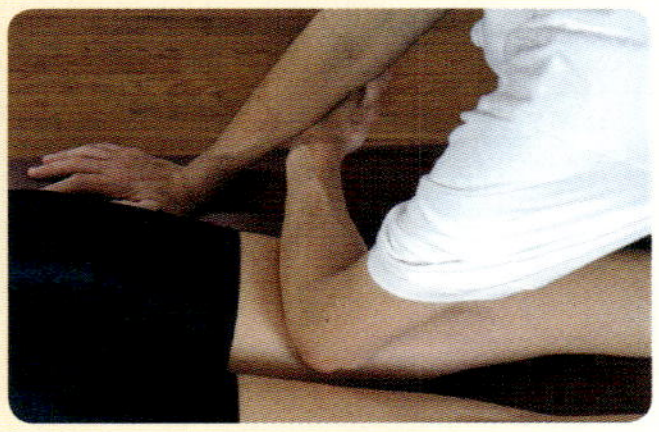

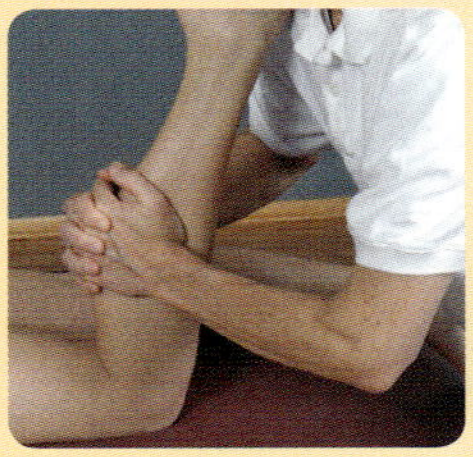

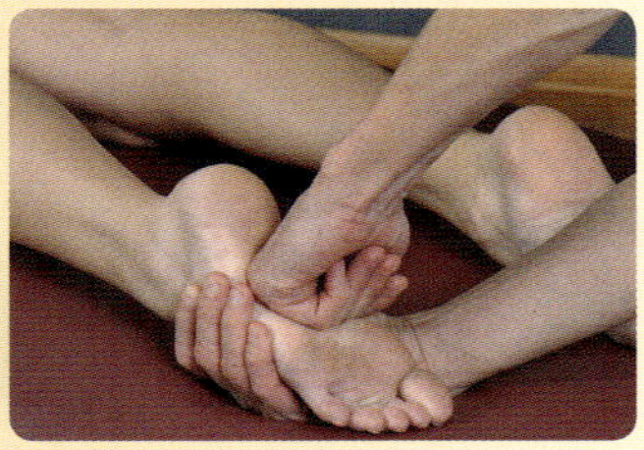

앉은 자세

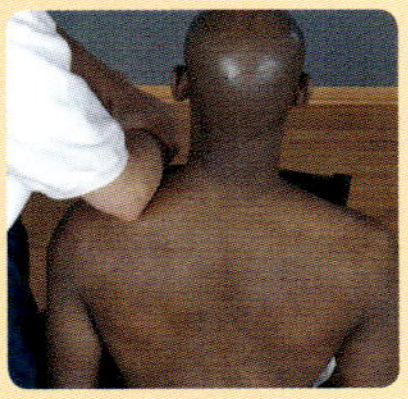

누운 자세

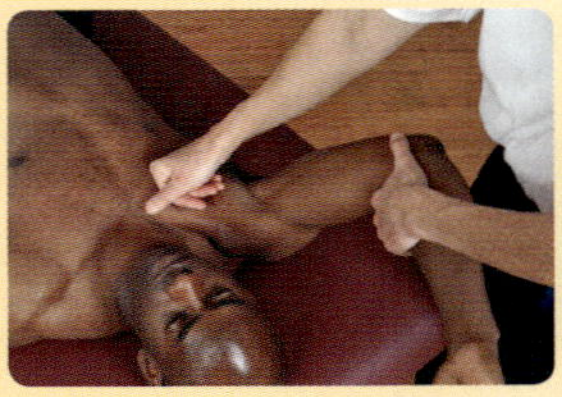

가슴
p. 109

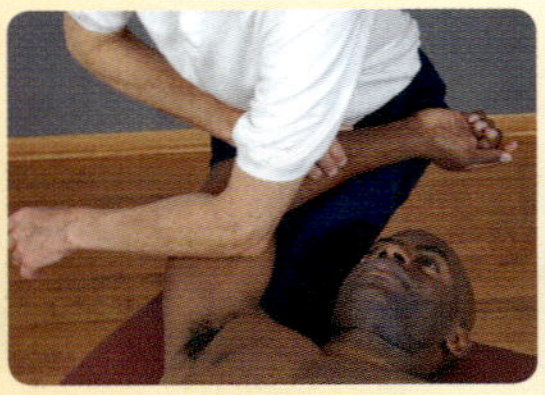

어깨와 팔
p. 174

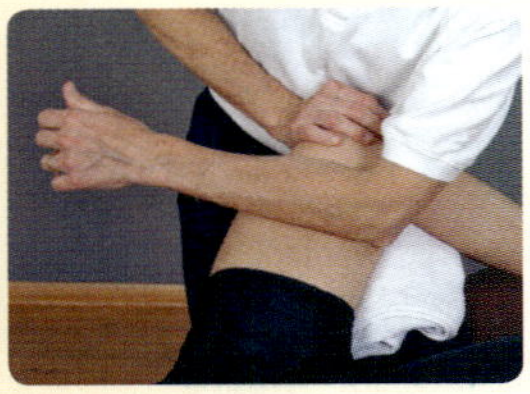

다리
p. 151

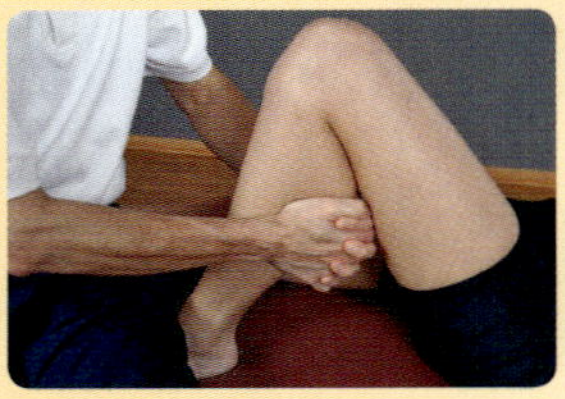

종아리
p. 144

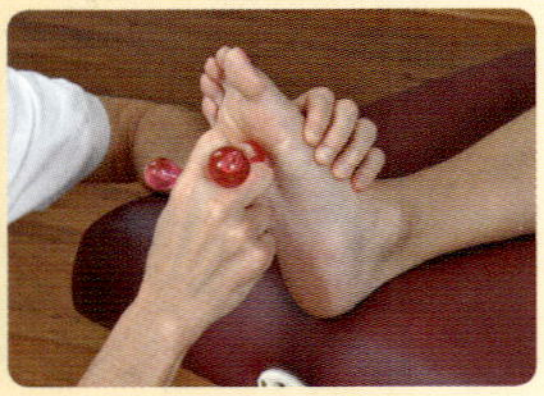

발
p. 154

옆으로 누운 자세

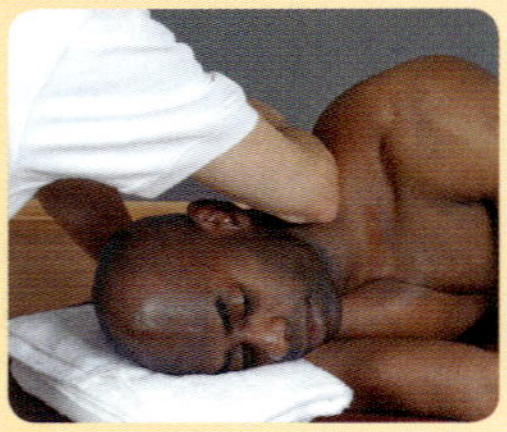

목
p. 98

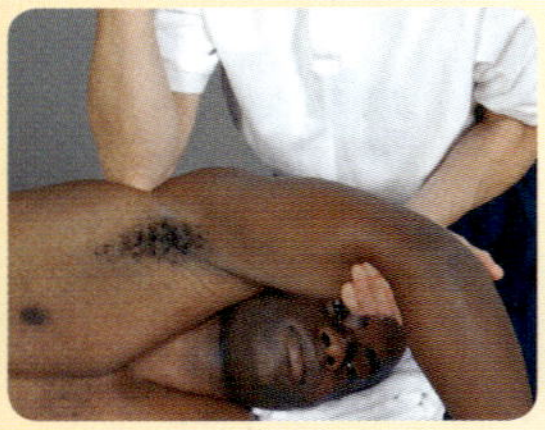

어깨와 팔
p. 173

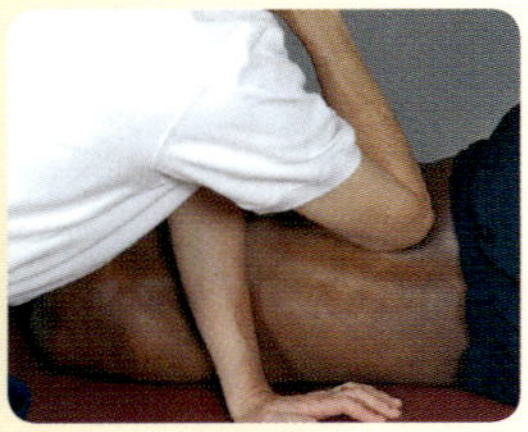

몸통
p. 103

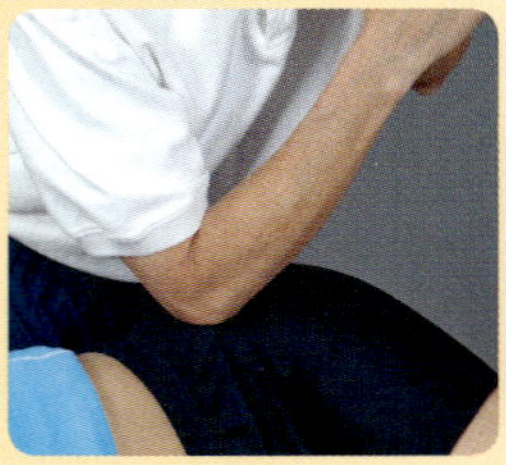

골반
p. 140

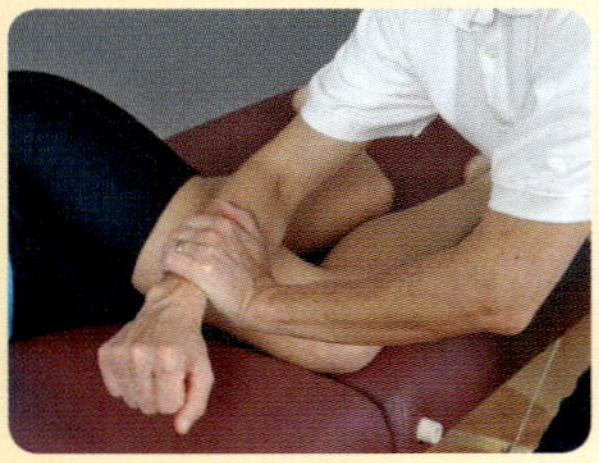

다리
p. 135

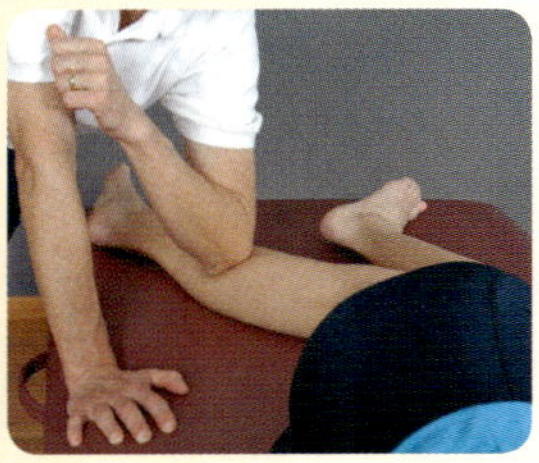

종아리
p. 133

저자에 대하여

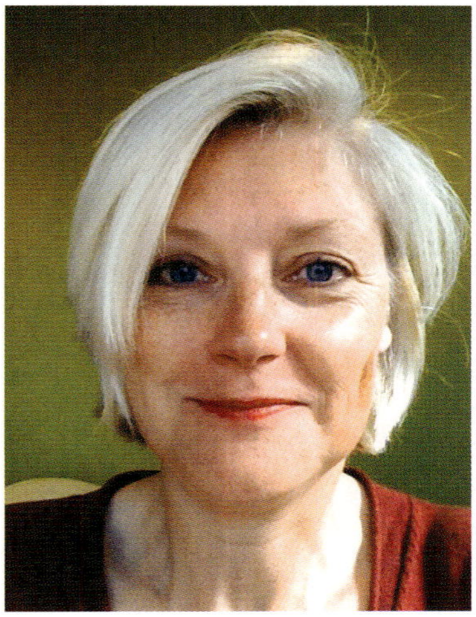

제인 존슨, MSc는 영국 런던의 런던 마사지 회사의 관리자이다. 공인 물리치료사이자 테라피스트로서 그녀는 심부조직 마사지를 수년 간 실습하고 교육해 왔고, 해부학에 대한 탄탄한 기초를 바탕으로 심부조직 마사지를 설명해 왔다. 그녀는 운동선수, 레크레이션 강사, 사무직원, 노령자 등 다양한 고객들을 만나 왔다. 이러한 다양한 경험은 그녀가 다양한 고객들에 대한 팁을 독자들에게 줄 수 있게 해 준다. 그녀는 우수한 마사지 기술을 다년간 지도해 왔고 피트니스 강사, 테라피스트, 물리치료사로 일해 왔다. 그리고 테라피스트들을 위한 강연회와 회의도 자주 갖는다.

그녀는 the Chartered Society of Physiotherapists의 정회원이며, the Health Profession Council의 회원이기도 하다. the Association of Physical and Natural Therapists의 스포츠 마사지 분야의 자문위원, 심사위원이며, Institute of Anatomical Sciences의 회원이다. 그녀는 여가 시간에 개를 산책시키고 인간 과학에 관한 박물관이나 전시회장을 방문하며, 테라피스트들을 위한 글이나 신문기사를 쓰는 것을 즐긴다.

역자에 대하여

- **대표 역자**

백형진: 대한예방운동협회 협회장

- **공동 역자**

김명건: BM 이사
김보성: (주)BM 운영실장
김영웅: BM EDU 대표강사
김지훈: BM 필라테스&PT 서울대입구점 대표
문성용: BM필라테스&PT 당산점 지점장
박주형: (주)BM 대표이사
박지윤: 더 벨라인 원장
안도혁: CHA의과대학교 스포츠의학대학원 임상운동전공
양지혜: KBS스포츠예술과학원 외래교수
이근호: 국제재활코어필라테스 교육강사
이준화: 국민대학교 학점 요가 & 필라테스 외래교수
임승섭: 전 상주시청 사이클팀 의무 트레이너
임찬미: 에르모 뷰티토탈케어샵 총괄책임자
임효빈: Pilates and fitness Business Association 협회장
전병연: USA. Massage therapist
조현정: 비엠러닝랩 실장
최민준: BM 필라테스&PT 유성점 지점장